中原历代中医药名家文库

主编 许敬生

中医名家珍稀典籍校注丛书

太平圣惠方校注 9

〔宋〕王怀隐 等编

田文敬 陈 瑜 王学超 李更生 田 园 校注

河南科学技术出版社

·郑州·

图书在版编目(CIP)数据

《太平圣惠方》校注. 9 / (宋) 王怀隐等编; 田文敬等校注.
—郑州: 河南科学技术出版社, 2015.10
ISBN 978 - 7 - 5349 - 7693 - 3

Ⅰ. ①太… Ⅱ. ①王… ②田… Ⅲ. ①食物疗法 - 验方
②《太平圣惠方》- 注释 Ⅳ. ①R247.1

中国版本图书馆 CIP 数据核字(2015)第 062800 号

出版发行: 河南科学技术出版社

地址: 郑州市经五路 66 号　　邮编: 450002

电话: (0371) 65788613　65788629

网址: www.hnstp.cn

策划编辑: 李喜婷　马艳茹

责任编辑: 邓　为　高　杨　赵振华

责任校对: 柯　姣

封面设计: 张　伟

版式设计: 若　溪

责任印制: 朱　飞

印　　刷: 河南省瑞光印务股份有限公司

经　　销: 全国新华书店

幅面尺寸: 185 mm × 260 mm　　印张: 26.75　　字数: 300 千字

版　　次: 2015 年 10 月第 1 版　　2015 年 10 月第 1 次印刷

定　　价: 138.00 元

目　　录

卷第八十一

治产后虚羸诸方

夫产后气血虚竭，脏腑劳伤，若人年齿少盛，能节慎将养，满月便便[①]平复，如产多血气虚弱，虽逾日月，犹当疲之，或因饮食不节，调适失宜，为风冷邪气所侵，搏于血气，流注于五脏六腑，则令肌肤不荣，颜容萎瘁，故曰虚羸也。

治产后虚羸，脾胃乏弱，四肢无力，全不思食，心腹气胀，人参散方。

人参（一两，去芦头）　黄芪（一两，锉）　白术（半两）　当归（半两，锉，微炒）　白茯苓[②]　木香（半两）　芎䓖[③]　草豆蔻（一两，去皮[④]）　白芍药（半两）　诃黎勒皮（三[⑤]分）　桂心（半两）　附子（一两，炮裂，去皮脐）　陈橘皮（三分，汤浸去白瓤，焙）　甘草（半两，炙微赤，锉）　高良姜（三[⑤]分，锉）　厚朴（一两，去粗皮，涂生姜汁，炙令香熟）

右件药，捣粗罗为散。每服四钱，以水一中盏，入生姜半分、枣三[⑤]枚，煎至六分，去滓，不计时候温服。

治产后虚羸短气，不能饮食，宜服熟干地黄散方。

熟干地黄（二两）　人参（一两，去芦头）　芎䓖（三分）　泽兰（三分）　续断（三分）　黄芪（三分，锉）　五味子（一两）　当归（三分，锉，微炒）　白茯苓（一两）　鹿角胶（一两，捣碎，炒令黄燥）　白术（一两）　石斛（一两，去根节）　附子（一两，炮裂，去皮脐）　桂心（三分）

右件药，捣粗罗为散。每服三钱，以水一中盏，入生姜半分、枣三枚，煎至六分，去滓，不计时候温服。

治产后体虚乏力，四肢羸瘦，不思饮食，黄芪散方。

黄芪（一两，锉） 白术（半两） 续断（半两） 人参（半两，去芦头） 熟干地黄（一两） 茯神（半两） 附子（三分，炮裂，去皮脐） 当归（半两，锉，微炒） 肉桂（三分，去皴皮） 五味子（半两） 白芍药（半两） 赤石脂（半两） 陈橘皮（半两，汤浸去白瓤，焙） 麦门冬（一两，去心，焙） 甘草（一分，炙微赤，锉） 干姜（半两，炮裂，锉）

右件药，捣粗罗为散。每服三钱，以水一中盏，入生姜半分、枣三枚，煎至六分，去滓，不计时候温服。

治产后虚羸，乏力短气，羊肾汤方。

羊肾（一对，切去脂膜） 羚羊角屑（半两） 熟干地黄（一两） 人参（三分，去芦头） 麦门冬（半两，去心） 茯神（半两） 五味子（半两） 桂心（半两） 附子（三[⑥]分，炮裂，去皮脐） 续断（半两） 黄芪（半两，锉） 当归（半两，锉，微炒） 干姜（三分，炮裂，锉） 芎䓖（半两）

右件药，捣筛为散。每服，先以水一大盏半，煮肾至一盏，去肾，入药五钱、椒二七粒、生姜半分、枣三枚，煎至五分，去滓[⑦]，空心温服。

治产后体虚羸弱，不思饮食，远视无力，起止不得，白术散方。

白术（一两） 黄芪（一两，锉） 五味子（半两） 石斛（一两，去根，锉） 防风（半两，去芦头） 人参（三分，去芦头） 酸枣仁（半两，微炒） 牛膝（半两，去苗） 木香（半两） 桂心（半两） 当归（半两，锉，微炒） 白茯苓（三分） 熟干地黄（一两） 芎䓖（半两） 羚羊角屑（半两） 附子（三分，炮裂，去皮脐） 甘草（一分，炙微赤，锉） 干姜（半两，炮裂，锉）

右件药，捣粗罗为散。每服四钱，以水一中盏，入枣三枚，煎至六分，去滓，温服，日三服。

治产后虚羸，腑脏气乏，食饮不进，宜服人参散方。

人参（一两，去芦头） 当归（半两，锉，微炒） 五味子（三分） 黄芪（三分，锉） 芎䓖（三分） 桂心（三分） 续断（三分） 白茯

苓（三分）　熟干地黄（一两）　白术（半两）　麦门冬（半两，去心）　甘草（一分，炙微赤，锉）

右件药，捣筛为散。每服四钱，以水一中盏，入生姜半分、枣三枚，煎至六分，去滓，温服，日三服。

治产后虚羸，不思饮食，多卧少起，精神昏闷，续断散方。

续断（一两）　芎䓖（半两）　防风（半两，去芦头）　人参（半两，去芦头）　黄芪（半两，锉）　羌活（半两）　白茯苓（三分）　熟干地黄（一两）　五味子（半两）　当归（半两，锉，微炒）　酸枣仁（半两，微炒）　甘草（一分，炙微赤，锉）

右件药，捣粗罗为散。每服四钱，以水一中盏，入生姜半分、枣三枚，煎至六分，去滓，温服，日三服。

治产后虚羸乏弱，头目昏闷，不思饮食，羚羊角散方。

羚羊角屑（三[8]分）　防风（半两，去芦头）　附子（三分，炮裂，去皮脐）　人参（三分，去芦头）　白术（三分）　石斛（三分，去根节）　熟干地黄（一两）　白茯苓（三分）　陈橘皮（三分，汤浸去白瓤，焙）　芎䓖（三分）　桂心（三分）　黄芪（一两，锉）　五味子（三分）　甘草（一分，炙微赤，锉）

右件药，捣粗罗为散。每服四钱，以水一中盏，入生姜半分、枣三枚，煎至六分，去滓，温服，日三服。

治产后虚羸，乏弱无力，喘急汗出，腹中疞痛，宜服羊肉当归汤方。

肥羊肉（二斤）　当归（半两，锉，微炒）　白芍药（半两）　附子（三[9]分，炮裂，去皮脐）　龙骨（三分）　熟干地黄（一两）　白术（三分）　桂心（三分）　芎䓖（三分）　黄芪（三分，锉）　人参（三分，去芦头）

右件药，捣粗罗为散。先以水五大盏，煮羊肉取汁二大盏，每服，用汁一中盏，入药四钱、生姜半分、枣三枚，煎至六分，去滓，温服，日三服。

治产后虚羸，腹痛，宜服黄雌鸡汤方。

小黄雌鸡（一只，去头足翅羽肠胃，洗，锉）　当归（半两，锉，微炒）　白术（半两）　熟干地黄（半两）　桂心（半两）　黄芪（半两，锉）

右件药，捣筛为散。先以水七升，煮鸡至三升，每服四钱，以鸡汁一中盏，煎至六分，去滓，温服，日三服。

治产后虚羸，四肢瘦弱，不能饮食，羊肉黄芪汤方。

羊肉（五斤） 黄芪（一两半，锉） 白茯苓（一两） 白芍药（一两） 当归（一两半，锉，微炒） 续断（一两） 五味子（一两） 萆薢（一两，锉） 桂心（一两） 熟干地黄（一两） 麦门冬（一两半，去心，焙）

右件药，捣粗罗为散。用水一斗，煮羊肉，取汁五升。每服，用肉汁一中盏，药末四钱、枣三枚、生姜半分，煎至六分，去滓，温服，日三服。

治产后虚羸，四肢无力，不思饮食，黄雌鸡汤方。

肥黄雌鸡（一只，去头足翅羽及肠，洗） 当归（一两，锉，微炒） 人参（三分，去芦头） 桂心（半两） 甘草（一分，炙微赤，锉） 熟干地黄（一两半） 芎䓖（三分） 白芍药（三分） 麦门冬（一两半，去心，焙） 黄芪（一两半，锉）

右件药，捣粗罗为散。先以水七升，煮鸡取汁三升，再[⑩]服用汁一中盏，入药四钱，煎至六分，去滓，温服，日三服。

治产妇七日后，宜服补虚羸，强气力，消滞血，羊肉地黄汤方。

白羊肉（三斤） 熟干地黄（二两） 当归（一两，锉，微炒） 白芍药（一两半） 甘草（一分，炙微赤，锉） 人参（一两，去芦头） 芎䓖（一两） 桂心（一两）

右件药，捣粗罗为散。以水七升，煮羊肉取汁三升，每服，用肉汁一中盏，入药四钱，煎至六分，去滓，温服，日三服。

治产后虚羸，不能饮食，及风虚劳等，卷柏圆方。

卷柏（一两） 麦门冬（一两半，去心，焙） 泽泻（三分） 熟干地黄（一两） 牛膝（一两，去苗） 人参（三分，去芦头） 黄芪（三分，锉） 丹参（三分） 白茯苓（三分） 当归（半两，锉，微炒） 芎䓖（半两） 防风（半两，去芦头） 牡丹（半两） 桂心（半两） 五味子（半两） 白术（半两） 细辛（半两） 赤石脂（一两） 羌活（半两） 薏苡仁（半两） 续断（半两）

右件药，捣罗为末，炼蜜和捣五七百杵，圆如梧桐子大。每服，以粥饮下三十圆，日三服。

治产后虚羸寒热，四肢瘦弱，不思饮食，心神虚烦，夜卧不安，五石圆方。

紫石英（一两半，细研，水飞过） 钟乳粉（一两半） 白石英（一两半，细研，水飞过） 赤石脂（一两，细研） 石膏（一两，细研，水飞过） 五味子（一两） 熟干地黄（一两半） 麦门冬（一两半，去心，焙） 黄芪（一两，锉） 白茯苓（一两） 白术（一两） 当归（一两，锉，微炒） 人参（一两，去芦头） 甘草（半两，炙微赤，锉） 桂心（一两） 芎䓖（一两）

右件药，捣罗为末，入研了药，都研令匀，炼蜜和捣三二百杵，圆如梧桐子大。每服，以薤白汤下三十圆，日三服。

治产后虚羸，及一切余疾，并宜服熟干地黄圆方。

熟干地黄（一两） 当归（三分，锉，微炒） 防风（半两，去芦头） 萆薢（一两，锉） 黄芪（一两，锉） 续断（一两） 泽兰（一两） 芎䓖（三分） 五味子（二分） 白术（三分） 甘草（半两，炙微赤，锉） 附子（一两，炮裂，去皮脐） 白薇（半两） 细辛（半两） 桂心（半两） 人参（半两，去芦头） 柏子仁（三分） 白茯苓（三分）

右件药，捣罗为末，炼蜜和捣五七百杵，圆如梧桐子大。每服，以温酒下三十圆，日三服。

治产后虚羸乏弱，宜服补益紫石英圆方。

紫石英（一两，细研，水飞过） 白石英（一两，细研，水飞过） 泽兰（三分） 木香（半两） 附子（一两，炮裂，去皮脐） 熟干地黄（一两） 芎䓖（三分） 柏子仁（三分） 桂心（三分） 防风（半两，去芦头） 牛膝（三分，去苗） 续断（三分） 人参（三分，去芦头） 白茯苓（二分） 羌活（半两） 黄芪（三分，锉） 白术（三分） 当归（三分，锉，微炒） 甘草（一分，炙微赤，锉） 白薇（三分） 杜仲（三分，去皴皮，炙微黄，锉） 干姜（半两，炮裂，锉） 川椒（半两，去目及闭口者，微炒去汗）

右件药，捣罗为末，入研了药，都研令匀，炼蜜和捣五七百杵，圆如梧桐子大。每于空心及晚食前，以温酒下三十圆。

治产后虚羸，血气不调，四肢瘦弱，面色萎黄，饮食不进，宜服补益泽兰圆方。

泽兰（一两） 熟干地黄（一两半） 白茯苓（三分） 木香（三

分）　萆薢（三分，锉）　附子（三分，炮裂，去皮脐）　桂心（半两）　赤石脂（一两）　牛膝（一两，去苗）　芎䓖（半两）　人参（一两，去芦头）　黄芪（一两，锉）　白术（半两）　干姜（半两，炮裂，锉）　续断（三分）　当归（半两，锉，微炒）　甘草（半两，炙微赤，锉）

右件药，捣罗为末，炼蜜和捣五七百杵，圆如梧桐子大。每于空心及晚食前，以粥饮下三十圆。

治产后虚羸，瘦弱食少，熟干地黄圆方。

熟干地黄（一两）　当归（半两，锉，微炒）　附子（一两，炮裂，去皮脐）　黄芪（一两，锉）　续断（半两）　白术（半两）　桂心（半两）　人参（三分，去芦头）　赤石脂（一两）　麦门冬（一两半，去心，焙）　芎䓖（三分）　五味子（三分）　柏子仁（一两）　肉苁蓉（三分，酒浸一宿，刮去皴皮，炙令干）

右件药，捣罗为末，炼蜜和捣五七百杵，圆如梧桐子大。每于空心及晚食前，以温酒下三十圆。

治产后风虚劳损诸方

夫产则血气劳伤，腑脏虚弱，而风冷客之，风冷搏于血气，血气不能温于肌肤，使人虚乏疲顿，致羸损不平复，若久不平复，若久不差，风冷入于子脏，则胞脏冷，亦使无子，谓之风虚劳损也。

治产后风虚劳损，羸瘦，不思饮食，四肢疼痛，黄芪散方。

黄芪（一两，锉）　白术（半两）　羚羊角屑（半两）　木香（半两）　人参（半两，去芦头）　当归（半两，锉，微炒）　桂心（半两）　白芍药（半两）　芎䓖（半两）　白茯苓（半两）　甘草（一分，炙微赤，锉）

右件药，捣筛为散。每服四钱，以水一中盏，入生姜半分、枣三枚，煎至六分，去滓，温服，日三服。

治产后风虚劳损，四肢烦疼，夜卧不安，渐加羸瘦，熟干地黄散方。

熟干地黄（一两） 羚羊角屑（半两） 羌活（半两） 酸枣仁（半两，微炒） 黄芪（一两，锉） 当归（三分，锉，微炒） 人参（三分，去芦头） 麦门冬（三分，去心） 白芍药（三分） 防风（半两，去芦头） 芎䓖（三分） 白茯苓（三分） 甘草（半两，炙微赤，锉）

右件药，捣筛为散。每服四钱，以水一中盏，入生姜半分、枣三枚，煎至六分，去滓，温服，日三服。

治产后风虚劳损，四肢疼痛，不欲饮食，当归散方。

当归（一两，锉，微炒） 白芍药（一两） 芎䓖（一两） 黄芪（一两半，锉） 防风（一两，去芦头） 人参（一两，去芦头） 熟干地黄（二两） 甘草（半两，炙微赤，锉） 白茯苓（一两）

右件药，捣粗罗为散。用羊肉二斤，枣二十枚，先以水五升，煮至二升半，每服，用肉汁一盏，入药四钱，煎至六分，去滓，温服，日三服。

治产后风虚劳损，身体疼痛，时有烦热，不思饮食，四肢少力，羌活散方。

羌活（三分） 赤箭（三分） 防风（三分，去芦头） 白芷（半两） 芎䓖（三分） 白芍药（半两） 羚羊角屑（半两） 当归（半两，锉，微炒） 牛膝（半两，去苗） 骨碎补（半两） 熟干地黄（一两） 白茯苓（二分） 黄芪（三分，锉） 桂心（半两） 细辛（半两）

右件药，捣粗罗为散。每服三钱，以水一中盏，入生姜半分，煎至六分，去滓，不计时候温服。

治产后风虚劳损，气攻心腹，四肢疼痛，不思饮食，木香散方。

木香（三分） 附子（一两，炮裂，去皮脐） 熟干地黄（一两） 当归（一两，锉，微炒） 陈橘皮（三分，汤浸去白瓤，焙） 人参（三分，去芦头） 白茯苓（三分） 芎䓖（三分） 黄芪（三分，锉） 白芍药（三分） 桂心（半两） 白术（半两） 甘草（一分，炙微赤，锉）

右件药，捣粗罗为散。每服三钱，以水一中盏，入生姜半分、枣三枚，煎至六分，去滓，不计时候温服。

治产后风虚，劳损羸瘦，四肢无力，不思饮食，人参散方。

人参（一两，去芦头） 桂心（半两） 黄芪（一两，锉） 熟干地黄（一两） 当归（半[11]两，锉，微炒） 芎䓖（半两） 防风（半两，去

芦头）　羚羊角屑（三分）　五味子（半两）　白茯苓（半两）　白术（半两）　甘草（一分，炙微赤，锉）

右件药，捣筛为散。每服，用豮猪肾一对，切去脂膜，生姜半分、枣三枚，先以水二大盏，煎至一盏，去滓，入药末五钱，煎至四分，去滓，食前温服。

治产后风虚劳损，四肢羸弱，心神虚烦，不能饮食，少得眠卧，柏子仁圆方。

柏子仁（一两）　熟干地黄（一两半）　防风（三分，去芦头）　人参（三分，去芦头）　麦门冬（一两半，去心，焙）　黄芪（三分，锉）　当归（半两，锉，微炒）　续断（三分）　羚羊角屑（半两）　白茯苓（三分）　泽兰（一两）　桂心（半两）　芎䓖（半两）　白术（半两）　酸枣仁（三分，微锉）　紫石英（一两，细研，水飞过）　附子（三分，炮裂，去皮脐）　甘草（一分，炙微赤，锉）

右件药，捣罗为末，入研了药令匀，炼蜜和捣三二百杵，圆如梧桐子大。每于空心及晚食前，以温酒下三十圆。

治产后风虚劳损，体瘦之[12]弱，肢节疼痛，不欲饮食，黄芪圆方。

黄芪（一两，锉）　赤箭（三分）　熟干地黄（一两）　羌活（三分）　人参（一两，去芦头）　羚羊角屑（三分）　五加皮（三分）　白茯苓（一两）　防风（半两，去芦头）　当归（半两，锉，微炒）　白术（三分）　桂心（半两）　附子（一两，炮裂，去皮脐）　酸枣仁（半两，微炒）　白鲜皮（半两）

右件药，捣罗为末，炼蜜和捣三五百杵，圆如梧桐子大。不计时候，以温酒下三十圆。

治产后风虚劳损，四肢疼痛，心神虚烦，不欲饮食，枸杞子圆方。

枸杞子（一两）　牛膝（一两，去苗）　熟干地黄（二两）　漏芦（三分）　当归（三分，锉，微炒）　酸枣仁（三分，微炒）　人参（一两，去芦头）　防风（三分，去芦头）　羚羊角屑（三分）　桂心（三分）　白茯苓（一两）　黄芪（一两，锉）　羌活（三分）　麦门冬（一两，去心，焙）　五加皮（三分）　白术（三分）　芎䓖（三分）　甘草（半两，炙微赤，锉）

右件药，捣罗为末，炼蜜和捣三二百杵，圆如梧桐子大。每服不计时候，以温酒下三十圆，荆芥汤下亦得。

治产后风虚劳损，腹内冷气，脚膝无力，面色萎黄，饮食减少，日渐羸瘦，补益白薇圆方。

白薇（一两） 木香（半两） 当归（半两，锉，微炒） 桂心（半两） 泽兰（半两） 牛膝（半两，去苗） 熟干地黄（一两） 牡丹（半两） 人参（半两，去芦头） 芎䓖（半两） 白术（半两） 枳壳（半两，麸炒微黄，去瓤） 白茯苓（三分） 细辛（一两） 赤石脂（一两） 龙骨（一两） 禹余粮（一两，烧醋淬三[13]遍） 附子（三分，炮裂，去皮脐） 黄芪（一两，锉） 续断（半两） 吴茱萸（一分，汤浸七遍，焙干，微炒） 厚朴（半两，去粗皮，涂生姜汁，炙令香熟）

右件药，捣罗为末，炼蜜和捣五七百杵，圆如梧桐子大。每于空心及晚食前，以温酒下三十圆。

治产后风虚劳损，腑脏乏弱，四肢羸困，不思饮食，牛膝圆方。

牛膝（半两，去苗） 柏子仁（一两） 白薇（半两） 杜仲（三分，去皴皮，炙微黄，锉） 牡蛎（一两，烧为粉） 干姜（半两，炮裂，锉） 细辛（半两） 川椒（三分，去目及闭口者，微炒去汗） 防风（半两，去芦头） 附子（三分，炮裂，去皮脐） 泽兰（三分） 桂心（半两） 紫菀（半两，洗去根土） 黄芪（一两，锉） 熟干地黄（一两） 当归（半两，锉，微炒） 五味子（半两） 萆薢（半两，锉） 紫石英（一两，细研，水飞过） 白茯苓（三分） 甘草（半两，炙微赤，锉） 厚朴（三分，去粗皮，涂生姜汁，炙令香熟）

右件药，捣罗为末，炼蜜和捣三五百杵，圆如梧桐子大。每服，空心及晚食前，以温酒下三十圆。

治产后风虚劳损，气攻，脐腹疼痛，紫桂圆方。

紫桂（一分半，去皴[14]皮） 当归（三分，锉，微炒） 人参（三分，去芦头） 白术（三分） 木香（半两） 羌活（半两） 酸枣仁（三分，微炒） 熟干地黄（一两） 柏子仁（一两） 干姜（半两，炮裂，锉） 牡丹（一两） 羚羊角屑（半两） 白芍药（半两） 白薇（半两） 细辛（一两）

右件药，捣罗为末，炼蜜和捣三五百杵，圆如梧桐子大。不计时候，以温酒下三十圆。

治产后风虚劳损，寒热发歇，血脉虚竭，四肢羸弱，饮食无味，白薇圆方。

白薇（三分） 柏子仁（一两） 牡丹（三分） 熟干地黄（一两） 芎䓖（半两） 羌活（半两） 当归（三分，锉，微炒） 黄芪（三[15]分，锉） 人参（三分，去芦头） 桂（三分） 附子（三分，炮裂，去皮脐） 石斛（三分，去根，锉） 白茯苓（一两） 白芍药（半两[16]） 五味子（半两） 白术（三分） 甘草（一[17]分，炙微赤，锉） 肉苁蓉（三分，酒浸一宿，刮去皴[18]皮，炙干）

右件药，捣罗为末，炼蜜和捣三五百杵，圆如梧桐子大。每于空心及晚食前，以温酒下三十圆。

治产后虚损，夹风劳气，吃食减少，面色萎黄，腹内冷疼，四肢乏力，泽兰圆方。

泽兰（二两） 黄芪（二两，锉） 白术（二两） 柏子仁（二两） 赤石脂（二两） 白矾（一两，烧令汗尽） 桂心（一两） 木香（一两） 人参（一两，去芦头） 羌活（三分） 白茯苓（一两） 附子（一两，炮裂，去皮脐） 续断（一两） 芎䓖（一两） 当归（一两，锉，微炒） 细辛（一两） 陈橘皮（半两，汤浸去白瓤，焙） 龙骨（一两） 藁本（半两） 干姜（半两，炮裂，锉） 川椒（一两，去目及闭口者，微炒去汗） 厚朴（二两，去粗皮，涂生姜汁，炙令香熟）

右件药，捣罗为末，炼蜜和捣五七百杵，圆如梧桐子大。每于空心及晚食前，以温酒下三十圆。

治产后乳无汁下乳汁诸方

夫手太阳少阴之脉，下为月水，上为乳汁，妊娠之人，月水不通，初以养胎，既产，则水血俱下，津液暴竭，血不足者，故无乳汁也。

治产后气血虚，津液少，令乳无汁，木通散方。

木通（二两，锉） 栝楼根（一两） 漏芦（一两） 麦门冬（一两半，去心，焙） 芦根（三分，锉） 人参（半两，去芦头） 赤茯苓（半两） 大腹皮（一分，锉） 陈橘皮（半两，汤浸去白瓤，焙） 茅根（三分，锉） 甘草（一分，炙微赤，锉）

右件药，捣粗罗为散。每服四钱，以水一中盏，入葱白五寸，煎至五分，去滓，不计时候温服。

治产后乳无汁，菰𦵔散方。

栝楼根（一两） 漏芦（一两） 枳壳（三分，麸炒微黄，去瓤） 赤芍药（三分） 甘草（三分，炙微赤，锉） 桑根白皮（三分） 黄芩（三分） 木通（一两，锉）

右件药，捣粗罗为散。每服四钱，以水一中盏，煎至六分，去滓，不计时候温服。

又方。

钟乳粉（一两半） 硝石（三分） 木通（三[19]两，锉） 桔梗（三分，去芦头）

右件药，先捣后三味，粗罗为散。每服四钱，以水一中盏，入葱白七寸、生姜半分，煎至六分，去滓，不计时候调下钟乳粉一钱。

治产后乳汁不下，心胸妨满，漏芦散方。

漏芦（一[20]两） 木通（一两半，锉） 土瓜根（二两） 滑石（一两半）

右件药，捣筛为散。每服四钱，以水一中盏，入葱白五寸，煎至六分，去滓，不计时候温服。

又方。

栝楼根（二[21]两） 泽泻（一两） 麦门冬（一两，去心） 葱白（一握） 猪蹄（四枚，去毛，切） 木通（一两，锉）

右件药，以水三大盏，煎取一盏半，去滓，不计时候，分为四服。

治产后乳汁不下，鲫鱼酒方。

鲫鱼（一枚，长五寸，治如食法） 猪脂（二两） 漏芦（一两） 钟乳粉（一两）

右件药，以酒三大盏，煮取一盏半，去滓，不计时候，分为三服。

又方。

鼠肉（二两）　羊肉（三两）　獐肉（四两）

右三味，为臛[22]食之，勿令病人知，立效。

又方。

漏芦（三分）　栝楼根（一两）　木通（一[23]两，锉）　蛴螬（五枚，微炒）　土瓜根（一两）

右件药，捣细罗为散。不计时候，以温酒调下一钱。

治产后上焦壅热，乳脉不通，葫芦根散方。

葫芦根（锉）　白药　漏芦　麦门冬（去心，焙，以上各半两）

右件药，捣细罗为散。不计时候，以葱汤调下二[24]钱。

治产后，乳汁少及不下，神效方。

甘草（半两，炙微赤，锉）　木通（一两，锉）　钟乳粉（一两[25]）　云母粉（半两）　屋上败草（半两，烧灰）

右件药，捣细罗为散。不计时候，以温酒调下一钱。

又方。

麦门冬（一两半，去心，焙）　钟乳粉（半两）　理石（半两）　土瓜根（半两）　花蕊[26]椹（半两）　蛴螬（半两，微炒）

右件药，捣细罗为散。不计时候，温酒调下一钱。

又方。

理石（半两）　麦门冬（一两，去心，焙）　钟乳粉（半两）　木通（半两，锉）

右件药，捣细罗为散。不计时候，以温酒调下一钱。

又方。

栝楼根（一两）　钟乳粉（一两半）　漏芦（半两）　滑石（半两）　木通（三分，锉）

右件药，捣细罗为散。不计时候，以温酒调下一钱。

又方。

漏芦（二两）　木通（二两，锉）　钟乳粉（一两）

右件药，捣粗罗为散。每服五钱，以水一大盏，入黍米半合，煎至五分，去滓，不计时候温。

又方。

蛴螬　漏芦　钟乳粉　栝楼根　（以上各一两）

右件药，捣细罗为散。不计时候，以温水调服二钱。

治产后乳汁不通，神效方。

葵子（一分）　土瓜根（一两）　漏芦（半两）

右件药，捣细罗为散。不计时候，以温酒调下二钱。

又方。

葡萄根末（一分）　莴苣子末（一分）

右件药，以水一大盏，煎至七分，去滓，分二服，冬用根，秋夏用心叶。

又方。

王不留行　土瓜根　（以上各一两）

右件药，捣细罗为散。不计时候，以热酒调下二钱。

又方。

猪蹄（四钱[27]，锉）　葱白（一握，切）　木通（二两，锉）

右件药，以水三大盏，煎取一盏半，去滓，分温四服，一日服尽，神效。

又方。

蛴螬（三枚，研）

右以浆水一大盏，入葱白二七寸，煎至八分，去葱，下蛴螬更煎三两沸，分温二服。

又方。

乌油麻（三合，炒熟，用汤研取汁）

右件药，不计时候，服一小盏，神效。

又方。

土瓜根（二两）

右捣细罗为散，不计时候，以热酒调下二钱。

又方。

石膏（四两，细研）

右以水二大盏，煎至一盏，去滓，分温三次服。

又方。

穿山甲（涂醋，炙令黄色）

右捣罗为末，不计时候，以温酒调下一钱，服之。

又方。

右以葫芦根，捣罗为末，不计时候，以温酒调下二钱。

治吹奶诸方

夫产后吹奶者，因儿吃奶之次，儿忽自睡，呜气不通，乳不时泄，蓄积在内，结成肿，壅闭乳道，致使津液不通，腐结疼痛，名曰吹奶，若不急治，肿甚成痈也。

治吹奶，因儿鼻中气吹著奶房，更遇体热，结聚或如桃李核，痛疼者，宜服此连翘散消之，即免作脓方。

连翘（一两半）　犀角屑（一两）　川大黄（一两半，锉，微炒）　川升麻（一两）　木通（一两，锉）　赤芍药（一两）　黄芪（一两，锉）　黄芩（一两）　川芒硝（二[28]两）

右件药，捣筛为散。每服三钱，以水一中盏，入淡竹叶二七片，煎至六分，去滓，不计时候温服。

治吹奶，及乳痈肿痛，升麻散方。

川升麻（三分）　连翘（一两）　玄参（三分）　赤芍药（三分）　甘草（一分，炙微赤，锉）　射干（半两）　生干地黄（三分）　蘧麦（一两）

右件药，捣粗罗为散。每服四钱，以水一中盏，煎至六分，去滓，不计时候温服。

治吹奶，肿硬疼痛，日夜不歇，穿山甲圆方。

穿山甲（烧灰）　猪牙皂荚（烧灰）　王不留行　皂荚针（炙微黄）　自然铜（细研）　蝉壳　蛤粉　胡桃瓤（烧灰，以上各半两）

右件药，捣罗为末，以车脂和圆，如梧桐子大。不计时候，以热酒下二十圆。

治吹奶，疼痛不可忍方。

穿山甲（一两，炙微黄） 自然铜（半两，细研） 木通（一两，锉）

右件药，捣细罗为散。不计时候，以温酒调下二钱。

治吹奶方。

槐花（三分） 蛤粉（三分） 麝香（一分，细研）

右件药，捣细罗为散。不计时候，以热酒调下一钱。

治吹奶，疼痛不止，或时寒热，露蜂房散方。

露蜂房（一两） 鹿角（一两）

右件药，并烧为灰，细研，不计时候，以热酒调下二钱。

又方。

葛布（五尺，烧灰）

右细研为散，不计时候，以热酒调下二钱，日三服。

又方。

乌蛇（二两，酒浸，去皮骨，炙微黄） 穿山甲（一两，炙黄焦）

右件药，捣细罗为散。不计时候，以热酒调下一钱。

治吹奶，痈肿疼痛，寒热发歇，昼夜呻唤，蛇蜕皮散方。

蛇蜕皮（烧灰，半两） 麝香（一钱）

右件药，同研令细，每服，以热酒调下一钱，并进三四服，神效。

又方。

蔓荆子（一合，炒黄，捣末） 车脂（一两）

右以面糊和圆，如绿豆大。不计时候，以温酒下十圆。

又方。

蛇蜕皮（一两，烧灰） 赤小豆（一两）

右件药，捣细罗为散，以鸡子白和调敷之。

又方。

桑螵蛸（三枚，烧令断烟） 皂荚（一寸，去黑皮，涂酥，炙微黄，去子）

右件药，同捣为末，用酒一中盏，煎至六分，去滓温服。

又方。

狗粪中骨（烧灰，半两）　麝香（一钱）

右件药，同研令细，不计时候，以热酒调下一钱。

治吹奶，不痒不痛，肿硬如石，蛤粉圆方。

蛤粉（半两）

右用车脂和圆，如小豆大。每服，以温酒下二十圆，不过三服差。

又方。

青橘皮（二两，汤浸去白瓤，焙）

右捣细罗为散，不计时候，以温酒调下二钱。

又方。

龙骨（一两）

右细研为散，每服，以热葱酒调下一钱，日三四服。

又方。

右以无子皂荚刺一斤，点火烧，候火着，撒蔓荆子四两在内，待揔为灰，即细研，每服，以热酒调下二钱，服了，便挼奶三二十下，不过再服效。

又方。

右以胡桃烧令烟尽，去皮，每一颗胡桃瓤，用金箔一片同细研，以热酒调服，服了，以手渐挼乳上令消，如有头，即外破，如无头，只内消，日三五度服之，以得效为度。

又方。

半夏（一两，汤洗七遍，去滑）

右捣细罗为散，以生姜汁一匙，和酒暖一小盏，调下一钱。

又方。

右以角蒿末二[29]钱，醋浆水一大盏，煎至六分，放温顿服，相次服热酒一盏，即差。

又方。

雀粪（一[30]十枚）　丁香（三[31]枚，末）

右同研如粉，以热酒调服之。

治妬乳诸方

夫妬乳者，由新产后，儿未能饮之，及饮乳不泄，或乳胀捏其汁不尽，皆令乳汁蓄结，与血气相搏，即壮热大渴引饮，牢强掣痛，手不得近是也，初觉，便以手助捏去汁，并令傍人助嗍引之，不尔，或作疮有脓，其热势盛，则成痈也。

治产后妬乳，肿痛壮热，欲结成痈，宜服连翘散方。

连翘（一两）　川升麻（一两）　汉防己（一两）　黄芩（一两）　川大黄（一两，锉碎，微炒）　川芒硝（一两）　柴胡（一两，去苗）　赤芍药（一两）　甘草（一两，炙微赤，锉）　犀角屑（一两）　杏仁（一两，汤浸去皮尖双仁，麸炒微黄）

右件药，捣粗罗为散。每服三钱，以水一中盏，煎至六分，去滓，每于食后温服。

又方。

麝香　薰陆香　木香　鸡舌香　（以上各一两）

右件药，捣细罗为散。每于食后，以温水调下一钱。

又方。

黄芩（一两）　白蔹（一两）　赤芍药（一两）

右件药，捣细罗为散。每于食后，以温浆水调下二钱。

又方。

葵子（一两）

右件药，捣细罗为散，每于食后，以温水调下一钱。

治产后，妬乳生疮方。

露蜂房　车辙中土　猪甲中土（以上等分）

右件药，捣细罗为散。以醋调涂之。

治产后儿不自饮乳，及尖[32]儿无儿饮乳，令乳蓄积不泄，致乳上结肿者，宜服此方。

赤小豆（二合）

右件药，捣罗为末，以鸡子白和涂乳上，令消结也，若饮儿乳不泄者，数捏去之，亦可令大人含冷水，使为吮取乳汁吐去之，不含水吮，有热气，喜令乳头作疮。

治产后乳头生小热疮，搔之黄汁出浸淫，百疗不差，名为妬乳者方。

槲树白皮（锉，三升）

右以水一斗，煮取五升，夏冷用之，秋冬温服之，日二度，以洗乳及疮。

又方。

天麻草（切，五升）

右以水一斗，煮取六升，去滓，微暖，用洗乳，以杀痒为度。此草叶如麻，冬生夏花，如鼠尾花也，亦以洗浸淫黄烂热疮，疽湿疮蚀，小儿头疮，洗之并差。

治产后妬乳，乳硬欲结脓方。

右以鹿角，于石上著水磨，取白汁，旋涂于上，干即又涂，仍令大人吮却奶中黄汁，差。

治产后妬乳肿痛方。

右取檀香，以醋浓磨，涂乳上即差。

又方。

右以川升麻，醋磨涂之。

又方。

右以柳白皮锉捣令烂，酒拌炒，以物裹熨之。

又方。

右以生地黄烂捣敷之。

治产后儿枕腹痛诸方

夫儿枕者，由母胎中宿有血块，因产时，其血则破散，与儿俱下，则无患也，若产妇脏腑风冷，使血凝滞，在于小腹，不能流通，则令结聚疼痛，名曰儿枕也。

治新产儿枕上下刺痛，壮热口干，烦渴头痛，汗出，或大小便不利，未得便下，但与生姜童子小便频服，其病亦顺，若风血相搏，其病未愈，宜服牡丹散方。

牡丹（半两） 玄参（半两） 黄芩（半两） 芎䓖（半两） 射干（半两） 赤芍药（三分） 川大黄（三分，锉碎，微炒） 蘧麦（半两） 海藻（半两，洗去咸味） 水蛭（一分，炒令微黄） 虻虫（一分，炒令微黄，去翅足头） 蛴螬（二十枚，微炒） 桃仁（半两，汤浸去皮尖双仁，麸炒微黄）

右件药，捣粗罗为散。每服三钱，以水一中盏，入生姜半分、薄荷三七叶，煎至六分，去滓温服，日三四服。

治产后心腹不利，儿枕痛，木香散方。

木香（一分） 当归（一两，锉，微炒） 赤芍药（半两） 芎䓖（三分） 桂心（半两）

右件药，捣粗罗为散。每服三钱，以水酒各半中盏，入生姜半分，煎至六分，去滓温服，日三四服。

治产后腹中有凝血不散，疠刺疼痛，名为儿枕，宜服麒麟竭散方。

麒麟竭（半两） 当归（半两，锉，微炒） 桂心（半两） 荷叶（半两） 川大黄（半两，锉碎，微炒）

右件药，捣细罗为散。不计时候，以红蓝花汤调下一钱。

又方。

牡丹（半两） 水蛭（一分，炒令微黄） 当归（半两，锉，微炒） 没药（半两） 川大黄（半两，锉碎，微炒）

右件药，捣细罗为散。不计时候，以温酒调下一钱。

又方。

益母草（一两） 生干地黄（一两） 牛膝（一两，去苗） 当归（一两，锉，微炒） 川大黄（一两，锉碎，微炒） 桂心（半两）

右件药，捣细罗为散。不计时候，以温酒调下一钱。

又方。

蒲黄（半两）　桃仁（半两，汤浸去皮尖双仁，麸炒微黄）　桂心（半两）　川大黄（半两，锉碎，微炒）　当归（半两，锉碎，微炒）牡丹（半两）

右件药，捣细罗为散。不计时候，以温酒调下一钱。

又方。

菴蔄子（一两）　当归（三分，锉，微炒）　赤芍药（半两）　姜黄（半两）　芎䓖（半两）

右件药，捣细罗为散。不计时候，以热酒调下一钱。

治产后儿枕攻刺，腹肚疼痛不止，桂心散方。

桂心（三分）　赤芍药（一两）　琥珀（半两，细研）　白芷（半两）　当归（二[33]分，锉，微炒）

右件药，捣筛为散。每服三钱，以水一中盏，入生姜半分、枣二枚，煎至六分，去滓，不计时候温服。

治产后败血不散，结聚成块，俗呼儿枕，疼痛发歇不可忍，当归散方。

当归（一两，锉，微炒）　鬼箭羽（一两）　红蓝花（一两）

右件药，捣筛为散。每服三钱，以酒一中盏，煎至六分，去滓，不计时候温服。

治产后，儿枕攻上下，心腹疼痛，延胡索散方。

延胡索（一两）　当归（一两，锉，微炒）　桂心（一两）

右件药，捣粗罗为散。每服三钱，以童子小便酒各半中盏，入生姜半分，煎至六分，去滓，不计时候温服。

治产后心痛诸方

夫产后心痛者，是脏虚，遇风冷客之，与血气相搏而气逆者，上攻于心之络则心痛，凡心痛乍歇乍甚，心之支别络，为邪所伤也，若邪伤心之正经，则为真心痛，朝发夕死，夕发朝死，所以然者，心为诸脏之主，不受邪伤，邪伤即死也。

治产后血气上攻心痛，四肢厥冷，不纳饮食，熟干地黄散方。

熟干地黄（一两）　当归（三[34]分，锉，微炒）　白术（半两）　甘草（一分，炙微赤，锉）　赤芍药（半两）　桂心（半两）　小草（半两）　细辛（半两）　芎䓖（半两）　吴茱萸（一分，汤浸七遍，焙干，微炒）

右件药，捣粗罗为散。每服三[35]钱，以水一中盏，煎至六分，去滓，不计时候温服。

治产后内伤冷气，腹中及心下切痛，不能饮食，四肢无力，木香散方。

木香（三分）　当归（一两半，锉，微炒）　甘草（半两，炙微赤，锉）　芎䓖（三分）　赤芍药（二[36]分）　白术（三分）　高良姜（半两，锉）　青橘皮（三分，汤浸，去瓤，焙）　厚朴（一两，去粗皮，涂生姜汁，炙令香熟）

右件药，捣粗罗为散。每服三钱，以水一中盏，煎至六分，去滓，不计时候稍热温服。

治产后，血刺连心疼痛，当归散方。

当归（一两，锉，微炒）　胡椒（一分）　蓬莪茂（半两）　白术（三分）　木香（半两）

右件药，捣细罗为散。不计时候，以热酒调下一钱。

治产后败血不散，上冲心腹，痛不可忍，桃仁散方。

桃仁（半两，汤浸去皮尖双仁，麸炒微黄）　蓬莪茂（三分）　桂心（半两）　当归（一两，锉，微炒）

右件药，捣细罗为散。不计时候，以热酒调下一钱。

治产后血气与冷气相搏，上攻心痛，芎䓖散方。

芎䓖（一两）　桂心（一两）　木香（一两）　当归（一两，锉，微炒）　桃仁（一两，汤浸去皮尖双仁，麸炒微黄）

右件药，捣细罗为散。不计时候，以热酒调下一钱。

治产后，血气攻心痛，青橘皮散方。

青橘皮（三分，汤浸去白瓤，焙）　木香（三分）　蓬莪茂（三分）　干姜（半两，炮裂，锉）　桂心（一两）　当归（一两，锉，微炒）　乌药（三分）　紫苏子（三分，微炒）　桃仁（一两，汤浸去皮尖双仁，麸

炒微黄）

右件药，捣细罗为散。以热酒调下二钱。

治产后，血气冲心疼痛，桂心圆方。

桂心（一两，为末） 芫花（一两，为末） 香墨（二梃，为末） 木香（一两，为末）

右件药，以酽醋二升，先煎芫花为膏，次入木香并墨桂和圆，如梧桐子大。每服，以热酒下十圆。

治产后血气冲心，闷绝疼痛，吴茱萸散方。

吴茱萸（半两，汤浸七遍，焙干，微炒） 丁香（半两） 熟干地黄（一两） 当归（半两，锉，微炒）

右件药，捣细罗为散。不计时候，以热酒调下二钱。

又方。

芸苔子（一两，微炒） 当归（一两，锉，微炒）

右件药，捣细罗为散。不计时候，以热酒调下一钱。

治产后心腹痛诸方

夫产后心腹痛者，由产后气血俱虚，遇风寒乘之，与血气相击，随气上冲于心，或下攻于腹，故令心腹痛。若久痛不止，则变为疝瘕也。

治产后气力疲乏，心腹胀痛，泽兰散方。

泽兰（一两） 当归（三分，锉，微炒） 赤芍药（三分） 桂心（三分） 白术（三分） 芎䓖（三分） 熟干地黄（一两） 甘草（一分，炙微赤，锉）

右件药，捣粗罗为散。每服四钱，以水一中盏，入生姜半分、枣二枚，煎至六分，去滓，不计时候稍热服。

治产后，冷气攻心腹疼痛，四肢不和，少思饮食，白术散方。

白术（二[37]分） 附子（三分，炮裂，去皮脐） 当归（三分，锉，微炒） 陈橘皮（三分，汤浸去白瓤，焙） 人参（三分，去芦头） 桂心

（半两）　干姜（半两，炮裂，锉）　木香（半两）　槟榔（半两）　赤芍药（半两）　芎䓖（三分）　甘草（一分，炙微赤，锉）　吴茱萸（一分，汤浸七遍，焙干微炒）　厚朴（三分，去粗皮，涂生姜汁，炙令香熟）

右件药，捣粗罗为散。每服三钱，以水一中盏，入枣三枚，煎至六分，去滓，不计时候稍热服。

治产后血气不和，心腹疞痛，痰逆，不思饮食，芍药散方。

赤芍药（一两）　半夏（三分，汤洗七遍，去滑）　当归（一两，锉，微炒）　草豆蔻（三分，去皮）　桂心（一两）　甘草（半两，炙微赤，锉）　川椒（一两，去目及闭口者，微炒去汗）

右件药，捣粗罗为散。每服三钱，以水一中盏，入生姜半分、枣二枚，煎至六分，去滓，不计时候稍热服。

治产后恶血未尽，攻心腹痛，宜服此桃仁散方。

桃仁（一两，汤浸去皮尖双仁，麸炒微黄）　赤芍药（一两）　芎䓖（一[38]两）　当归（一两，锉，微炒）　干漆（一两，捣碎，炒令烟出）　桂心（一两）　甘草（半两，炙微赤，锉）　干姜（三分，炮裂，锉）

右件药，捣粗罗为散。每服三钱，以水一中盏，煎至六分，去滓，不计时候稍热服。

治产后血气不散，心腹刺痛，胀满喘促，当归散方。

当归（三分，锉，微炒）　鬼箭羽（一两）　白术（二[39]分）　木香（三分）　桂心（半两）　川大黄（一两，锉碎，微炒）

右件药，捣粗罗为散。每服三钱，以水一中盏，入生姜半分、生地黄一分，煎至五分，次入酒一小盏，更煎三两沸，去滓，稍热服。

治产后恶血未尽，心腹疞痛，桂心散方。

桂心（一两）　水蛭（半两，微炒）　牡丹（半两）　延胡索（半两）　硫黄（半两，细研）

右件药，捣细罗为散。不计时候，以温酒调下一钱。

治产后，心腹疞痛不可忍，芫花散方。

芫花（一两，醋拌，炒令干）　硇砂（半两，细研）　当归（半两，锉，微炒）　硫黄（一分，细研）　没药（一两）

右件药，捣细罗为散。不计时候，以热酒调下一钱。

治产后心腹疞刺，疼痛不可忍，定痛散方。

当归（一两，锉，微炒） 赤芍药（一两） 芎䓖（一两）

右件药，捣细罗为散。不计时候，以热生姜酒调下一钱。

治产后，腹中有余血不散，致心腹疞痛，硇砂圆方。

硇砂（一两，细研） 芫花（一两，醋拌，炒令干） 当归（半两，锉，微炒） 赤芍药（半两） 木香（半两） 没药（半两） 狗脊（一分，去毛） 白芷（一分） 蓬莪茂（半两）

右件药，捣罗为末，用酽醋一升，同熬成膏，候可圆，即圆如豌豆大。不计时候，以当归酒下五圆。

治产后心腹有宿冷疼痛，蓬莪茂圆方。

蓬莪茂（一两） 五灵脂（二两） 酽醋（一升）

右件药，捣罗为末，以醋熬为膏，候可圆，即圆如梧桐子大。不计时候，以蘹[40]香汤下十圆，热酒下亦得。

治产后小腹痛诸方

夫产后小腹痛者，此由产时恶露下少，胞络之间有余血，与气相击搏，令小腹痛也。因重遇于冷，则血结变成血瘕，亦月水不利也。

治产后余血不散，致小腹疼痛不可忍，雄黄散方。

雄黄（一两） 硇砂（半两，细研） 麝香（一分） 熊胆（一分） 石炭（二两，末） 水蛭（一两，微炒）

右件药，都细研为散。不计时候，以热酒调下半钱。

治产后恶血不尽，小腹掐[41]撮疼痛，没药散方。

没药（一两） 赤芍药（一两） 桂心（一两半） 当归（一两，锉，微炒） 白芷（一两） 芎䓖（一两） 牡丹（一两） 川大黄（一两半，锉碎，微炒）

右件药，捣细罗为散。不计时候，以热酒调下二钱。

治产后恶血不尽，结聚，小腹疼痛，琥珀散方。

琥珀（半两） 当归（三分，锉，微炒） 没药（半两） 青橘皮（半两，汤浸去白瓤，焙） 赤芍药（半两） 木香（半两） 桂心（半两） 香附子（一两）

右件药，捣细罗为散。不计时候，以豆淋酒调下一钱。

又方。

鲤鱼皮灰（半两） 乱发灰（半两） 益智子（半两，去皮） 虻虫（一分，微炒） 水蛭（一分，微炒） 当归（三分，锉，微炒）

右件药，捣细罗为散。不计时候，以热酒调下一钱。

治产后血不散，小腹疼痛，红蓝花散方。

红蓝花（一分） 当归（半两，锉，微炒） 琥珀（一分） 没药（半两） 桂心（三分） 蒲黄（一分）

右件药，捣细罗为散。不计时候，以热酒调下一钱。

又方。

釜底墨（醋拌，炒令干） 延胡索 刘寄奴 桂心 菴蕳子 （以上各一两）

右件药，捣细罗为散。不计时候，以热酒调下二钱。

又方。

没药（一分） 干漆（一分，捣碎，炒令烟出） 芫花（一分，醋拌，炒令干） 五灵脂（一分） 琥珀（一分）

右件药，捣细罗为散。不计时候，以热酒调下半钱。

治产后恶血攻刺，小腹疼痛，麒麟竭散方。

麒麟竭（半两） 芫花（半两，醋拌，炒令干） 延胡索（半两） 当归（半两，锉，微炒） 硝石（半两）

右件药，捣细罗为散。不计时候，以热酒调下一钱。

又方。

鲤鱼鳞（烧灰） 益母草（烧灰） 头发（烧灰） 当归（锉，微炒） 香墨 （以上各一两）

右件药，捣细罗为散。不计时候，以热酒调下一钱。

又方。

刘寄奴　芫花（醋拌，炒令干）　当归（锉，微炒）　桂心　（以上各一两）

右件药，捣细罗为散。不计时候，以热酒调下一钱。

又方。

当归（一两，锉，微炒）　芎䓖（一两）　蒲黄（半两）　赤芍药（一两）　苦楝子（一两）　硇砂（一两，细研）

右件药，捣罗为末，以醋熬硇砂如饧，和圆如梧桐子大。不计时候，温酒下十圆。

又方。

鲤鱼鳞（二两）　乱发（一两）　故绯帛（一两）

右件药，都入瓶子内，以瓦子盖，盐泥泥缝，渐次着大火，烧通赤为度，候冷取出，细研为散，入曲末一两，更同研令均，不计时候，以热酒调下二钱。

又方。

菴蕳子（半两）　桃仁（半两，汤浸去皮尖双仁，麸炒微黄）

右件药，捣罗为末，炼蜜和圆，如梧桐子大。不计时候，以热酒下二十圆。

又方。

赤箭（一两）　芸苔子（一两，微炒）

右件药，捣细罗为散。不计时候，以热酒调下一钱。

又方。

硇砂（一两，细研）

右用醋一升，熬成膏，别入生硇砂末一两，圆如梧桐子大。不计时候，以热酒下五圆，如月经不通，先宜利过后，以热酒服五圆，立效。

又方。

右以干地黄一味，炒令烟出，状如石炭，捣细罗为散。不计时候，暖童子小便一小盏，入生姜自然汁半匙，调二钱服之。

治产后两胁胀满诸方

夫产后两胁胀满者，由膀胱宿有停水，因产，恶露下不尽，水壅，痞与气相搏，积在膀胱，故令胁肋胀满，气与水相击，故令痛也。

治产后血气攻胁肋，胀满疼痛，当归散方。

当归（一两，锉，微炒） 赤芍药（一两） 桔梗（一两，去芦头） 干漆（一两，捣碎，炒令烟出） 牛膝（一两，去苗） 白术（一两） 桂心（一两） 木香（一两） 川大黄（一两，锉碎，微炒）

右件药，捣细罗为散。每于食前，以热酒调下一钱。

治产后两胁胀满，气壅烦闷，枳实散方。

枳实（三分，麸炒微黄） 木香（三分） 桂心（半两） 当归（三分，锉，微炒） 槟榔（一两） 白术（半两） 牡丹（三分） 益母草（半两）

右件药，捣粗罗为散。每服四钱，以水一中盏，入生姜半分，煎至六分，去滓，每于食前温服。

治产后两胁胀满，胸腹妨闷，不下饮食，厚朴散方。

厚朴（一两，去粗皮，涂生姜汁，炙令香熟） 赤茯苓（三分） 人参（三分，去芦头） 当归（三分，锉，微炒） 甘草（一分，炙微赤，锉） 诃黎勒皮（三分） 陈橘皮（三分，汤浸，去瓤，焙）

右件药，捣粗罗为散。每服四钱，以水一中盏，入生姜半分、枣二枚，煎至六分，去滓，不计时候温服。

治产后脏腑气虚，两胁胀满，不思饮食，四肢无力，白豆蔻散方。

白豆蔻（半两，去皮） 人参（半两，去芦头） 桂心（半两） 半夏（半两，汤浸洗七遍，去滑） 白术（一两） 陈橘皮（一两，汤浸，去瓤，焙） 枳壳（三分，麸炒微黄，去瓤） 甘草（一分，炙微赤，锉）

右件药，捣粗罗为散。每服三钱，以水一中盏，入生姜半分、枣三枚，煎至六分，去滓，不计时候温服。

治产后两胁胀满，心腹缠闷，不思饮食，陈橘皮散方。

陈橘皮（三分，汤浸去白瓤，焙） 赤茯苓（三分） 枳实（三分，麸炒微黄） 人参（半两，去芦头） 木香（半两） 前胡（三分，去芦头） 白术（三分） 厚朴（三分，去粗皮，涂生姜汁，炙令香熟） 槟榔（三分） 桂心（半两） 芎䓖（半两） 甘草（一分，炙微赤，锉）

右件药，捣粗罗为散。每服三钱，以水一中盏，入生姜半分、枣三枚，煎至六分，去滓，不计时候温服。

治产后两胁胀满，小腹疼痛，不思饮食，桔梗散方。

桔梗（半两，去芦头） 当归（半两，锉，微炒） 芎䓖（半两） 大腹皮（三分） 桂心（半两） 陈橘皮（半两，汤浸去白瓤，焙） 赤芍药（半两） 赤茯苓（半两） 延胡索（半两）

右件药，捣粗罗为散。每服四钱，以水一中盏，入生姜半分，煎至六分，去滓，不计时候稍热服。

治产后两胁胀满，小腹疼痛，木香圆方。

木香（一两） 当归（一两，锉，微炒） 白术（一两） 白芷（半两） 芎䓖（一[42]两） 槟榔（半两） 桂心（半分） 桃仁（三分，汤浸去皮尖双仁，麸炒微黄） 干姜（半两，炮裂，锉） 厚朴（半两，去粗皮，涂生姜汁，炙令香熟） 芫花（半两，醋拌，炒令干）

右件药，捣罗为末，以醋煮面糊和圆，如梧桐子大。每于食前，以生姜酒下二十圆。

治产后，两胁下及心腹胀满，宿有冷气，攻注膀胱，致使胀痛，厚朴圆方。

厚朴（一两，去粗皮，涂生姜汁，炙令香熟） 诃黎勒（一两半，煨，用皮） 赤茯苓（三分） 干姜（三分，炮裂，锉） 桂心（一两半） 木香（一两） 赤芍药（三分） 当归（二[43]分，锉，微炒） 陈橘皮（三分，汤浸去白瓤，焙） 吴茱萸（三分，汤浸七遍，焙干微炒） 京三棱（一[44]两，微煨，锉） 白术（三分）

右件药，捣罗为末，以醋煮面糊和圆，如梧桐子大。每于食前，以生姜汤下三十圆。

又方。

桂心（一两） 当归（一两，锉，微炒） 干姜（半两，炮裂，锉）

芫花（半两，醋拌，炒令干）　木香（半两）

右件药，捣细罗为散。每服食前，以热酒调下一钱。

【校注】

① 便：日本抄本作"得"字。

② 白茯苓：其下诸本皆无用量，脱文，待考。

③ 芎䓖：其下诸本皆无用量，脱文，待考。

④ 一两去皮：此四字底本脱文，据日本抄本补。

⑤ 三：日本抄本作"二"。

⑥ 三：日本抄本作"一"。

⑦ 煎至五分，去滓：此六字底本脱文，据日本抄本补。

⑧ 三：日本抄本作"二"。

⑨ 三：日本抄本作"一"。

⑩ 再：日本抄本作"每"字。

⑪ 半：日本抄本作"一"。

⑫ 之：日本抄本作"乏"字。

⑬ 三：日本抄本作"七"。

⑭ 皴：日本抄本作"皱"字。

⑮ 三：日本抄本作"半"字。

⑯ 两：日本抄本作"分"字。

⑰ 一：日本抄本作"三"。

⑱ 皴：日本抄本作"皱"字。

⑲ 三：日本抄本作"二"。

⑳ 一：日本抄本作"二"。

㉑ 二：日本抄本作"一"。

㉒ 臛（huò　霍）：肉羹。

㉓ 一：日本抄本作"二"。

㉔ 二：日本抄本作"一"。

㉕ 两：日本抄本作"分"字。

㉖ 蕊：日本抄本作"桑"字。

㉗ 钱：日本抄本作"只"字。

㉘ 二：日本抄本作"一"。

㉙ 二：日本抄本作"三"。

㉚ 一：日本抄本作"二"。

㉛ 三：日本抄本作"二"。

㉜ 尖：日本抄本作"失"字。

㉝ 二：日本抄本作"三"。

㉞ 三：日本抄本作"二"。

㉟ 三：日本抄本作"二"。

㊱ 二：日本抄本作"三"。

㊲ 二：日本抄本作"一"。

㊳ 一：日本抄本作"二"。

㊴ 二：日本抄本作"三"。

㊵ 蘹（huái　怀）：～香即"茴香"，一种草本植物，茎叶嫩时可食，子实入药。

㊶ 掐：日本抄本作"搐"字。

㊷ 一：日本抄本作"三"。

㊸ 二：日本抄本作"三"。

㊹ 一：日本抄本作"二"。

卷第八十二

小儿序论

夫生人之道，莫不养小为大，若无于小，卒不成大，故易称积小以成高大。诗有厥初生民，传云声子生隐公，此之一义，即是从微至著，自少及长，人情共见，不待经史，然小儿气势微弱，医人虽欲留心救疗，立功难差，今之学者，多不存意，由婴儿在于襁褓之内，乳气腥臊，医者操行英雄，讵[①]肯瞻视，静而言之，可为太息者矣。小品曰：黄帝言，凡人年六岁已上为小，十六岁以上为少，二十以上为壮，五十以上为老，其六岁已下，经所不载，所以乳下婴儿，有病难疗者，皆无所承据也，中古有巫妨者，立小儿颅囟，经以占夭寿，判疾病死生，俗相传授，始有小儿方焉。凡百居家，皆宜达兹养小之术，则无横夭之祸也。

小儿初生将护法

凡小儿新生，出胎，便以绵裹指，拭口中及舌上青泥及恶血，此谓之玉衔。若不急拭，啼声一发，即入腹成血病矣。

凡儿生，落地不作声者，取冷水一器灌之，须臾当自啼，及以葱白细鞭之，即啼。

凡儿亦生，即当举之，举之迟晚，则令寒中腹内雷鸣，仍先浴之，然后速断胆[②]，不得以刀子割之，须令人隔单衣物咬断，兼将暖气呵七遍，然后缠结，所留脐带，当令长至儿足，若短即中寒，令儿腹中不调，当下痢，若先断脐然后浴者，则脐中水，中水则发腹痛，其脐断讫，连脐带中多有虫，宜急剔拨去之，不尔入儿腹中生疾矣。又曰粪青者冷也，与中水同，此当令儿腹痛，大啼呼，面青黑，此是中水之过，当灸之，乃可至八九十壮，若轻者不尔，脐大肿，但出汗，时时啼呼者，宜捣当归末敷之，炙绵絮日日熨之，或至百日乃愈，以啼呼止为候。

又儿初生，以父故衣裹之，若生女，宜以母故衣裹之，勿以新绫绢衣，切须依法，令儿长寿。凡小儿洗浴，渐[③]脐讫，裍抱毕，宜取甘草可中指一节许，打碎，以水二合，煎取一合，以绵缠沾取，与儿吮之，可得一蚬壳入腹止，儿当快吐，吐出心胸中恶汁也。如得吐，余药更不须与吃，若不得吐，可消息计，如饥渴须复与之，若前服及更与，并不得吐者，但稍稍与之，令尽一合止，如得吐去恶汁，令儿心神智惠无病，一合尽都不吐者，是儿不合恶血尔，勿复与之，乃与朱蜜，以镇心神定魂魄也。

凡小儿始生，肌肉未成，不可暖衣，暖衣即令筋骨缓弱，宜莳[④]见风日，若都不见风日，则令肌肤脆软，便易伤损，皆当以絮著衣内，勿用新绵也。天和暖无风之时，令乳母将抱日中嬉戏，数见风日，即血凝气刚，肌肉硬密，堪而风寒，不致疾病，若常藏在帏帐之内，重密温暖，辟如阴地之草木，不见风日，软脃不耐风寒也，又当薄衣之，法当从秋习之，不可以春夏卒减其衣，即中寒，从秋习之，以渐稍寒，如此即必耐寒，冬月但当著两薄襦[⑤]，一複裳，常令不忍其寒，适当佳尔，爱而暖之，适所以害之也，当须消息，无令汗出，即致虚损受风寒，昼夜寤寐皆当慎之，其饮食乳哺，不能无痰癖，即常节适乳哺，若微不进乳，仍当将护之，凡不能进乳哺，即宜下之，如此即终不致寒热也。

又小儿始生，生气尚盛，若觉微恶，即须下之，所下勿虑虚损，及其愈病，即致深益，若不时下，即成大疾，疾成即难将护，然有疾者不可不下，夏月下之后，腹中常当小腹满，故当节哺乳食将护之，儿乳哺，当令多少须有常剂，儿稍大，食哺，亦当稍稍增之，若觉减少者，此是腹中已有少不调也，便当微与药，勿复哺之，但当乳之，甚者十数日，轻者五六日，自当如常，若都不背[⑥]食哺，而但饮乳者，此是有澼为疾重，要当下之，不可不下，不下即致寒热，或吐而发痫，或致下利，此皆痧重，不早下之，致使然也，即难治疗，但先治其轻时，儿不耗损，而病速愈矣。小儿所以病者，其母怀娠，时时劳役运动骨血，即气强，胎养安盛故也，若侍御多，血气微，胎养弱，即儿软脆易伤，故多病痫，儿须多著项衣，取燥菊花为枕枕之，儿母乳儿，三时摸儿项风池，若壮热，即须熨使微汗，微汗不差，便灸两风池及背第三椎，第五椎，第七椎，第九椎两边各二穴，其灸炷如米粒大，一岁儿七壮，儿大者，以意节度，增艾炷壮数，可至三十壮，唯风池特令多，七岁以上可百壮，小儿常须慎护风池，谚云或养小儿护风池，在颈项筋两辕之边，有病乃治之，立夏后疾慎，不欲妄针灸，亦不欲辄吐下，所以然者，针灸伤经络，吐下动腑脏故也，但当除热汤浴之，除热散粉之，除热赤膏摩之，又以脐中膏涂之，令儿在凉处，勿禁水浆，常以新水饮之，新生无疾，慎不可妄针灸，妄针灸即忍痛动其五脉，喜自成痫也，河洛间土地多寒，儿喜病寒，其俗生儿三日，喜灸其颊以防噤也。有噤者，舌下脉急牙车解急，其风俗土地，皆决舌下去血，灸颊以防噤戾。蜀地温无此疾，古方既传之，此针灸法，又令人不详南北之殊，若便案方用之，多害于小儿也。是以田舍小儿，任其自然，皆得无此夭也。又云，春夏决定不须下小儿，则住[⑦]其自然，所以尔者，小儿脐脏之气软弱，易虚易实，下即必虚，益之上焦生热，热即增痰，痰即成病，自非常病，不可下之也。

小儿初生出腹，骨肉未敛，肌肉犹是血也，血凝，乃坚成肌肉尔，其血阻败，不成肌肉，则使面目绕鼻口左右悉黄也，面黄而不啼，闭目聚口撮面，口中干燥，四肢不能伸缩者，皆是血脉不敛也，多不育，如此者宜与龙胆汤。

凡儿初生，不可温衣，温衣伤皮肤肌肉，害血脉，发诸疮而黄也。

凡小儿一期之内，造儿衣裳，皆须用故绵及故帛为之，不得以绵衣盖于头面，冬天可以袷[⑧]衣盖头，夏月宜用单衣，声不得著面，及乳母口鼻吹著儿囟，凡绵衣不得太厚及用新绵，令儿壮热，或即发痫，特宜慎之也。

凡儿匍匐已后，逢物即吃，奶母虽细意，必亦不能尽觉，春夏必饮滞水冷物，至秋初便皆疾作，初则多啼不食，或好伏地，面色青黄，或时腹痛，即不解说，唯及拗多啼，或逢水浆便吃，不可制止，或睡中惊啼，或大便秘涩，常人唯如与红雪钩藤饮子，此二药终日在口，然自不见其效，况腹中滞结已多，冷热冲击颇久，二药何能排去之，所以得秋气风吹著背心脚心，便成疟痢，庸医与冷药则伤滑不禁，与涩药则气壅不行，伤损脏腑，益令不食，遂使虚热冲上，面黄发焦，滞恶在内，手足如火，自然风水横溢，四肢便肿，如此将养，十无一存，俱母[9]经春夏，不问有病无病，便须与四味饮子，多不三四剂，即万一康强也。

初生儿与朱蜜法

凡小儿初生三日中，须与朱蜜吃，只不宜多，多则令儿脾胃冷，腹胀喜阴病痫，气急变噤痉而死也，若与朱蜜，可以真飞炼朱砂如大豆许，以赤蜜一蚬壳和之，以绵继沾取，与儿吮之，得三沾止，一日尽此一豆许，可三日与之，则三豆也，勿令过此则伤小儿，与朱蜜讫，可与牛黄如朱砂多少，牛黄益肝胆除热，定精神止惊，辟恶气，除小儿百病也。

初生儿防撮口著噤及鹅口黄[10]腭法

凡初生儿，须防三病，一曰撮口，二曰著噤，三曰脐风，皆是急病。就中撮口著噤尤甚，过一腊方免此厄，但看面赤喘急，啼急声不出者，是撮口状候已重，善救疗者，十不得四五，若牙关紧急，吃乳不稳，啼声渐小，口吐涎沫，是著噤，常人见大小便皆通，以为冷热所得，殊不知病在喉舌之间，据状亦急重矣，善救疗者十不得三四，但依将护法，防于事先，则必无此患，又有鹅口重腭重断悬痈等病，但依方疗之则差，皆不致损儿也。

凡儿初饮乳后，以发缠指，沾清水点拭了，看齿根上有黄筋两条，便以苇刀子割断，点猪乳便差，如儿口难开，但先点猪乳自开，凡取猪乳，须令猪儿饮母，次便提猪儿后脚起离乳，急捋之即得，空捋无由得汁。

又看儿上腭有白点子，火急以指甲刮却，仍烧胡粉纸烛子烧[11]之，则差。

又但觉乳不稳，壮热，颜色赤，鼻黄，即是著噤，急取竹沥半合，和少许牛黄与吃，其牙开有虫似蜗牛，又似黄头白蜂螺，当时取猪肉薄切拭之，虫即消尽，并拭齿及两颊。

又儿生一宿，抱近明无风处，看脐上有赤脉直上者，当时于脉尽头灸三壮，赤散无患矣。

又亦觉割断赤脉，或刮却上腭白烧了，取雀儿饭瓮子并虫，细研和奶汁，绵滤点口中，及涂两颊齿龈，上腭，舌上下，更无虑矣。

又亦祤儿吃生甘草后，暖水浸少韭子汁涂儿口唇上，干又涂，十数度止，必不得令入口中。

又用新乌驴粪，捩取汁涂口中，咽亦无妨。

又用川椒一大两，溲面，裹为三角炙样，烧令黄熟，以绵盖儿口，稻[12]去尖，如筋[13]头许大，使椒气入口，即效，如未觉，即可作两三枚，各用一角，无力即盛。

小儿受气法

凡小儿受气在娠，一月胚，二月胎，三月血脉，四月形体成，五月能动，六月筋骨立，七月毛发生，八月脏腑具，九月谷所入胃，十月百神备而生，生后六十日，目瞳子成，孩笑识人，百日任脉生，能反复，一百八十日尻骨成，能独坐，三百一十日掌骨成，能匍匐，三百日膑骨成，能独倚，三百六十日为一期，膝骨成，乃能行，此是定法，若有不依期者，必不平也。

小儿寿命长短法

凡小儿生枕骨不成者，能言而死，膝骨不成者，能踞而死，掌骨不成者，匍匐而死，踵骨不成者，能行而死，膑骨不成者，能立而死，相法甚博，略述数条而矣。又曰，儿初生额上有旋毛早贵，妨父母，儿初生叫声相连延属者寿，声绝而复扬急者不寿也，自开目者不成人，汗血者多厄不寿，鲜白长大者寿，目视不正，数动者，非佳人，发稀少者不聪，通身软弱如无骨者不寿，脐小不寿，早坐早语早齿生恶性者非佳人，儿初生头四破不成，啼声散不成，啼声深不成，汗不流者不成，小便凝如脂膏不成，凡有此候者，皆不成也。儿初生脐中无血者好，卵缝通达黑者寿，但摇其手足者不成人，儿初生头毛不周匝者不成，小儿三岁以上十岁已下，观其性气高下，即亦可知其夭寿，儿小时，识悟通敏过人者多夭，则项讬颜回之流是也。小儿骨法成就，威仪回转迟舒，稍费人精神雕琢者寿，其预知人意，回旋敏速者亦夭，则杨修孔融之徒是也。由此观之，夭寿大略可知，故梅花早发，不睹岁寒，甘菊晚荣，终于年事是晚成就者寿之兆也。

拣乳母法

凡乳母者，其血气为乳汁也，五情善恶，悉血气所生，乳儿者皆宜情性和善，形色不恶，相貌稍通者，乳母形色所宜，其候甚多，若求全备，不可悉得也，但不狐臭瘿瘘气嗽瘑疥癣瘙白秃疬疡沉唇耳聋齆鼻癫眩，无此等疾，便可乳儿也。

乳小儿法

凡乳儿不用太饱，饱则呕吐，若乳太饱者，以空乳含之则消，夏不去热乳令儿呕逆，冬不去寒乳令儿咳痢，凡欲乳儿，先令乳母捏去乳汁，挼散其热气，勿令乳汁奔出，即令儿噎，若噎便出其乳，候气歇良久，复饮之，如是十度五度，看儿饥饱以节度之，一日之中，几度饮乳，得足乃为准则，又每侵早欲饮儿，皆须捏去宿乳，乳母共儿卧，当以臂令儿枕之，使儿头与乳齐乃饮之，若儿头低乳高，则令咽，欲睡则便去乳，恐乳压著儿鼻，令儿气息不通也，小儿初生一月内，恒与猪乳饮为佳。

小儿始哺法

凡小儿新生，三日后应开肠胃，助谷神，可研米作粥饮，如乳酪厚薄，以大豆粒多与咽，频咽三豆许止，日三与之。凡儿生十日，始哺如枣核，二十日倍之，五十日如弹圆，百日如枣。若乳汁少，不得从此法，当小增之，若至二十日而哺者，令儿无疾，早哺之而多者，头面身体喜生疮，愈而复发，令儿尫弱难长也。

乳母忌慎法

凡为乳母，皆有节度，如不禁忌，即令孩子百病并生，如是自晓摄调，可致孩子无疾长寿，是以春夏切不得冲热哺孩子，必发热疳并呕逆，秋冬匆令以冷乳哺孩子，必令腹胀羸瘦，乳母嗔怒次不得哺孩子，必患狂邪，乳母醉后不得哺孩子，必患惊痫天瘹急风等病，乳母有娠不得哺孩子，必患胎黄及脊疳，乳母有疾不得哺孩子，必患癫痫风病，乳母吐后不得哺孩子，必令呕逆羸瘦，乳母伤饱不得哺孩子，必致多热喘急。又乳母忌食诸豆，及酱热面韭蒜萝卜等，可与宿煮羊肉鹿肉野鸡雁鸭鲫鱼葱薤蔓菁莴苣波薐青麦莙荙[14]冬瓜等食，若儿患疳，即不得食羊肉及鱼，又不得油腻手裍裹及抱儿，又不得以火炙襁褓，热时便与儿著，令孩子染热病，始终须慎，大底冬中切宜戒之，若天大寒，以火炙衣被，且抛向地上良久，熟按之冷暖得所，即与孩子裍之无妨，如乳母有夫，不能谨卓者，切须防备，傥新者过犯，气息未定，便即乳儿者，必能杀儿，未满月内，所驱使人，亦不得令有所犯到于儿前，恶气触儿，儿若得疾，必难救疗也。

初生浴儿法

浴新生儿方。

猪胆（一枚）

右用煎汤在盆中，取胆汁投于汤中，适寒温以浴儿，终身不患疮，切不得汤中入著生水。

治新生儿卒寒热，不能服药，宜用莽草汤浴方。

莽草（一两）　丹参（一两）　蛇床子（一两）　桂心（一两）　菖蒲（一两）

右件药，锉碎，以水五升，煮三十沸，去滓，适寒温以浴之，避风。

初沐浴良日。

寅卯酉大吉，壬午丁巳癸己大凶。

右宜以虎头骨汤浴之，令儿不惊，辟除恶气。

凡儿初生，宜与三根汤浴方。

羊桃根　李根　梅根（各三两）

右件药，都锉，以水一斗，煎取七升，去滓，下麝香末少许，看冷热浴儿，避风。

治小儿惊辟恶气，浴方。

金（十[15]两）　虎头骨（一枚）

右件药，以水一斗，煮取七升，候冷暖得所，将用浴儿，心安甚良。

浴儿辟恶气，去疮痍，令儿不惊方。

虎头骨（五两）　苦参（二两）　白芷（一两）　猪胆（一枚）

右件药，除猪胆外，锉碎，以水一斗，煎三[16]十沸，去滓，入于盆中，摘破猪胆，投入汤内，不得别添生水，候冷热得所，浴儿甚佳。

浴儿辟温恶气，疗百病，去皮肤沙粟方。

桃根（一把）　梅根（一把）　李根（一把）　细辛（一两）　蛇床子（一两）

右件药，都锉，以水二斗，煎至一斗，澄滤，候冷暖得所，浴儿佳。

治小儿壮热，浴方。

李子叶（切，半升）

右以水一斗，煎至七升，去滓，看冷暖得所，浴之。

又方。

白芷（二两）　苦参（三两）

右都锉，以水一斗，煎至七升，去滓，加少盐，及入少浆水浴之，浴了，以粉摩之，即不畏风又大引散诸风也。

治小儿口噤诸方

夫小儿初生，口里忽结生于舌上，如黍粟大，令儿不能饮乳，名之曰噤，此由在胎之时，热入儿心脾，心脾遍受于热，故令口噤者也。

治初生儿口噤不开，舌不能吮乳方。

蜘蛛（一枚，去足及口，炙令焦，细研）　猪乳（一合）

右以猪乳，和上件散，分为三服，徐徐灌之，神妙。

治小儿初生，著口噤不开，不收乳方。

赤足蜈蚣（一枚，去足，炙令焦）

右细研如粉，用半钱，以猪乳二合和之，分三四服灌之，差。

治小儿著口噤，体热者方。

右暖竹沥二合，分三四服，儿新生慎之，不可逆灸，灸之，忍痛动其五脉，因之喜成涧，是以田舍小儿，任其自然，皆无此夭伤，可审之也。

治小儿口噤，其病在咽中如麻豆许，令儿吐沫，不能乳哺，水银方。

右以水银如黍米大，与儿服，觉病无早晚，水银下咽便愈，以意量之，不过麻子许为度也，以意稍加，百日儿，不可过如半麻子也。

又方。

右取牛口龁草，绞汁涂上差。

又方。

右以雀儿粪一粒，细研，乳汁调下差。

又方。

右取白牛尿，涂口中差。

又方。

右取鸡粪白如豆大，三枚，以水下差。

又方。

右取东行牛口沫，涂口及额上即效。

又方。

右烧葛蔓灰细研，以一字和乳汁，点口中即差。

又方。

右取驴乳半升，猪乳二合相和，煎得一中盏，时时用少许与服，差。

治小儿口噤体热方。

右取竹沥二合，分温服之。

治初生儿至七日已来，口噤方。

牛黄（一钱，细研）

右以竹沥调一字灌之，更以猪乳点口中差。

治小儿撮口诸方

夫小儿撮口者，由在母胞中，挟于风热，儿生之后，气血未调，或洗浴当风，裯袍失度，一腊之内，遂有斯疾，但看面赤，啼声不出，哺乳艰难，即是撮口，若过一腊，方免此厄，最为急疾，宜速疗之。

治小儿新生，发噤撮口，宜服钩藤散方。

钩藤（半两） 川升麻（半两） 蜣螂（二枚，去翅足，微炒） 黄芩（半两）

右件药，捣细罗为散。每服一钱，以水一小盏，入芦根一分，煎至四分，去滓，徐徐温服。

预治孩子风热撮口，神妙方。

白米（五十粒） 朴硝（半钱） 豉（三十粒） 生甘草（一寸切） 葱白（一寸）

右以童子小便一中盏，煎取三合，儿初生未吃奶前，便以绵濡，点药口中二七滴，逡巡儿腹中转即利出脐粪，然与奶吃，至七日已来，每日滴三七滴，永无此疾，经极效也。

治撮口，当两乳中高下平，以线量，灸之三壮，起死，仍用后方。

乌驴乳（一两合） 东引槐枝（十枚，各长三寸）

右以塘火煨槐枝，入火一半，看不煨头津出，即取拭却灰，内于乳中浸，须臾，便以槐枝点乳于口中大验。

治小儿胞热撮口方。

牛黄（一钱，细研） 竹沥（一合）

右件药，调令匀，时时与少许服之。

又方。

蜗牛子（一十枚，去壳，细研如泥） 莳萝末（半分）

右件药，同研令匀，用奶汁和涂于口畔，立差。

又方。

麝香（一分） 朱砂（一分） 蛇蜕皮（一尺，细切，微炒）

右件药，都细研令如粉，每用半字，以津粘儿口唇上，日五七上用之。

治小儿撮口及发噤方。

右以生甘草一分，细锉，以水一小盏，煎至六分，去滓，微温与儿服之，令吐出痰涎后，以猪乳点口中即差。

又方。

右取壁鱼子，细研作末，每服少许，令儿吮之。

又方。

右取鼠蝜虫，绞取汁，与儿少许服之。

又方。

右取赤足蜈蚣一枚，雀儿饭瓮子，不开口者五个，和烧为灰，细研，每服，以粥饮调下一[17]字。

又方。

右以初生时豆芽，烂研，以乳汁调与儿吃，或生研绞取汁，少许与服亦得。

又方。

右取晚蚕蛾三枚，炙令黄，研为末，和蜜涂口即效。

又方。

蜗牛子（五枚，去壳）

右取汁涂口上，以差即止。

又方。

右取棘科上，雀儿饭瓮子，未开口者，取瓮子内物，和奶汁研灌之。

又方。

右取柏树白皮，穿作小孔子，安于脐上，以艾炷入柏皮孔中，炙之即差。

治初生儿鹅口诸方

夫小儿初生鹅口者，其舌上有白屑，如米屑也，剧者鼻外亦有，疗法，以发缠箸头，沾井华水撩[18]拭之，三旦如此便去，不差者，可取栗房煮汁令浓，以绵缠箸头沾拭之，无栗房，以栗树白皮，以井华水煮汁佳，小儿初生，有连舌下有膜，如石榴子中隔，连其舌下，若隔厚，令儿语不发转也，可以瓜摘断之，微有血出无害，若血不止，可烧乱发作灰末以敷之，止。

治小儿鹅口方。

右取柘树根，净洗，细锉，五升，无根，只以弓材亦佳，水一斗煮取二升，去滓，更煎取五合，频频拭齿口即差。

治小儿鹅口，不能乳方。

右取白鹅粪，以水绞取汁，沥在口中。

又方。

右取黍米，以水研取汁，涂拭之。

治小儿鹅口并噤，白矾散方。

白矾（一分，烧灰）　朱砂末（一分）

右件药，和研极细，敷儿舌上，日三上，以乱发洗舌上垢，频令净即差。

治小儿鹅口方。

右以指缠乱发，以温水掠之，三日勿绝，效矣。

又方。

马牙消（一两）

右细研为粉，用一大豆大，每日三度，于舌下涂之。

治初生儿重腭重龈诸方

夫小儿初生六七日后，血气收敛成肉，口舌喉颊里，冷冷然净也，若喉舌上有物，如芦箨[19]盛水状者，名悬痈，有气胀起者，可以绵缠长针，留刃处，如粟米许大，以刺之，令气泄去，亦出清黄血汁也，一刺之止，消息一日，若不消，又刺之，不过三刺自消，或余小小未消，三刺之，必自然得消也，有著舌下者，如此名重舌，有著颊里及上腭，如此者名重腭，有著齿龈者，即名重龈，皆刺之，去血汁即差也。

治小儿重腭重龈，肿痛，口中涎出，宜服牛黄散方。

牛黄（一分）　白龙脑（一分）　朱砂（一分）　太阴玄精（一两）

铅霜（半两）

右件药，同细研为散，每度，用药半钱，先于重舌上，以铍针铍破出血，用盐汤洗拭口，然后掺药于口中，神效。

又方。

驴乳（一合） 猪乳（一合）

右相和煎，煎至一合，时时与儿服之。

又方。

玄明粉（一分） 太阴玄精（一分） 铅霜（半分）

右件药，同研令细，少少敷之。

又方。

右以蛇蜕皮烧灰，研令细，以少许敷之，效矣。

又方。

右取田中蜂房，烧灰细研，以水和涂口中，立愈。

又方。

右取炲[20]煤，以水调涂之。

治小儿脐风诸方

夫小儿脐风者，由断脐后，为水湿所伤，或尿在裍褓之内，乳母不觉，湿气伤于脐中，亦因其解脱风冷所乘，遂令儿四肢不利，脐肿多啼，不能乳哺，若不急疗，遂致危殆者也。

治小儿初生至七日已来，脐风肿，欲落封脐，雄鼠粪散方。

雄鼠粪（七枚，微炒） 胡粉（半两） 大枣（三分，去核） 麝香（一钱，细研） 绵帛灰（一钱）

右件药，捣研为散，看脐欲落不落，即用药以敷之，所以不分[21]风入故也。

治孩子才生，下[22]断脐了，便厚[23]此散，奠[24]免一腊内脐风撮口方。

雀儿饭瓮子（三枚） 乱发（鸡子大，烧令烟欲断不断即堪） 蜈蚣

（一寸许，烧灰）　羚羊角（烧灰，一钱）　麝香（一小豆大）

右件药相和，细研令匀，割脐了，便用敷之效。

治小儿脐风，汁出不止方。

黄柏末　釜下墨煤　乱发（烧灰，以上各一分）

右件药，同研令细，少少敷之。

治小儿脐风，湿肿又[25]不差方。

右用当归末敷之效。

又方。

右以甑带烧灰，研敷之效。

又方。

右以瓜蒂烧灰，研敷之良。

又方。

右以露蜂房烧灰，研敷之良。

治小儿脐肿湿久不差诸方

夫小儿脐湿者，亦由断脐之后，洗浴伤于湿气，水入脐口，致令肿湿，经久不干也，凡断脐后，便多著热艾厚裹，不得令儿尿湿著脐，切须慎之，往往中湿致肿，至百日已后，不可差也。

治小儿脐肿，湿久不差，封脐散方。

胡粉（一分）　雄鼠粪（七枚，烧为灰）　甑带（一团，烧为灰）干姜灰（半分）　绵帛灰（半分）　白石腊（半分）

右件药，相和细研，加麝香末一钱，看脐欲落不落，即封脐便差，如未患傅之，即终不患，烧药时，不得令有别灰也。

治小儿脐肿汁出入[26]不差方。

甘草（三分，锉）　蝼蛄（三分，微炒用）

右件药，捣细罗为散，以敷脐中，

又方。

杏仁（半两，汤浸，去皮）　猪牙颊骨中髓（半两）

右件药，先研杏仁如膏，入髓和令匀，以涂脐中。

治小儿生来脐内有汁出，经久不差方。

右烧绯帛灰，研敷脐中。

治小儿脐湿肿，逾月不止方。

干虾蟆（一分，烧灰）　白矾（一分，烧灰）　皂荚子（一分，烧灰）

右件药，细研令匀，少少敷脐中。

治小儿脐中赤肿，汁出不止方。

虾蟆（一枚）　牡蛎（一枚）

右件药，并烧为灰，细研如粉，每取少许敷脐中，日三两上即差。

治小儿脐湿不干方。

白矾（一分，烧灰）　龙骨（一分）

右件药，细研，敷脐中，取差为度。

治小儿脐湿，盐豉熨方。

盐（二两）　豉（二合）

右二味，烂捣，担作饼子，如钱许大，安新瓦上，炙令热，用熨脐上差，亦用黄柏末贴之妙。

治小儿脐中汁出不止，兼赤肿，立效方。

白石脂（一两，细研）

右熬令温，扑脐中，日三度良。

又方。

右以白矾烧灰，细研敷之。

又方。

右以虾蟆烧灰，细研敷之。

又方。

右以东壁土，细研敷之。

治小儿脐疮诸方

夫小儿脐疮者，由初生所脐，洗浴不净拭，燥湿气在脐中，因解脱遇风，风湿相搏，故脐疮久不差也，脐疮不差，风气入，伤经脉，则变为痫也。

治小儿脐疮方。

黄柏（一两）　釜底黑煤（三分）　乱发灰（一分）

右件药，先捣黄柏为末，入二味，合研令匀，以敷脐中。

治小儿脐疮，久不差方。

干虾蟆（一两，烧灰）　白矾（一分，烧灰）

右件药，合研令细，以敷脐中。

又方。

黄连（半两，为末）　胡粉（半两）

右件药，合研令细，以敷脐中。

又方。

右以马齿苋，曝干为末，敷之。

又方。

右以龙骨烧，细研为末，敷之。

又方。

右以虾蟆一枚烧灰，细研敷之。

又方。

右以香豉炒令焦，捣罗为末，敷之。

又方。

右以伏龙肝，细研敷之。

治小儿解颅诸方

夫解颅者，其小儿年大，骨应合而不合，头缝开解是也，是由肾气不成故也。肾主骨，为髓海，肾气不成，则髓脑不足，不能结成，故头颅开解也。

治小儿解颅囟大，身有痼热，头汗出，腹胀，咳嗽上气，肩息胫蹇，足交三岁不行，皆治之钟乳圆方。

钟乳粉（一分） 防风（一分，去芦头） 熟干地黄（一分） 牛黄（一分，细研） 甘草（一分，炙微赤，锉） 漆花（一分）

右件药，捣罗为末，入研了药，更研令匀，以犬脑髓和圆，如麻子大。每服，以粥饮下三圆，早晨午间日晚各一服，量儿大小，以意加减。

治小儿颅骨开，宜涂白及散方。

白及（一分） 细辛（一分） 防风（一分，去芦头） 柏子仁（一分）

右件药，捣细罗为散，以乳汁调涂儿颅骨上，日二用之。

治小儿脑解不合方。

生蟹足骨（半两） 白蔹（半两）

右件药，捣细罗为散。用乳汁和涂颅上。

治小儿解颅方。

蛇蜕皮（一两，烧灰，细研） 猪颊骨牛髓[27]（一分）

右件药，调为膏，涂于颅上，日二涂之。

又方。

细辛（一分） 桂心（一分） 干姜（三分，烧灰）

右件药，捣细罗为散。以乳汁和涂颅上，日二涂之。

治小儿囟不合诸方

夫小儿囟不合者，此乃气血少弱，骨本不荣故也，皆由肾气未成，肝肺有热，壅热之气，上冲于脑，遂令头发干枯，骨髓不足，故囟令不合也。

治小儿囟开不合，防风散方。

防风（一两，去芦头）　白及（一两）　柏子仁（一两）

右件药，捣罗为散。以乳汁和涂头上，以令[28]为度。

治小儿脑长头大，囟陷不合，臂胫小，不能胜头，三岁不合，熨药方。

半夏（一两，汤洗七遍，去滑）　芎䓖（一两）　细辛（二两）　桂心（一两）　川乌头（五枚，炮裂，去皮脐）

右件药，细锉，以酒四升，渍一宿，绵裹，入器中煮令微热，温熨儿囟门上，朝暮熨二三十遍，极效。

治小儿脑长，锢囟药使脑不长方。

取丹雄鸡一只，将临小儿囟上，克其冠，使血滴在囟上讫，以赤芍药末，粉血上，使血不见，一日差。

治小儿囟陷诸方

夫小儿囟上陷者，此谓囟陷不平也，由腹内有热气熏脏，脏热则渴引饮，而小便泄利者，则腑脏血气虚弱，不能上充髓脑，故囟陷也。

治小儿脏腑壅热，气血不荣，致囟陷不平者，生干地黄散方。

生干地黄（二两）　乌鸡骨（一两，涂酥，炙令黄）

右件药，捣细罗为散。不计时候，以粥饮调下半钱。

治小儿囟陷方。

右取猪牙车骨髓，煎如膏，涂囟上良。

又方。

右以狗头骨，炙令黄，捣罗为末，以鸡子清调涂之。

又方。

右以天灵盖炙令黄，捣罗为末，以生油调涂之。

治小儿温壮诸方

夫小儿温壮者，由脏腑不调，内有伏热，或挟宿寒，皆搏于胃气，足阳明为胃之经，上[29]身之肌肉。其胃不和，则气行壅涩，故蕴积体热，故名为温壮。其候，大便黄而臭，此腹内有积热，宜服利汤，若粪白而醋[30]臭，则挟宿寒，当服紫双圆，轻者少服药，令渐除，甚者小增药，令微利，皆当节乳哺，令胃气和，若不节乳哺，则病易复，复则伤其胃气，令腹满，再三利尚可，若过度则伤于小儿也。

治小儿腹中有伏热，温壮来去，柴胡散方。

柴胡（三[31]分，去苗）　黄芩（一两）　人参（半两，去芦头）　甘草（半两，炙微赤，锉）　赤茯苓（半两）　麦门冬（半两，去心，焙）

右件药，捣粗罗为散。每服一钱，以水一小盏，入小麦一撮、青竹叶十[32]片，煎至五分，去滓，放温，量儿大小，以意分减服之。

治小儿温壮，或下之后，而热不除，舌大不含乳，胸中有痰，口中生疮，兼惊悸，宜服黄芩散方。

黄芩（一两）　钩藤（半两）　蛇蜕皮（三寸，炙黄）　甘草（半两，炙微赤，锉）　川芒硝（半两）　川大黄（一两，锉碎，微炒）

右件药，捣粗罗为散。每服一钱，以水一小[33]盏，煎至五分，去滓，入牛黄少许，量儿大小，分减温服。

治小儿身体温壮，心神不安，犀角散方。

犀角屑（半两）　钩藤（半两）　甘草（一分，炙微赤，锉）　黄芩

（半两）　栀子仁（半两）　川大黄（半两，锉碎，微炒）

右件药，捣粗罗为散。每服一钱，以水一小盏，煎至五分，去滓，看儿大小，分减微温服之。

治小儿温壮，身体恒热不止，牛黄散方。

牛黄（半分，细研）　栀子仁（一分）　子芩（一分）　柴胡（一分，去苗）　龙胆（一分，去芦头）　甘草（半分，炙微赤，锉）

右件药，捣细罗为散，入研了药令匀。每服半钱，以金银温水调，不计时候服，量儿大小，临时分减服之。

治小儿温壮，当[34]欲饮水，胡黄连散方。

胡黄连（一分）　犀角屑（一分）　牛黄（一分，细研）　龙胆（一分，去芦头）　川大黄（一两，锉碎，微炒）　麦门冬（半两，去心，焙）　甘草（一分，炙微赤，锉）　知母（一分）

右件药，捣细罗为散。每服，以沙糖水调下半钱，量儿大小，以意加减。

治小儿健惊温壮，可吃乳，天竹黄散方。

天竹黄（一分，细研）　钩藤（一分）　甘草（半两，炙微赤，锉）　赤芍药（一分）　人参（一分[35]，去芦头）　牛黄（半分，细研）

右件药，捣细罗为散，入研了药，更研令匀，不计时候，以蜜水调下半钱，量儿大小，以意加减。

治小儿温壮，及惊热，牛黄圆方。

牛黄（一分，细研）　龙脑（一分，细研）　麝香（一分，细研）　熊胆（一分）　犀角屑（半两，末）　胡黄连（半两，末）　天竹黄（一分，细研）　山栀子（半两，末）　郁李仁（半两，汤浸，去皮，研入）

右件药，同研令匀，以糯米粥和圆，如麻子大。不计时候，以薄荷汤下三圆，量儿大小，以意加减。

治小儿壮热诸方

夫小儿壮热者，是小儿血气盛，五脏生热，熏发于外，故令壮热也。

大体与温壮相似，而有小异，温壮或夹伏热，或夹宿寒，其夹伏热者，大便黄而臭，夹宿寒者，带白而有酸气，此二者是腑脏不调，冷热之气，俱乘肠胃，蕴积染渐而发，温温然不甚盛，是温，壮热者，是血气盛，熏发于外，其发于外无渐，壮热至甚，以此为异，若壮热不歇，则变为惊，极重亦变痫也。

治小儿壮热，口干心烦，不欲乳食，宜服犀角散方。

犀角屑（一分） 黄芩（半两） 麦门冬（半两，去心，焙） 黄芪（一分，锉） 柴胡（半两，去苗） 川升麻（半两） 甘草（半两，炙微赤，锉）

右件药，捣粗罗为散。每服一钱，以水一小盏，入淡竹叶七片，煎至五分，去滓，量儿大小，分减温服。

治小儿壮热惊悸，大小便赤涩，钩藤散方。

钩藤（一分） 犀角屑（半两） 赤茯苓（半两） 天竹黄（一分，细研） 龙胆（半两，去芦头） 川大黄（一分，锉碎，微炒） 地骨皮（一分） 川芒硝（半两） 甘草（半两，炙微赤，锉）

右件药，捣粗罗为散。每服一钱，以水一小盏，煎至五分，去滓，量儿大小，分减温服。

治小儿壮热，心神不安，人参散方。

人参（半两，去芦头） 钩藤（半两） 赤茯苓（半两） 犀角屑（一分） 山栀子（一分） 川升麻（半两） 甘草（一分，炙微赤，锉）

右件药，捣粗罗为散。每服一钱，以水一小盏，煎至五分，去滓，量儿大小，分减，不计时候温服。

治小儿期岁至三岁，壮热，大黄散方。

川大黄（一两，锉碎，微炒） 柴胡（三分，去苗） 川升麻（三分） 枳壳（三分，麸炒微黄，去瓤） 黄芩（三分） 赤芍药（三分） 栀子仁（三分） 石膏（一两半） 知母（三分） 杏仁（三分，汤浸去皮尖双仁，麸炒微黄）

右件药，捣粗罗为散。每服一钱，以水一小盏，入青竹叶二七片，煎至五分，去滓，量儿大小，分减服之。

治小儿百日已来，结实，壮热兼惊，宜服龙齿散方。

龙齿（一分） 川大黄（半两，锉碎，微炒） 栀子仁（一分） 枳壳（一分，麸炒微黄，去瓤） 朴硝（三分） 甘草（一分，炙微赤，锉）

右件药，捣粗罗为散。每服一钱，以水一小盏，煎至五分，去滓，量儿大小，分减温服。

治八九岁儿，脏腑结实壮热，芒硝散方。

川芒硝（三分） 川大黄（三分，锉碎，微炒） 赤茯苓（三分） 木通（一两，锉） 黄芩（半两） 甘草（一分，炙微赤，锉）

右件药，捣粗罗为散。每服一钱，以水一小盏，入生姜少许、葱白二寸，煎至五分，去滓，随儿大小，加减温服。

治小儿卒身体壮热，心肺烦壅，牛黄散方。

牛黄（半分，细研） 黄芩（一分） 栀子仁（一分） 龙齿（一分） 犀角屑（一分） 寒水石（一分） 甘草（半分，炙微赤，锉） 麝香（一钱，细研）

右件药，捣细罗为散，入牛黄麝香，同研令匀。每服，以竹沥调半钱服，量儿大小，以意临时加减。

治小儿滞结壮热，大黄圆方。

川大黄（一两，锉碎，微炒） 鳖甲（半两，涂醋炙令黄，去裙襕） 赤茯苓（半两）

右件药，捣罗为末，炼蜜和圆，如麻子大。一二岁儿，每服，以粥饮下五圆，每日空心午后各一服，量儿大小，以意加减。

治小儿蓐内，及百日已来，壮热多惊，虎睛圆方。

虎睛（一对，酒浸，微炙，取仁） 牛黄（一分） 麝香（一分） 朱砂（一分） 雄黄（一分）

右件药，同研令细，炼蜜和圆，如绿豆大。以乳汁研服五圆，随儿大小，以意加减服之。

治小儿壮热，心烦，眠卧不安，生地黄煎方。

生地黄汁（一升） 白蜜（三合） 生麦门冬汁（三合） 酥（三合）

右件药，于银锅中，以慢火熬如稀饧。每服，以温水调下半茶匙，

治小儿壮热不解，宜以寒水石散粉之方。

寒水石（一两）　川芒硝（一两）　赤石脂（一两）　石膏（一两，细研）　滑石（一两）　甘草（一两）　川大黄（一两）

右件药，捣细罗为散。每用，粉儿身良。

治小儿变蒸诸方

凡小儿生三十二日为一变，六十四日再变，兼蒸，九十六日三变，一百二十八日四变，又蒸，一百六十日五变，一百九十二日六变，又蒸，二百二十四日七变，二百五十六日八变，又蒸，二百八十八日九变，三百二十日十变，又蒸，此小变蒸毕也，后六十四日大蒸，蒸后六十四日又一大蒸，蒸后一百二十八日又一大蒸，此三大蒸都毕，凡五百七十六日，乃成人，血脉骨木皆坚牢也，所以变蒸者，皆是荣其血脉，改其五脏，故一变毕，辄觉性情忽有异也，其变蒸之候，令身热脉乱，汗出，目睛不明，微欲惊，不乳哺，上唇头起白珠子，耳尻并冷，是其候也，当变小剧，先期四五日便发，后剧三四日方歇，卒蒸五日，远至七日九日。当变蒸之时，慎不可疗及灸刺，但和视之，若良久热不已，即微与紫双圆，热歇便止。若于变蒸中，加以天行温疫病，或非变蒸而得天行者，其候皆似，唯耳及尻通热，口上无白见尔，当先服黑散子以发其汗，汗出温粉粉之，热当歇，便就差。若犹不都除，乃与紫双圆下之。

治小儿变蒸壮热，黑散子方。

麻黄（半两，去根节）　川大黄（一分，锉）　杏仁（半两，汤浸去皮尖双仁）

右件药，并炒令黑，都研令细。每服，以温水调下半钱，服了，且令暖抱儿，令汗出，良久以粉粉之，勿使见风，更量儿大小，加减服之。

治小儿变蒸内，身体壮热，经时不解，心腹烦满，紫双圆方。

代赭（一两，研如粉）　赤石脂（一两，研如粉）　巴豆（三十枚，

去皮心，出油）　杏仁（五十枚，汤浸去皮尖双仁）

右巴豆等，别捣如膏，四味相和，捣二千杵，相得，入少蜜捣之，亦须密器中收，三十日儿服如麻子一圆，与少乳汁下之，食顷后，与少乳勿令多，至日中当小下，热若未除，明旦更与一圆服之，百日儿每服二圆，量儿大小，加减服之，小儿夏月多热，令发疹，二三十日辄一服甚佳，紫双圆所有疾皆疗之，代赭须真者，若不真，以左顾牡蛎代之。

治小儿变蒸，经时不止，挟热，心烦，啼叫无歇，骨热面黄，柴胡散方。

柴胡（一两，去苗）　龙胆（半两，去芦头）　麦门冬（一两半，去心，焙）　甘草（一两，炙微赤，锉）　人参（一两，去芦头）　玄参（一两）

右件药，捣罗为散。每服一钱，以水一小盏，煎至五分，去滓，不计时候温服，量儿大小，加减服之。

治小儿客忤诸方

夫小儿客忤者，是神气软弱，忽有非常之物，或见未识之人，气息触之，谓之客忤也，又虽是家人，或别房异户，或乳母及父母从外夜还，或经履鬼神粗恶暴气，或牛马之气，皆为忤也。其状，吐下青黄赤白水谷解离，腹痛夭矫，面变易五色，状似发痫，但眼不戴上，其脉弦急数著[36]是也。若失时不治，久则难差，若乳母饮酒过度，醉后及房劳，喘乏便乳儿者，最剧，能杀小儿也。

治小儿血脉盛实，寒热作时，四肢惊掣，发热大吐，儿若已能进哺，中食不消，壮热，及变蒸不解，中客忤，人鬼气并诸痫等，並宜服龙胆散方。

龙胆（一分，去芦头）　钩藤（一分）　柴胡（一分，去苗）　甘草（一分，炙微赤，锉）　赤茯苓（一分）　黄芩（一分）　桔梗（一分，去芦头）　赤芍药（一分）　蜣螂（三枚，去翅足，微炒）　川大黄（一分，锉碎，微炒）

右件药，捣粗罗为散。每服一钱，以水一小盏，煎至五分，去滓，量儿大小，分减温服，日四五服。

辟小儿诸般惊叫颤瘓，从初养下，便与乳母带辟诸惊忤之气，雄黄圆方。

雄黄（一两） 虎头骨（三分，微炙） 麝香（一分） 猴孙头骨（三分，微炙） 白龙脑（一分） 大蛇头（一枚，微炙） 乳香（一分） 降真香（一两，末） 煎香（一两） 白胶香（一两） 鬼臼（一两，去毛，为末）

右件药，都研令细，用熟枣肉和圆，如弹子大。初长儿前先烧一圆，次用绿绢袋子，带一圆于身上，辟一切惊忤之气。

治小儿[37]新生中客忤，发热，乳哺不消，及中风，及折踙，口出舌，并吐逆，面青，目戴上视，腹满或痫，羸瘦，及三岁不行，麝香圆方。

麝香（半两，细研） 牛黄（半两，细研） 黄连（一两，去须） 特生矾石（半两，细研） 附子（半两，炮裂，去皮脐） 雄黄（半两，细研） 丹砂（半两，细研，水飞过） 桂心（半两） 乌贼鱼骨（半两） 巴豆（三十枚，去皮心，别研如膏） 赤头蜈蚣（一枚，炙焦）

右件药，捣罗为末，都研令匀，炼蜜和圆，如黍米大。儿生十日至一月，日服一圆，凡四十日至一百日，服二圆，一岁至三岁，服三圆，三岁以上以意加减，以乳汁下，米饮亦得。

治小儿卒中客忤方。

地龙粪（一两） 灶中黄土（一两）

右件药，以水和如鸡子黄大，涂儿头上，及五心，即愈。

治小儿中客忤，体热方。

白龙骨（一分） 牛黄（半分，细研） 葛根（一分，锉）

右件药，捣细罗为散。每服，以温水调下半钱，日三四服。

治小儿客忤，惊啼壮热，犀角散方。

犀角屑（一分） 牛黄（半分，细研） 麦门冬（一分，去心，焙） 钩藤（一分） 麝香（三豆大，细研） 朱砂（一分，细研）

右件药，捣细罗为散，入研了药令匀。每服，不计时候，以金银温汤调下半钱。

治小儿客忤，惊啼叫方。

灶中黄土（二两，研） 鸡子（一枚，去壳）

右件药相和，入少许水调，先以桃柳汤浴儿后，将此药涂五心及顶门上。

又方。

猪乳（一栗壳）　牛黄末（一字）

右件药相和，渐渐滴儿口中佳。

浴小儿卒客忤，躽啼腹坚满，雀粪圆方。

雀粪（一两）　当归（半两，锉，微炒）

右件药，捣罗为末，炼蜜和圆，如麻子大。五十日儿，每服一圆，以乳汁下，日三四服，更量儿大小，以意加减服之。

治小儿中客忤，欲死，心腹痛，雄黄散方。

雄黄（一分）　麝香（一分）

右件药，都研为散，周晬[38]儿，每服一字，用刺鸡冠血调灌之，空心午后各一服，更随儿大小，临时以意加减。

治小儿中客忤，吐青白沫，及食饮皆出，腹中痛，气欲绝，桂心散方。

桂心（一两）

右件药，捣罗为末，一二百日儿，每服半钱，以水一小盏，煎至五分，去滓，分温四服，更随儿大小，以意加减服之。

治小儿卒中客忤方。

铜照子鼻

右烧令赤，著少许酒中淬过，少少与儿服之。

治小儿中忤，马通汤俗[39]方。

右取马通一升，烧令烟尽，以酒三升，煎三五沸，去滓，温温浴儿，即愈。

治小儿中忤人毒，猪通浴汤方。

猳猪通（一升）

右以热汤五升，泼滤取汁，温温浴儿效。

治小儿寒热，及一切毒气中儿，宜服猪蹄散方。

猪后脚悬蹄

右烧为灰，细研，每服一字至半钱，并以乳汁调灌之，量儿大小，加减服之。

治小儿，人从外来，人气卒中儿，昏迷，腹中作声，宜服烧发散方。

用向外来者人囟上发十茎　断儿衣带少许

右都烧作灰，细研，每服一字，以乳汁调灌之，即差。

治小儿中客忤，项强欲死，衣中白鱼散方。

衣中白鱼（十枚）

右为末，以涂母乳头上，令儿吮之，入咽即差。

又方。

右取麝香少许，细研，以乳汁调涂口中。

治小儿卒中客忤，吐奶，不乳哺，面青黄色，脉结急，浴佳[40]。

青铜钱（一百二十文）

右以水一斗，煮取五升，适寒温，以浴儿立效。

治小儿客忤，壮热，浴方。

白芷根苗　苦参

右件药，等分，粗捣为散，用清浆水煎，入盐少许，以浴儿，浴了[41]，用粉摩之佳。

又方。

右取李叶煎汤去滓，温温洗浴儿差。

又方。

新马粪（一枚）

右水绞取汁，与儿时时服少许。

治小儿客忤，欲狼狈方。

抱儿于厕煎[42]，取屎草烧灰为末，水调服少许，即愈。

治小儿卒中客忤，禁符。

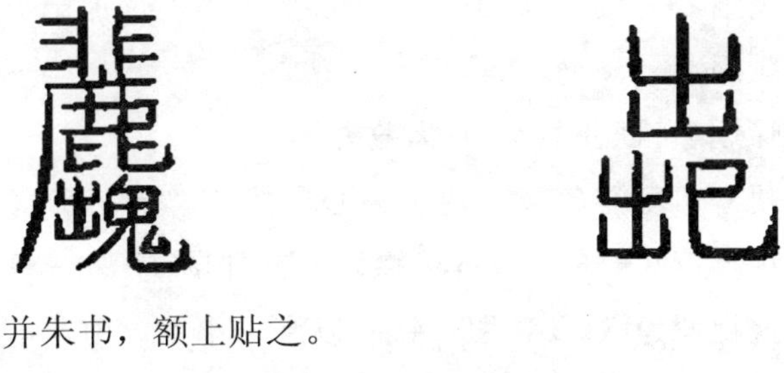

右件符，并朱书，额上贴之。

治小儿中马毒诸方

凡人乘马到人家，人身有马汗，不暇汤浴，则须换衣服，不暇换衣服，即食，顷间歇定，方得亲近小儿，若不如此，则小儿中马毒客忤，或初卸马，马气未歇，将鞍辔等物，逼近小儿，儿闻马嘶便惊，皆因中马毒客忤。其状，腹痛，吐下青黄白色水谷解离，甚者致夭也。

治小儿中马毒，宜用此方。

右取马尾毛，于儿前烧，令儿咽气，及每日烧之。

又方。

右取马口角沫，涂儿口中效。

治小儿惊啼诸方

夫小儿惊啼者，由风热邪气乘于心，则心脏生热，精神不定，睡卧不安，故惊而啼也。

治小儿惊啼壮热，心烦不得稳睡，宜服钩藤散方。

钩藤（一分）　龙胆（一分，去芦头）　犀角屑（一分）　茯神（一分）　黄芩（一分）　甘草（一分，炙微赤，锉）

右件药，捣细罗为散。每服一钱，以水一小盏，煎至五分，去滓，量儿大小，分减频服之。

治小儿惊啼烦热，眠卧不安，龙齿散方。

龙齿（半两）　麦门冬（半两，去心，焙）　赤芍药（一分）　川升麻（一分）　川大黄（一分，锉碎，微炒）　甘草（一分，炙微赤，锉）

右件药，捣粗罗为散。每服一钱，以水一小盏，煎至五分，去滓，量儿大小，分减频服之。

治小儿风热惊啼，牛黄散方。

牛黄（一分，细研）　犀角屑（一分）　人参（一分，去芦头）　茯神（一分）　防风（一分，去芦头）　细辛（一分）　蚱蝉（一分，去足头，微炙）　蛜蝌（一分，醋拌，微炒）　朱砂（一分，细研）　甘草（一分，炙微赤，锉）

右件药，捣细罗为散，入研了药，更研令匀。三[43]岁儿，每服一字，用竹沥调服，三四岁儿，每服半钱，不计时候服。

小儿[44]惊啼，及壮热心烦，眠卧不安，睡中或时搐搦，龙角圆方。

龙角（半两）　黄芩（半两）　川大黄（半两，蒸三度，锉，微炒）　牡丹（一分）　蚱蝉（二枚，去足头，微炙）　牛黄（一钱，细研）

右件药，捣罗为末，入牛黄研匀，炼蜜和圆，如绿豆大。每服，煎金银汤研五圆服，量儿大小，增减服之。

治小儿惊啼不止，犀角圆方。

犀角屑（半两）　羌活（一分）　胡黄连（一分）　龙齿（一分）

右件药，捣罗为末，炼蜜和圆，如绿豆大。每服，煎金银汤，研破三圆服之，日三四服，量儿大小，以意加减。

治小儿初生及一年内，儿多惊啼不休，或不得眠卧，时时肚胀，有似鬼神所为，赤芍药散方。

赤芍药（一分）　桂心（二分）　白术（一分）　甘草（一分，炙微赤，锉）　川大黄（一分，锉碎，微炒）

右件药，捣细罗为散。每服一钱，以水一小盏，煎至五分，量儿大小，加减温服。

治小儿惊啼，烦闷壮热，少得睡，牛黄圆方。

牛黄（半分）　牡蛎（一分，烧为粉）　川大黄（一分，锉碎，微炒）　黄芩（一分）　龙角（一分）

右件药，捣罗为末，炼蜜和圆，如绿豆大。满月儿，以乳汁研破服二圆，一岁儿，以薄荷汤下五圆，余以意加减服之。

治小儿惊啼，发啼即热，朝干惕惕，大便或青或黄赤白，雄黄圆方。

雄黄（半两，细研）　牛黄（半两，细研）　牡蛎（半两，烧为粉）　真珠末（一分）　巴豆（三枚，去皮心，研，出油）

右件药，都研为末，炼蜜和圆，如黍米粒大。小儿一月或五十日，未发时，饮服三圆，母抱卧，饮一斗米顷，儿当寐，身体轻汗出，即解，一服不解，可再服，若小儿伤乳不安，腹中有痰乳，当微下如鰕鸡子鸟屎鼻涕勿怪，便住服药。

治小儿惊啼，热实，颜色萎瘁，腹中坚积，不可乳哺，兼去风痫，虎睛圆方。

虎睛仁（一枚，细研） 犀角屑（一两） 子芩（半两） 川大黄（三分，锉碎，微炒） 栀子仁（三分）

右件药，捣罗为末，炼蜜和圆，如麻子大。一二岁儿，用乳汁研破三圆服之，三四岁儿，每服五圆，温水研破服之，不勒时节，微利为度。

治小儿惊啼，气欲绝者，或有人从外来入户，邪随人来，或令儿见鬼，其病众医不损，宜服千金汤方。

蜀漆（半两） 牡蛎（一分，烧为粉）

右件药，捣粗罗为散。每服一钱，以醋浆水一小盏，煎至五分，去滓温[45]服。如口噤不能服，令人含吐与儿吃，以差为度[46]。

治小儿惊啼，为夜啼不止，伏龙肝圆方。

伏龙肝（一分） 朱砂（一分） 麝香（半分）

右同细研，蜜和圆，如绿豆大。候啼，即以温水调一圆，与服必效，量儿大小，以意加减服之。

治小儿惊啼，发歇不定方。

右取鸡屎白炒黄为末，以乳汁调服一字。

治小儿惊啼不止，面青腹胀，是中客忤，麝香散方。

麝香（真好者）

右细研如粉，每服，以清水调下一字，日三服，更量儿大小，加减服之。

治小儿惊啼，蝟皮散方。

蝟皮（烧灰）

右细研如粉，一二岁儿，每服一字，用乳汁调服，三四岁儿，每服半钱，不勒时候服之。

又方。

乱发（一两，烧灰）

右细研如粉，每服，以温水调下一字。

又方。

车脂（一分）

右水研少许，内口中，及敷脐中。

治小儿惊啼，状如物刺，柏子仁散方。

柏子仁（一两）

右件药，捣细罗为散。一二岁儿，每服一字，用粥饮调服，三四岁儿，每服半钱，一日三四服，更量儿大小，加减服之。

治小儿寒热，惊啼不安，雷圆浴汤方。

雷圆（三分） 牡蛎（三分） 黄芩（三分） 细辛（三分） 蛇床子（一两）

右件药，以水一斗，煎取七升，去滓，分为两度，看冷暖，用先令浴儿头，勿令水入耳目，次浴背膊，后浴腰已下，浴讫避风，以粉扑之。

治小儿夜啼诸方

夫小儿夜啼者，由脏冷故也，夜阴气盛，与冷相搏，则冷动，冷动与脏气相并，或烦或痛，故令小儿夜啼也。然亦有犯触禁忌，亦令儿夜啼，则可以法术断之。

治小儿夜啼，不可禁止，人参散方。

人参（半分[47]，去芦头） 茯神（半分） 甘草（半分，生锉） 川大黄（半分，锉碎，微炒） 蛇黄（半分） 牛黄（半分，细研） 犀角屑（半分） 白芥子（半分，微炒）

右件药，捣细罗为散。每服，用水煎柳枝桃枝汤，调下半钱，频服效，量儿大小，加减服之。

治小儿夜多啼不止，胸滞气胀，膈中气逆，吐呕腹痛，芍药散方。

赤芍药（半两） 桂心（半两） 芎䓖（半两） 黄芩（半两） 薯蓣（半两）

右件药，捣细罗为散。一月及百日儿，每服一字，粥饮调下，半年至一岁儿，服半钱，连夜三五服，随儿大小，以意加减服之效。

治小儿夜啼，及惊热，犀角散方。

犀角屑（一分） 钩藤（一分） 川升麻（一分） 人参（三分，去芦头） 黄芩（一分） 甘草（一分，炙微赤，锉）

右件药，捣粗罗为散。每服一钱，以水一小盏，煎至五分，去滓，量儿大小，分减服之。

治小儿夜啼，及多惊热，羚羊角散方。

羚羊角屑（一分） 黄芩（一分） 犀角屑（一分） 甘草（一分，炙微赤，锉） 茯神（一分） 麦门冬（半两，去心，焙）

右件药，捣粗罗为散。每服一钱，以水一小盏，煎至五分，去滓，量儿大小，分减服之。

治小儿夜啼，及惊掣，钩藤散方。

钩藤（一分） 龙胆（一分，去芦头） 犀角屑（一分） 茯神（一分） 黄芩（一分） 甘草（一分，炙微赤，锉）

右件药，捣粗罗为散。每服一钱，以水一小盏，煎至五分，去滓，量儿大小，分减温温服之。

治小儿夜啼，及多腹痛，至夜辄剧，状似鬼祟，五味子散方。

五味子（半两） 当归（半两，锉，微炒） 赤芍药（半两） 白术（半两） 甘草（一分，炙微赤，锉） 桂心（一分）

右件药，捣粗罗为散。每服一钱，用水一小盏，煎至五分，去滓，量儿大小，分减温温服之。

治小儿夜啼至明，不得安寐，芎䓖散方。

芎䓖（半两） 汉防己（半两） 白术（半两）

右件药，捣细罗为散。一月及百日儿，每服一字，以乳汁调服，半年至一岁儿，每服半钱，粥饮调下，日三四服。

治小儿夜啼，壮热惊惧，石膏散方。

石膏（一两） 人参（半两） 龙骨（半两）

右件药，捣细罗为散。每服一钱，用水一小盏，煎至五分，去滓，量儿大小，分减温温服。

治小儿夜啼不止，腹中痛，宜以乳头散方。

黄芪（一分，锉） 甘草（一分，炙微赤，锉） 当归（一分，锉，微炒） 赤芍药（一分） 木香（一分）

右件药，捣细罗为散。每服，取少许著乳头上，因儿吃乳服之。

治小儿夜啼，多惊烦热，牛黄圆方。

牛黄（一分，细研入） 朱砂（一分，细研入） 芦荟（一分，细研） 麝香（一分，细研） 白僵蚕（半两，微炒） 龙齿（一分，细研） 当归（一分，锉，微炒） 赤芍药（一分） 钩藤（一分） 蜗牛（一分，麸炒令黄） 代赭（一分） 牡蛎（一分，烧为粉）

右件药，捣罗为末，研入研了药令匀，炼蜜和圆，如麻子大。一月及百日儿，每服，用薄荷汤下三圆，半年至一岁儿，每服五圆，连夜三服，量儿大小，加减服之。

治小儿腹痛夜啼，牡丹圆方。

牡丹（三分） 代赭（半两） 赤芍药（半两） 麝香（一分，细研）

右件药，捣罗为末，都研令匀，炼蜜和圆，如麻子大。每服，以蜜汤研下三圆，连夜四五服。

又方。

䗪虫（半分，微炒） 赤芍药（一分） 芎䓖（一分）

右件药，捣罗为末。每服，以温酒调下半钱，量儿大小，加减服之。

又方。

前胡（二两，去芦头）

右捣罗为末，炼蜜和圆，如绿豆大。每服，以温水研下三圆，量儿大小，加减服之。

又方。

交道中土（半两） 伏龙肝（半两）

右件药，同研令细。每服，以温水调下半钱，服之。

又方。

虎睛仁（一对）

右细研如粉，每服一字，用竹沥调下，日三服。

又方。

狼粪中骨（烧灰）

右细研为散，一月及百日儿，每服一字，用乳汁调服，半年至一岁儿，每服半钱，日夜四五服，量儿大小，以意加减服之。

又方。

马骨（烧灰）

右捣细罗为散，不计时候，以乳汁调下一字。

又方。

右以牛黄如小豆大，乳汁化破服之。

又方。

右脐下书田字，差。

又方。

右取树孔中草，著户上立止。

又方。

右以败甑带，悬于户上差。

又方。

右取犬颈下毛，以绛囊盛，系儿两手臂上，立止。

又方。

右以车辋[48]盗安母卧床下，勿令母知。

又方。

右取荒废井中败草，悬户上良。

又方。

右取牛粪灰，安母卧床下，勿令母知。

治小儿夜啼，符法三道。

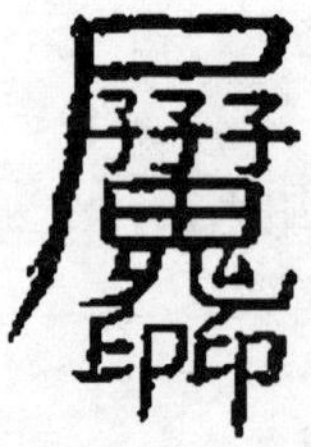

此符左右手中贴之

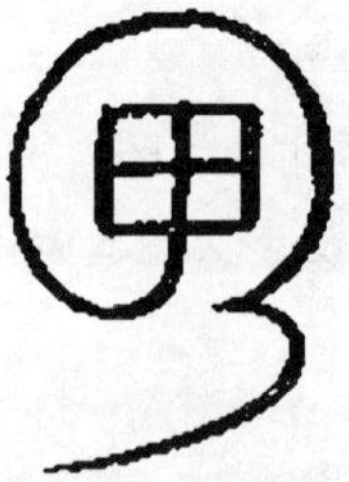

此符脐中贴之

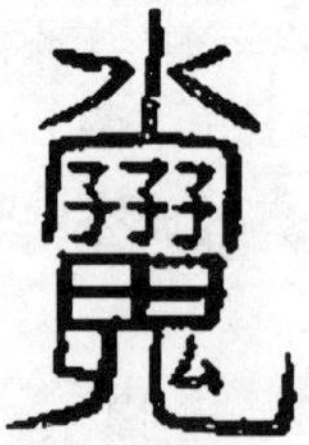

贴房门上

治小儿躽啼诸方

夫小儿在胎之时，其母将养伤于风冷，邪气入于胞中，伤儿脏腑，故儿生之后，邪犹在儿腹内，邪动与正气相搏，则腹痛，故儿躽张蹙气而啼也。

治小儿躽啼，或吐泻，腹胀胸满，牡蛎散方。

牡蛎（一分，烧为粉）　伏龙肝（一分，细研）　甘草（一[49]分，炙令微赤）　苍术（一分，锉，炒熟）　麝香（半分，细研）

右件药，于木臼内捣，细罗为散。每服半钱，研陈米泔澄清，煎竹茹汤调服，量儿大小，增减服之。

治小儿躽啼不止，牛黄圆方。

牛黄（一[50]分，细研）　代赭（三分）　牡丹（三分）　麝香（一钱，细研）

右件药，捣罗为末，都研令匀，炼蜜和圆，如绿豆大。每服，以温水下两圆。

治小儿躽啼，惊痫，腹满，不乳食，大便青白色方。

马齿白矾（烧半日）

右细研，以枣肉和圆，如绿豆大。每服，以温水下一圆。

又方。

右以新马粪一块，绞取汁，与服之。

又方。

烧猪粪，以沸汤淋取汁，看冷暖浴儿[51]，并与少许服之。

又方。

右取腊月缚猪绳，烧灰细研，以温水服半钱。

又方。

右取柏[52]子仁末，温水调半钱服之。

治小儿胎寒诸方

夫小儿在胎时，其母将养取冷过度，冷气入胞，伤儿肠胃，故儿生之后，冷气犹在肠胃之间，其状，儿肠胃冷，不能消乳哺，或腹胀，或时谷痢，令儿颜色青白时啼者，是胎寒也。

治小儿胎寒，聚唾弄舌，躽啼反张，怒惊，当归散方。

当归（半两，锉，微炒） 黄芪（半两，锉） 细辛（半两） 黄芩（半两） 龙骨（半两，细研） 桂心（半两） 赤芍药（半两）

右件药，捣细罗为散。每服，以乳汁调下一字，日三服，更看儿大小，以意加减服之妙。

治小儿胎寒，躽啼，温中止痛，雀粪圆方。

雄雀粪（一分） 牛黄（半两，细研） 赤芍药（半两） 芎䓖（半两） 当归（一两，锉，微炒）

右件药，捣罗为末，炼蜜和圆，如麻子大。百日儿，每服，以乳汁下一圆，日三服，量儿大小，以意加减服之。

治小儿胎寒，虚腹[53]满，不嗜食，大便青夹白脓，及欲发痫，宜服调中圆方。

当归（半两，锉，微炒） 川椒（一分，去目及闭口者，微炒去汗） 附子（一枚，炮裂，去皮脐） 狼毒（半分，炒黄） 巴豆（二十枚，去皮心，出油尽） 杏仁（十二枚，汤浸去皮尖[54]，炒微黄） 细辛（一分） 豉（四合，炒微焦）

右件药，捣罗为末，炼蜜和捣三五百杵，以器盛之，未满百日儿，以温水下一圆，如麻子大，一二岁儿，服二圆，量儿大小，以意加减服之，以利为度。

治小儿五十日以来，胎寒腹痛，微[55]热而惊，聚唾弄舌，躽啼上视，此痫之候，宜服此方。

猪肾（一具，薄切，去脂膜） 当归（一[56]两，锉，微炒）

右只当归一味，粗捣二味相和，以清酒一升，煮至七合，去滓，每服，取如杏仁大，令儿咽之，日三服，夜一服，量儿大小，以意加减良。

又方。

衣中白鱼（二十枚）

右以薄熟绢苞裹，于儿腹上，回转摩之，以差为度。

治小儿不吃乳诸方

凡小儿初生，看产人见儿出，急以手掩拭儿口，无令恶血得入儿候，则儿腹内调和，无有疾病，若撩拭不及时，则恶血秽露，儿咽入腹，令心腹痞满，故儿不吃乳也。

治小儿壮热肚胀，不饮乳，龙胆散方。

龙胆（半两，去芦头）　犀角屑（一分）　川升麻（半两）　槟榔（一分）　川大黄（一分，锉碎，微炒）　甘草（一分，炙微赤，锉）　鳖甲（一分，涂醋炙令黄，去裙襕）

右件药，捣粗罗为散。每服一钱，以水一小盏，煎至五分，去滓，放温，分减渐渐与服之。

治小儿鼻塞脑闷，吃奶不得，摩顶膏方。

羊髓（三两）　当归（三分，锉，微炒）　细辛（三分）　白芷（三分）　木通（三分）　野猪脂（三两）

右件药，锉碎，先下脂髓于铛中，入诸药，以慢火前[57]，候白芷色焦黄，药成，以绵滤去滓，于瓷盒内盛，令凝，每用少许，涂顶门摩之，兼以少许入鼻内，立效。

治小儿腹痛，不食乳，人参圆方。

人参（半两，去芦头）　黄连（半两，去须）　龙胆（半两，去芦头）　马牙消（半两）　甘草（半两，炙微赤，锉）　枳实（半两，麸炒微黄）

右件药，捣罗为末，炼蜜和圆，如梧桐子大。每服，以乳汁研二圆灌口中，日四五服差。

治小儿三岁以下，胃口闭，不吃乳，朱砂圆方。

朱砂（一分，细研）　丁香（一分）　麝香（一分，细研）　人参（一分，去芦头）　犀角屑（半两）　黄芪（半两，锉）　石膏（半两，细研，水飞过）　五灵脂（半两）　牛黄（一分，细研）　甘草（一分，炙微赤，锉）

右件药，捣罗为末，入研了药，都研令匀，炼蜜和圆，如绿豆大。每服，以熟水下三圆，一日四五服。

治小儿不吃乳，眼目不开，手足牵挽，此是惊风，朱砂散方。

朱砂（一分）　龙齿（一分）　硝石（一分）

右件药，都细研为散。每服，煎竹叶汤放温，调下一字，如二岁以上儿，每服半钱。

治小儿腹胀，不吃乳方。

赤茯苓（半两）　黄连（半两，去须）　枳壳（半两，麸炒微黄，去瓤）

右件药，捣罗为末，炼蜜和圆，如梧桐子大。三岁以下儿，以乳汁化三圆灌之，日四五服。

治初生儿不饮乳，及不小便方。

奶汁（二合）　葱白（一寸，切四破）

右二味，煎取一合，去滓，分温五服，即小便通及饮乳也。

治初生儿不饮乳，吐不止方。

蘧蒢篨[58]（少许）　盐（两黄米大）

右以奶汁一合，煎三五沸，去滓，即加牛黄末两粟米大，分减服之，立效。

治小儿腹痛，不肯哺乳方。

赤茯苓（一分）　甘草（一分，炙微赤，锉）　黄连（一分，去须）

右件药，捣罗为末，炼蜜和圆，如梧桐子大。每服[59]一圆研破，著奶头上，令儿吮奶，或研点口中亦得。

治小儿饮乳后吐逆诸方

夫小儿饮乳后吐逆者，由儿啼未定，气息不调，乳母匆遽[60]以乳饮之，其[61]气尚逆，乳不得下，停滞胸膈，则气满急，令儿呕逆，又乳母失于将息，遂意取冷，令气入乳，乳已变坏，不捻除之，仍以饮儿，冷乳入腹，与胃气相逆，则腹痛气急，亦令呕吐，又解脱换衣及洗浴，露儿身体，不避风冷，因客肤腠，搏于血气，则冷入于胃，故腹胀痛而呕逆也。凡如此风冷变坏之乳，非止令呕吐，若肠虚入于大肠，则为痢也。

治小儿呕逆，人参散方。

人参（半两，去芦头）　白术（半两）　半夏（半两，汤浸七遍，炒令黄）　干姜（半两，炮裂）　陈橘皮（半两，汤浸去白瓤，焙）　桑根白皮（半两）

右件药，捣粗罗为散。每服一钱，以水一小盏，入生姜少许、枣一枚，煎至五分，去滓，量儿大小，分减温服。

治小儿饮乳后，吐不止，丁香圆方。

丁香（一分）　藿香（半两）　人参（三分，去芦头）

右件药，捣罗为末，炼蜜和圆，如绿豆大。每服，以粥饮研下三圆。

治小儿生下，十日至半月，呕逆不止，藿香散方。

藿香（一分）　紫菀（一分，洗去苗土）　甘草（半两，炙微赤，锉）　麦门冬（三分，去心，焙）　桂心（半分）

右件药，捣粗罗为散。每服一钱，以水一小盏，煎至五分，去滓，放温，以绵点取滴口中，一日次第取尽。

治小儿吐逆不定，丁香散方。

丁香（一分）　花桑叶（一分）　人参（一分，去芦头）　白茅根（一分，锉）　藿香（一分）

右件药，捣粗罗为散。每服一钱，以水一小盏，煎至五分，去滓，量儿大小，分减服之。

治小儿吐乳，麝香圆方。

麝香（一[62]钱，细研）　丁香（一分）　杏仁（一分，汤浸去皮尖双仁[63]，微炒，研入）

右件药，捣罗为末，以粟米饭和圆，如麻子大。每服，以人参汤研下三圆，量儿大小，加减服之。

治小儿吐乳，菖蒲圆方。

菖蒲（半两）　人参（半两，去芦头）　赤茯苓（半两）

右件药，捣罗为末，炼蜜和圆，如麻子大。每服，以生姜汤化破三圆服之，量儿大小，以意加减。

治小儿吐乳不定，枇杷叶散方。

枇杷叶（一分，拭去毛，微炙黄）　母丁香（一分）

右件药，捣细罗为散。如吐者，乳头上涂一字，令儿咂便止。

又方。

生地黄汁（一合）　人乳（一合）

右件药相和，煎三五沸，徐徐与儿服之。

治小儿吐乳，令乳母服此方。

人参（一两，去芦头）　陈橘皮（半两，汤浸去白瓤，焙）　生姜（半两，切[64]，炮干）

右件药，捣筛为散。每服三钱，以水一中盏，煎至六分，去滓，分温二服，服了良久，令儿饮乳，大效。

治小儿吐奶方。

雄黄（一分）　马牙消（一分）　壁鱼儿（五枚）

右件药，入一瓷碗子内，研如泥，以乳汁半合调之，使药注子内灌少许，把孩儿抬项，吐出黑血即定。

治孩子吐奶方。

右取田中地龙粪一两，研末，空心，以粥饮调下半钱，不过三二服。

治小儿吐乳黄色方。

右多与驴乳吃，令大肠稍利，得利，即毒气便散。

又方。

捣韭根汁，滴豇豆大入口中差。

又方。

右取新热马屎一块，绞汁半合，灌之效。

治小儿百日内，积痰在胸膈，吐乳方。

右取书中白鱼七枚，烧灰细研，以乳汁调一字服之。

又方。

右取故壁下鼠蝜[65]虫七枚，炙令焦，细研，以乳汁调半钱服。

【校注】

① 讵（jù 句）：岂，怎。

② 胆：日本抄本作“脐”字，义长可从。

③ 渐：日本抄本作“断”字。义长可从。

④ 莳：日本抄本作“时”字。

⑤ 檽：据文义疑为“襦”。

⑥ 背：据文义疑为“肯”。

⑦ 住：据文义疑为“任”字。

⑧ 袷：同“夹”，双层的（衣被等）。

⑨ 俱母：据文义疑为“但每”二字。

⑩ 黄：据文义当为“重”字。

⑪ 焌（qū 曲）：用不带火苗的火烧烫。

⑫ 稻：据文义疑为“掐”字。

⑬ 筋：据文义疑为“箸”字。

⑭ 莙荙：一年生或二年生草本植物，叶有长柄，可食。

⑮ 十：日本抄本作“一”。

⑯ 三：日本抄本作“一二”。

⑰ 一：日本抄本作“三”。

⑱ 撩：日本抄本作“擦”字。

⑲ 箨（tuò 唾）：竹笋上一片一片的皮。

⑳ 炲（tái 抬）：古同“炱”。烟气凝积而成的黑灰（俗称“烟子”或“煤子”）：煤～。松～（松烟）。

㉑ 分：日本抄本作“令”字。

㉒ 下：日本抄本作“不”字。

㉓ 厚：日本抄本作“傅”字。

㉔ 異：古同“冀”。

㉕ 又：日本抄本作“久”字。

㉖ 入：日本抄本作“久”字。

㉗ 猪颊骨牛髓：日本抄本作“猪颅骨中髓”五字。

㉘ 令：日本抄本作“合”字。

㉙ 上：日本抄本作“主”字。

㉚ 醋：日本抄本作“酸”字。

㉛ 三：日本抄本作“二”。

㉜ 十：日本抄本作“一”。

㉝ 小：日本抄本作“中”字。

㉞ 当：日本抄本作“常”字。

㉟ 分：日本抄本作“两”字。

㊱ 著：日本抄本作“者”字。

㊲ 小儿：日本抄本作“当人”二字。

㊳ 周晬：周岁。

㊴ 俗：日本抄本作“浴”字，义长可从。

㊵ 佳：日本抄本作“法”字。

㊶ 了：日本抄本作“后”字。

㊷ 煎：据文义疑为“前”。

㊸ 三：日本抄本作“一二”。

㊹ 小儿：其前日本抄本有“治”字。

㊺ 一钱，以醋浆水一小盏，煎至五分，去滓温：此十六字底本脱文，据日本抄本补。

㊻ 度：其下日本抄本有“量儿大小，加减服之”八字。

㊼ 分：日本抄本作“两”字。

㊽ 辋：旧式车轮周围的框子。

㊾ 一：日本抄本作“三”。

㊿ 一：日本抄本作“二”。

51 儿：日本抄本作“之”字。

52 柏：日本抄本作“桐”字。

53 腹：日本抄本作“胀”字。

54 皮尖：其下日本抄本有“双仁”二字。

55 微：日本抄本作“激”字。

56 一：日本抄本作“二”。

57 前：日本抄本作“煎”字，义长可从。

58 蘧蒢篾：蘧蒢，亦作“蘧篨”，亦作“蘧除”，用苇或竹编成的粗席。篾：“篾”的异体字。

59 服：日本抄本作“用”字。

60 匆遽：亦作“匆剧”。匆忙急促。

61 其：日本抄本作“热”字。

62 一：日本抄本作“二”。

63 仁：其下日本抄本有“麸”字。

64 切：日本抄本作“即”字。

65 蝜（fù 负）虫：古书上说的一种好负重物的小虫。

卷第八十三

治小儿中风诸方

夫小儿中风者，由气血未定，肌肤嫩弱，若将养乖宜，寒温失度，腠理虚开，则为风所中也。

治小儿中风，筋脉拘急，项强，腰背硬，手足搐搦，发渴不定，羚羊角散方。

羚羊角屑　防风（去芦头）　麻黄（去根节）　黄芩　桂心　细辛　甘草（炙微赤，锉，已上各半两）　羌活（三分）

右件药，捣粗罗为散。每服一钱，以水一小盏，煎至五分，去滓，入竹沥半合，更煎一两沸，温服，量儿大小加减，频服，汗出效。

治小儿中急风，口眼俱搐，腰背强直，手足拘急，牛黄散方。

牛黄（一分，细研）　麝香（一钱，细研）　腻粉（一钱，研入）　天南星（一分，生使）　桑螵蛸（三分，微炒）　干蝎（一两，半生用，半微炒）　白花蛇（一两半，腰已前者，酒浸，去皮骨，炙令微黄）

右件药，捣细罗为散，都研令匀。每服，以温酒调下一字，更量儿大小，以意加减服之。

治小儿中风，四肢拘急，心神闷乱，腰背强硬，天南星圆方。

天南星（一分，炮裂）　腻粉（一分，研入）　白附子（半两，炮裂）　半夏（半两，汤洗七遍，去滑）　麻黄（半两，去根节）　五灵脂（一两）　干蝎（一两，微炒）　金箔（三十片）　银箔（三十片）　槐子（半两，微炒）　防风（半两，去芦头）　朱砂（半两，细研，水飞过）　犀角屑（半两）　牛黄（一分，细研）　麝香（一分，细研）

右件药，捣罗为末，入研了药，都研令匀。用醋一大盏，入药末一半，以慢火熬成膏，次入余药末，和圆如绿豆大。一岁一圆，二岁二圆，三五岁至三圆，以温酒下，日三四服。

治小儿中风，口眼偏斜，筋脉构急，及胎中疾病，朱砂圆方。

朱砂（半两，细研，水飞过） 牛黄（细研） 麝香（细研） 干蝎（微炒） 天麻 白附子（炮裂） 白僵蚕（微炒） 干姜（炮裂，锉，以上各一分）

右件药，捣罗为散，入研了药令匀，用软粳米饭和圆，如黍米大。每服，以乳汁化下三圆，日三服，更量儿大小，加减服之。

治小儿中风，手足搐搦，及惊风，牛黄圆方。

牛黄（一分，细研） 干蝎（一分，微炒） 防风（一分，去芦头） 犀角屑（半两） 麝香（一分，细研） 铅霜（一分，细研） 天麻（半两） 天竹黄（半两，细研） 白附子（半两，炮裂） 乌蛇肉（半两，炙令黄） 天南星（一分，炮裂） 腻粉（一钱） 朱砂（半两，细研，水飞过）

右件药，捣罗为末，入研了药令匀，炼蜜和圆，如绿豆大。每服，用温薄荷酒，研下三圆，更量儿大小，加减服之。

治小儿中风，口眼牵急，朱砂圆方。

朱砂（半两，细研，水飞过） 蝉螂（半两，去足，微炒） 白僵蚕（半两，微炒） 天南星（半两，炮裂）

右件药，捣罗为末，以面糊和圆，如绿豆大。每一岁一圆，以薄荷汤下。

治小儿中破伤风，没心草散方。

没心草（半两） 白附子（一分，炮裂）

右件药，捣细罗为散。每服，以薄荷酒调下一字，量儿大小，加减服之。

治小儿新生，肌肤嫩弱，喜为风之所中，身体壮热，或忽中风，手足惊掣，宜摩生甘草膏方。

甘草（一两，生用） 防风（一两，去芦头） 白术（三分） 桔梗（三分，去芦头） 雷圆（二两半）

右件药，捣罗为末，以不入水猪脂八两，于铣[①]子内，煎令熔，去滓，下前药末相和，不住手搅成膏，以瓷器中盛。每用一圆，如小弹子许，炙手以摩儿头上百遍，及所患处，每日早晨用之，及摩手足心，以弥[2]寒风极妙。

治小儿汗出中风，身体拘急，壮热苦啼，丹参散方。

丹参（半两）　鼠粪（三七枚，微炒）

右件药，捣细罗为散。每服，以浆水调下半钱，量儿大小，加减服之。

治小儿中风，吐涎，郁金散方。

郁金（半两）　腻粉（一钱）　巴豆（十二颗，以小便浸一宿，去皮，出油，研如膏）

右件药，都研令匀。每服，以橘皮汤调下一字，吐涎出即效，量儿大小，加减服之。

治小儿新生，中风不仁，麝香散方。

麝香（一分）　驴前背交脊上上会中毛，拔取手大指许一把

右件药，以乳汁和驴毛，令得所，于铜器中，微火炒令焦，取出，与麝香同研如粉，每服，以乳汁调下一字，日三服，量儿大小，加减服之。

治小儿中风痓诸方

夫小儿中风痓病之状如痫，而背头项强直，是风伤于太阳之经也。凡小儿解脱，或脐疮未合，为风所伤，皆令发痓也。

治小儿中风痓，项强，腰背硬，四肢拘急，牙关紧，神思昏闷，朱砂散方。

朱砂（三分）　雀儿饭瓮（五枚）　蠍尾（二七枚）　白附子（二[3]枚，炮裂，为末）　晚蚕蛾（十枚）

右件药，都研令匀细，不计时候，以薄荷酒调下一字，量儿大小，加减服之。

治小儿中风痓，牙关紧急，项背强直，及一切惊痫，牛黄圆方。

牛黄（细研）　天竹黄（细研）　雄黄（细研）　龙脑（细研）　犀

角屑　麝香（细研）　水银（入少枣肉研令星尽）　干蝎（微炒）　附子（炮裂，去皮脐，已上各一分）　朱砂（细研，水飞过）　天麻　白僵蚕（微炒）　蝉壳（微炒）　桑螵蛸（微炒）　羚羊角屑　香附子　白附子（炮裂）　羌活　独活　蔓荆子　麻黄（去根节）　野狐肝（微炙，已上各半两）　乌蛇（一两，酒浸，去皮骨，炙令微黄）

右件药，捣罗为末，入研了药，同研令匀，炼蜜和圆，如麻子大。不计时候，以薄荷酒研下三圆，量儿大小，以意加减。

治小儿中风痉，及天瘹[④]惊痫，一切诸风，乌蛇圆方。

乌蛇（一两，酒浸，去皮骨，炙令微黄）　天浆子（二十枚，去壳）　天麻（半两）　天南星（半两，炮裂）　干蝎（一分，微炒）　白附子（锉）　附子（一两，炮裂，去皮脐）　防风（半两，去芦头）　半夏（半两，汤洗七遍，去滑）

以上九味，都以酒浸七日后，取出焙干，捣罗为末。

牛黄　龙脑　麝香　朱砂　雄黄（以上各一分）

以上五味，同研如粉。

右件药，都研令匀，用糯米饭和圆，如黍米大。不计时候，用薄荷汤下三圆，量儿大小，以意加减服之。

治小儿中风痉，及惊痫诸风，手足搐搦不定，乌犀圆方。

乌犀角屑　天南星（炮裂）　白附子（炮裂）　干蝎（微炒）　天麻（以上各一分）　白花蛇（半两，酒浸，去皮骨，炙令微黄）

以上六味，捣罗为末，以无灰酒一小盏，同入银器内，煎令稠，则入后药。

牛黄（细研）　麝香（细研）　腻粉　龙脑（细研）　水银（用少枣杂[⑤]研令星尽，以上各一分）　朱砂（半两，细研，水飞过）　虎睛（一对，酒浸，微炙）

右件药七味，都研为末，入前药煎，和圆如麻子大。不计时候，用竹沥下三圆，量儿大小，以意加减服之。

治小儿中风痉，及天瘹惊邪风痫，白僵蚕圆方。

白僵蚕（一两，微炒）　干蝎（一分，微炒）　白附子（一两，炮裂）　天南星（半两，炮裂）　乌蛇（半两，酒浸，去皮骨，炙令微黄）

朱砂（半两，细研，水飞过）

右件药，捣罗为末，都研令匀，以粳米饭和圆，如麻子大。不计时候，以薄荷温酒下三圆。量儿大小，以意加减服之。

治小儿中风四肢拘挛诸方

夫小儿肌肉嫩弱，易伤于风，风冷中于肤腠，入口于经络，搏于筋脉，筋脉得冷则急，故四肢拘挛也。

治小儿中风，四肢拘挛，心神烦乱，不得睡，独活散方。

独活（一两） 黄芪（一两，锉） 防风（三分，去芦头） 白鲜皮（三分） 茯神（一两） 羚羊角屑（三分） 桂心（半两） 酸枣仁（一两） 甘草（半两，炙微赤，锉）

右件药，捣粗罗为散。每服一钱，以水一小盏，煎至五分，去滓，量儿大小，以意加减服之。

治小儿中风，四肢筋脉拘挛，桑根白皮散方。

桑根白皮（一两，锉） 羚羊角屑（三分） 漏芦（三分） 败酱（一两） 茯神（三[6]分） 木通（一两，锉） 芎䓖（三分）

右件药，捣粗罗为散。每服一钱，以水一小盏，煎至五分，去滓，入生地黄汁半合，更煎一两沸，量儿大小，以意加减服之。

治小儿中风，四肢拘挛，发歇疼痛，羌活散方。

羌活 芎䓖 防风（去芦头） 天麻 当归（锉，微炒） 甘草（炙微赤，锉，以上各三分） 白附子（一分，炮裂） 麻黄（半两，去根节）

右件药，捣细罗为散。每服，以薄荷酒调下半钱[7]，日三四服，量儿大小，加减服之。

治小儿中风，手足筋脉挛急，一字散方。

朱砂（半两，细研，水飞过） 蝉壳（微炒） 干蝎（微炒） 半夏（末，用生姜汁拌，炒令熟） 白僵蚕（微炒） 天南星（炮裂，以上各一分）

右件药，捣罗为末，每服一字，以荆芥薄荷汤调下，量儿大小，加减服之，日三四服效。

治小儿中风，手足拘挛，身体强直，口噤壮热，牛黄圆方。

牛黄（细研） 犀角屑 麝香（细研） 羚羊角屑 胡黄连 朱砂（细研） 钩藤 雄黄（细研） 水银（用少枣肉研令星尽） 干蝎（微炒） 天竹黄（细研，以上各一两） 乌蛇（半两，酒浸，去皮骨，炙令微黄）

右件药，捣罗为末，入研了药令匀，用蒸饼和圆，如黄米大。每服，以薄荷汤下五圆，立有汗出，量儿大小，以意加减服之。

治小儿中风，四肢挛急，心神烦热，朱砂圆方。

朱砂（半两，细研，水飞过） 牛黄（细研） 麝香（细研） 蚕蛾（微炒） 干蝎（微炒） 天麻 白附子（炮裂） 龙脑（细研） 羌活（以上各一分）

右件药，捣罗为散，都研令匀，炼蜜和圆，如绿豆大。每服，以薄荷汤研下三圆，日三四服，量儿大小，以意加减服之。

治小儿中风失音不能语诸方

夫小儿卒失音不能语者，由喉咽是气之道路也，喉厌者，音声之门户，若有暴风寒气，客于喉咽之间，喉咽得寒，则不能发声，故卒失音也，不能语者，语声不出，牙关噤也。

治小儿中风失音不[8]语，四肢壮热，木通散方。

木通（锉） 防风（去芦头） 川升麻 羚羊角屑 桂心（以上各半两） 甘草（一分，炙微赤，锉）

右件药，捣粗罗为散。每服一钱，以水一小盏，煎至五分，去滓，入竹沥半合，更煎一两沸，不计时候，量儿大小，分减服之。

治小儿中风失音不语，手脚不能转动，心神烦热，荆沥饮子方。

荆沥（二合） 生葛根汁（一合） 蜜（一匙） 竹沥（二合） 生地黄汁（一合）

右件药，相和令匀，不计时候，温半合服之，量儿大小，以意加减。

治小儿中风，失音不语，昏沉不识人，竹沥饮子方。

竹沥　荆沥　消梨汁（各二合）　陈酱汁（半合）

右件药相和，微暖，量儿大小，增减服之。

治小儿中风，失音不语，诸药无效，通神散方。

乱发（一两，烧灰）　桂心（一两）

右件药，捣罗为末，不计时候，以温酒调下半钱，量儿大小，加减服之。

治小儿中风，失音不语，咽中不利，筋脉拘急，乌犀圆方。

乌犀角屑　牛黄（细研）　白附子（炮裂）　附子（炮裂，去皮脐）　白僵蚕（微炒）　干蝎（微炒）　天南星（生用）　半夏（汤浸七遍去滑，以上各一分）　腻粉（一钱，研入）

右件药，捣罗为末，用软饭和圆，如黍米大。不计时候，以薄荷生姜汤，研下三圆，量儿大小，以意加减服之。

治小儿中风，失音不能啼，白圆子方。

白僵蚕（半两，微炒）　藿香（一分）　天南星（三分，生用）　腻粉（一钱，研入）　干蝎（一分，微炒）　桑螵蛸（一分，微炒）

右件药，捣罗为末，炼蜜和圆，如黄米大。不计时候，用薄荷汤入酒少许，研五圆服之，量儿大小，以意加减。

治小儿中风，失音不语，四肢拘急，牛黄圆方。

牛黄（细研）　天竹黄（细研）　羌活　麝香（细研）　干蝎（微炒，以上各二[9]分）

右件药，捣罗为末，入研了药令匀，炼蜜和圆，如绿豆大。不计时候，以薄荷酒研下五圆，量儿大小，以意加减。

治小儿中风，失音不语，肢节拘急，腰背强直，羚羊角圆方。

羚羊角屑（半两）　防风（半两，去芦头）　羌活（半两）　牛黄（一分，细研）　朱砂（半两，细研，水飞过）　天麻（半两）　白附子（半两，炮裂）　蠍梢（一分，微炒）　麝香（一分，细研）

右件药，捣罗为末，入研了药，都研令匀，炼蜜和圆，如绿豆大。不计时候，以薄荷酒研下二圆，量儿大小，以意加减。

治小儿中风，失音不语，舌根强硬方。

陈酱汁（半合） 人乳（二合）

右件药，相和令匀，少少与儿服之。

治小儿中风口噤诸方

夫小儿中风口噤者，是风入颔颊之箸[10]故，手足三阳之箸[10]，入结颔颊，足阳明之箸[10]，上于口，肤腠虚，风于[11]客于诸箸[12]，箸[12]得寒冷，则挛急，故机关不利而口噤也。

治小儿中风，卒口噤不开，昏沉，冥冥如醉，防风散方。

防风（去芦头） 川升麻 羚羊角屑 羌活 石膏（以上各半两）

右件药，捣粗罗为散。每服一钱，以水一小盏，煎至五分，去滓，入竹沥半合，更煎一两沸，不计时候，量儿大小，以意分减温服。

治小儿中风，口噤，四肢拘急，桂枝散方。

桂枝 独活 麻黄（去根节） 赤芍药 川大黄（锉，微炒） 防风（去芦头） 细辛（以上各一分）

右件药，捣细罗为散。不计时候，以薄荷温酒调下半钱，量儿大小，以意加减。

治小儿中风，口噤，腰背强硬，搐搦，犀角散方。

犀角屑 独活 麻黄（去根节） 白附子（炮裂） 干蝎（微炒） 牛黄（细研，以上各一分） 天麻（半两） 天南星（半两，炮裂） 麝香（半分，细研）

右件药，捣细罗为散，入研了药，都研令匀。不计时候，以薄荷汤[13]调下半钱，盖覆汗出，立验，量儿大小，加减服之。

治小儿中风口噤，不知人事，欲死，宜服此神验方。

干蝎（一枚，尾全者，微炒） 瓜蒂（七枚） 赤小豆（二[14]七粒）

右件药，捣细罗为散。每服，以粥饮调下半钱，服后以吐为效，量儿大小，加减服之。

治小儿中风口噤，抵圣圆方。

腻粉（二钱）　羌活　白附子（炮裂）　干蝎（微炒）　天南星（炮裂，各一分）

右件药，捣罗为末，入腻粉，都研令匀，炼蜜和圆，如绿豆大。不计时候，用薄荷水研破三圆，服后吐出风涎，或泻出如葵汁相似即效，量儿大小，以意加减。

治小儿中风，口噤体热，筲[15]脉拘急，乌犀圆方。

乌犀角屑　羚羊角屑　防风（去芦头）　黄芩（以上各一分）　麝香（一钱，细研）　朱砂（半两，细研，水飞过）

右件药，捣罗为末，都研令匀，炼蜜和圆，如绿豆大。不计时候，以薄荷酒研下三圆，量儿大小，以意加减。

治小儿中风，口噤不出声，宜服此方。

雄雀粪（半两，微炒）

右件药，细研，以面糊和圆，如麻子大。不计时候，以薄荷汤下三圆，量儿大小，以意加减。

又方。

右取鸡粪白，如大豆许，不计时候，以温酒研服之。

又方。

右以竹沥半合，微温灌之。

治小儿中风口㖞斜僻诸方

夫小儿中风口㖞斜僻者，是风入于颔之筋故也，足阳明之筋，上夹于口，手三阳之筋偏急，而致口㖞斜僻也。

治小儿中风，口㖞斜僻，手足不遂，风入于脏，或语不得，心神昏闷，防风散方。

防风（去芦头）　川升麻　桂心　羚羊角屑　麻黄（去根节）　羌活

芎䓖　杏仁（汤浸去皮尖双仁，麸炒微黄，以上各二[16]分）

右件药，捣粗罗为散。每服一钱，以水一小盏，煎至五分，去滓，入竹沥半合，更煎一两沸，分温二服，如人行十里再服，衣盖令汗出为效，量儿大小，以意加减。

治小儿中风，口㖞斜僻，汉防己散方。

汉防己　防风（去芦头）　川升麻　桂心　芎䓖　羚羊角屑　麻黄（去根节，以上各半两）

右件药，捣粗罗为散。每服一钱，以水一小盏，煎至五分，去滓，入竹沥半合，更煎一两沸，不计时候，量儿大小，分减服之。

治小儿中风，面引口偏，身体拘急，舌不能转，宜服生地黄饮子方。

生地黄汁（三合）　竹沥（三合）　独活（三分，末）

右件药相和，煎至四合，去滓，不计时候，量儿大小，分减温服。

治小儿中风，口㖞斜僻，宜涂蝉壳散方。

蝉壳（取五月五日树东南枝上者）　寒食白面（等分）

右件药，都研令细，以酽醋调为糊，如患左斜，右边涂之，右斜，左边涂之，候口正，急以水洗却药。

又方。

右用栝楼瓤，以水绞取汁，和大麦面，溲作饼子，炙令热，熨正便止，勿令太过。

治小儿中风，口眼偏斜，身上顽麻方。

蓖麻子（一两，别研）　樗根皮（一两，为末）　栝楼瓤（一两，炒干，为末）

右件药，同研令匀，以大麦面饼子，糁药末左[17]上，左患贴右，右患贴左，以慢火熁正，急去之，身上有顽麻，津唾调药摩之。

治小儿中风不随诸方

夫小儿中风不随者，因风邪中于肢节，经于筈[18]脉，若风夹寒气者，即拘急挛痛，若夹于热，则缓纵不随也。

治小儿中风，四肢不随，并躄[19]躄[20]不能行步，续命汤方。

麻黄（一两，去根节）　石膏（一两）　杏仁（十枚，汤浸去皮尖双仁，微[21]令黄）　甘草（炙微赤，锉）　黄芩　芎䓖　桂心　葛根（锉）　川大麻　当归（锉，微炒）　独活　人参（去芦头，以上各半两）

右件药，捣粗罗为散。每服一钱，以水一小盏，煎至五分，去滓，量儿大小，分减频服，汗出为效，切宜避风。

治小儿中风，不能语，口眼㖞斜，四肢不随，石膏散方。

石膏（一两）　麻黄（一两，去根节）　细辛（一分）　甘草（炙微赤，锉）　射干　桂心　赤芍药　当归（锉，微炒，以上各半两）

右件药，捣粗罗为散。每服一钱，以水一小盏，煎至五分，去滓，量儿大小，分减服之。

治小儿中风，半身不随，肢节拘急，不能转动，赤箭圆方。

赤箭（半两）　牛黄（半两，细研）　麝香（半分，细研）　白僵蚕（半两，微炒）　白附子（半两，炮裂）　羌活（半两）　桂心（半两）　白花蛇（三[22]两，酒浸，去皮骨，炙令微黄）

右件药，捣罗为末，入研了药，同研令匀，炼蜜和圆，如麻子大。每服，以荆芥薄荷汤下五圆，日三四服，量儿大小，以意加减服之。

治小儿中风，手足不随，诸药不效，宜服蓖麻子散方。

蓖麻子（二十枚，去皮，别研）　雀儿饭瓮（十枚）　干蝎（三十枚）　石榴（一颗，大者）

以上四味，将石榴取却子，及七分，盛药三味在内，用泥裹作球，以慢火炙干，烧令通赤，赤后闻药气透出，即熟，候冷取出，去泥细研。

干蝎（一分）　天南星（一分半）　半夏（一分，汤洗七遍，去滑）　白附子（一分半）

右件药四味，并生用，都捣细罗为散，入前烧了药，都研令匀。每服，以温酒调下一字，其重者不过三两服，量儿大小，加减服之。

治小儿中风，四肢不随，心神迷闷，宜服牛黄圆方。

牛黄（半两，以熟绢袋盛于黑豆一升中炒，豆熟为度，别研入）　犀角屑（半两）　天竹黄（半两，细研）　白僵蚕（半两，微炒）　郁金

（一两） 地龙（半两，微炒） 蛲螂（一分，去翅足炒） 天麻（一分） 麝香（一分，细研） 朱砂（一两，细研，水飞过） 天南星（半两，炮裂） 蚱蝉（一七枚，去翅足，微炒） 白附子（半两，炮裂） 干蝎（半两，微炒） 乌蛇肉（二两，酒浸，炙微黄） 乌鸦（一枚，去翅足，泥裹，烧为灰，用一两）

右件药，捣罗为末，入研了药令匀，以糯米饭和圆，如黍米大。每服，以温酒下五圆，量儿大小，以意加减服之。

治小儿风热诸方

夫小儿心肺壅滞，内有积热，因其解脱，风邪伤于皮毛，入于脏腑，则令恶风壮热，胸膈烦闷，目涩多渴，故曰风热也。

治小儿风热，心膈烦闷，身体壮热，嗜睡多渴，羚羊角散方。

羚羊角屑 麦门冬（去心） 甘草（炙微赤，锉，以上各三分） 茯神 白鲜皮 川升麻 人参（去芦头） 黄芪（锉，以上各半两）

右件药，捣筛为散。每服一钱，以水一小盏，煎至五分，去滓，入竹沥半合，更煎一两沸，分为二服，更量儿大小，以意分减温服。

治小儿，心肺风热壅滞，胸膈不利，白鲜皮散方。

白鲜皮 防风（去芦头） 犀角屑 黄芩 知母 沙参（去芦头） 人参（去芦头，以上各半两） 甘草（一分，炙微赤，锉）

右件药，捣罗为散。每服一钱，以水一小[23]盏，煎至五分，去滓，量儿大小，分减温服。

治小儿肝肺风壅，致心膈不利，痰嗽，大麻仁散方。

大麻仁 犀角屑 杏仁（汤浸去皮尖双仁，麸炒微黄） 百合（以上各半两） 牛黄（一钱，细研） 槟榔（一分） 龙脑（一钱，细研）

右件药，捣细罗为散。每服，煎生姜甘草汤，调下半钱，量儿大小，以意加减。

治小儿风热，心神烦躁，少得睡，牛黄圆方。

牛黄（一钱，细研） 朱砂（半两，细研，水飞过） 犀角屑（半

两）　川升麻（半两）　人参（去芦头）　麦门冬（去心，焙）　黄芩　防风（去芦头）　赤茯苓　甘草（炙微赤，锉，以上各一分）

右件药，捣罗为散，入研了药，更研令匀，炼蜜和圆，如绿豆大。每服，煎竹叶汤研下五圆，日三四服，量儿大小，加减服之。

治小儿风热，心神惊悸，卧不安眠，真珠圆方。

真珠末　羌活　防风（去芦头）　钩藤　龙胆（去芦头）　天竹黄（细研）　川升麻　牛黄[24]（细研，以上各一分）　茯神　人参（去芦头）　羚羊角屑　犀角屑（以上各半两）　铅霜（细研）　龙齿（细研）　麝香（细研，以上各一钱）

右件药，捣罗为末，入研了药，都研令匀，炼蜜和圆，如绿豆大。每服，以荆芥薄荷汤研下五圆，日三四服，量儿大小加减。

治小儿心肺风热，龙胆圆方。

龙胆（三钱，去芦头）　胡黄连（二钱）　牛黄（一钱，细研）　川大黄（二钱）　犀角屑（二钱）

右件药，捣罗为末，入牛黄，都研令匀，炼蜜和圆，如绿豆大。每服，以薄荷汤化破服五圆，量儿大小，以意加减。

治小儿风热，心神惊悸，犀角圆方。

犀角屑（半两）　牛黄（一钱，细研）　朱砂（半两，细研，水飞过）　天竹黄（半两，细研）　铅霜（一分，细研）　铁粉（半两）　人参（半两，去芦头）　赤茯苓（半两）　蚱蝉（一分，微炒）　龙脑（一钱，细研）　麝香（一钱，细研）　白附子（一分，炮裂）

右件药，捣罗为末，入研了药，都研令匀，炼蜜和捣一二百杵，圆如梧桐子大。每服，以薄荷汤研下三圆，量儿大小，以意加减。

治小儿风热，宜服镇心安神化涎，铅霜圆方。

铅霜（细研）　天麻　牛黄（细研）　天竹黄（细研）　甘草　麝香（细研，以上各一钱）　茯神（二钱）　龙脑（一分，细研）　朱砂（半两，细研，水飞过）　人参（二钱）

右件药，捣罗为末，入研了药，都研令匀，炼蜜和捣一[25]二百杵，圆如梧桐子大。不计时候，以薄荷汤研下一圆，量儿大小，以意加减。

治小儿风热多惊，朱砂圆方。

朱砂（半两，细研，水飞过）　天竹黄（一分，细研）　牛黄（一钱[26]，细研）　人参（一分，去芦头）　茯神（半两）　柴胡（半两，去苗）　铁粉（半两，细研）　黄芪（一分，锉）　麝香（一钱，细研）　黄芩（一分）　麦门冬（半两，去心，焙）　甘草（一分，炙微赤，锉）

右件药，捣罗为末，入研了药，更研令匀，炼蜜和圆，如绿豆大。每服，煎竹叶汤，研下五圆，量儿大小，以意加减。

治小儿心肺风热，多惊，镇心铅霜散方。

铅霜（一分，细研）　天竹黄（一分，细研）　朱砂（二钱，细研）　柏子仁　白附子（炮裂）　牛黄（细研）　龙脑（细研）　麝香（细研，以上各一钱）

右件药，捣细罗为散，入研了药，都研令匀。每服，以荆芥薄荷汤调下半钱，日三四服，量儿大小，以意加减。

治小儿风热，心胸烦闷，牛黄散方。

牛黄（一分，细研）　郁金（末，半两）　人参（末，一钱）

右件药，都研令匀。每服，以荆芥汤调下半钱，日三四服，量儿大小，以意加减。

治小儿惊悸诸方

夫小儿惊悸者，由心脏壅热，为风邪所乘，邪搏于心，则令多惊，不安，惊不已，则悸动不定也。

治小儿心热，惊悸烦乱，茯神散方。

茯神（一分）　龙齿（半两）　寒水石（一两）　川升麻（三分）　石膏（一两）　麦门冬（一两，去心，焙）　甘草（半两，微赤，锉）

右件药，捣粗罗为散。每服一钱，以水一小盏，煎至五分，去滓，入竹沥半合，更煎一两沸，量儿大小，以意加减。

治小儿惊悸，情思不安，人参散方。

人参（半两，去芦头）　麦门冬（一两，去心，焙）　龙骨（一两）　茯神（三分）　甘草（半两，炙微赤，锉）　犀角屑（半两）

右件药，捣粗罗为散。每服一钱，以水一小盏，煎至五分，去滓，入地黄汁半合，更煎一两沸，量儿大小，以意分减温服。

治小儿风热惊悸，蚱蝉散方。

蚱蝉（半两，去翅足，微炒）　茯神（半两）　龙齿（三分，细研）　麦门冬（半两，去心，焙）　人参（三分，去芦头）　钩藤（二分）　牛黄（二钱，细锉[27]）　杏仁（二分，汤浸去皮尖双仁，麸炒微黄）　蛇蜕皮（五寸，烧灰）

右件药，捣细罗为散，入研了药，都研令匀。每服，以新汲水调下半钱，量儿大小，加减服之。

治小儿身体壮热，惊悸，心神不宁，安心神，远志煎方。

远志（去心）　羚羊角屑　茯神　甘草（炙微赤，锉）　杏仁（汤浸去皮尖双仁，麸炒微黄）　紫菀（洗去苗土）　龙骨　防风（去芦头，以上各半两）　龙胆（一分，去芦头）　蚱蝉（一分，去翅足）　百合（一分）　牛黄（一分，细研）　麝香（一钱，细研）　川升麻（三分）　川大黄（一两，锉，微炒）　酥（三两）　蜜（半斤）

右件药，先研牛黄麝香二味为粉，涂酥蜜等二味，粗捣，用水三升，入银锅内，煎至半升，以新绵滤去滓，却入锅内，下牛黄麝香酥蜜等，以柳篦不住手搅，慢火熬如稠饧，方止，入瓷盒内盛。每服，取二豆许大，用温水调服，日三四服，量儿大小，加减服之。

治小儿心热，多惊悸，昼差夜甚，象鬼神所著，铁粉煎方。

铁粉（一两）　牛黄（一分，细研）　菖蒲（三分）　酥（三两）　犀角屑　人参（去芦头）　茯神　百合　防风（去芦头）　川大黄（锉碎）　青黛（细研）　细辛　远志（去心）　芎䓖　麻黄（去根，锉）　薯预[28]　甘草（炙微赤，锉，以上各半两）　蜜（半斤）

右件药，先粗捣诸药，用水三升，入银锅中，煎至半升，以新绵滤去滓，却入银锅内，入研了药及酥蜜，以慢火热[29]，不住手以物[30]篦搅如稠饧，收于瓷盒中。每服，以温水调二大豆许，日三四服，量儿大小，加减服之。

治小儿心热，多惊悸，金泥煎方。

金箔（七十五片） 水银（一两半） 远志（一两，去心） 菖蒲（三分） 钩藤（三分） 龙胆（三分，去芦头） 龙齿（三分） 人参（三分，去芦头） 赤茯苓（三分） 青黛（一分） 蚱蝉（三枚，去翅足） 麝香（一分） 虎睛（一对，微炙） 牛黄（一分） 甘草（二分，炙微赤，锉） 酥（四两） 蜜（半[31]斤）

右件药，水银金箔同研如泥，又别研麝香虎睛牛黄青黛四味如粉，其余药，捣筛为散，入银锅中先以水二升，文火煎取半升，以新绵滤去滓，再入锅内，下酥蜜及金泥，并研了药等，慢火煎，不住手以柳篦搅如稠饧，入瓷盒内盛。每服，取二大豆许，以温水调服，日三四服，量儿大小，加减服之。

治小儿惊悸壮热，黄瘦，不思乳食，天竹黄圆方。

天竹黄（细研） 黄连（去须） 柴胡（去苗） 羚羊角屑 蔓荆子 犀角屑 防风（去芦头） 子芩 川升麻 麦门冬（去心，焙） 甘草（炙微赤，锉） 玄参 白蒺藜（微炒，去刺） 朱砂（细研） 木香（以上各一分） 龙脑（细研） 麝香（细研） 牛黄（细研，以上各一钱）

右件药，捣罗为末，与研了药，都研令匀，炼蜜和圆，如绿豆大。每服，以温水化下五圆，量儿大小，以意加减。

治小儿惊悸壮热，黄瘦发竖，牛黄圆方。

牛黄（一钱，细研） 朱砂（半两，细研，水飞过） 犀角屑 天竹黄（细研） 白附子（炮裂） 茯神 黄连（去须） 羚羊角屑 防风（去芦头） 玄参 枳壳（麸炒微黄，去瓤） 甘菊花 人参（去芦头） 黄芪（锉） 甘草（炙微赤，锉） 黄芩（以上各一分）

右件药，捣罗为末，入研了药，都研令匀，炼蜜和圆，如绿豆大。每服，以淡竹叶汤，研下五圆，日三服，量儿大小，加减服之。

治小儿壮热惊悸，不得眠睡，天竹黄圆方。

天竹黄（细研） 黄连（去须） 川大黄（锉碎，微炒） 牡蛎粉 黄芩 栀子仁 远志（去心，以上各半两）

右件药，捣罗为末，炼蜜和圆，如绿豆大。每服，以新汲水下五圆，量儿大小，加减服之。

治小儿心热，惊悸，竹沥磨犀角饮子方。

竹沥（二合）　犀角

右件药，捣犀角，于竹沥内磨令浓，量儿大小，分减服之，日三四服。

治小儿心热夜卧多狂语诸方

夫心者火也，内主于血，补之所合[32]，小儿蕴积邪热，脏腑壅滞，则令气血不和，心神烦乱，故夜卧多狂语也。

治小儿心脏壅热，夜卧狂语，反[33]手足多掣，犀角散方。

犀角屑　川升麻　黄芩　柴胡（去苗，以上各三分）　茯神　川大黄（微炒）　钩藤　麦门冬（去心，焙）　甘草（炙微赤，锉，上各半两）

右件药，捣粗罗为散。每服一钱，以水一小盏，煎至五分，去滓，量儿大小，分减温服。

治小儿心热多惊，睡中狂语，烦闷，赤茯苓散方。

赤茯苓　龙齿　黄芩　甘草（炙微赤，锉）　钩藤　玄参　石膏（以上各半两）　川升麻（三分）　麦门冬（一两，去心，焙）

右件药，捣粗罗为散。每服一钱，以水一小盏，入竹叶七片，煎至五分，去滓，量儿大小，以意分减。

治小儿心热，夜卧狂语，烦渴，黄连散方。

黄连（去须）　川升麻　黄芩　犀角屑　川大黄（锉碎，微炒）　麦门冬（去心，焙）　甘草（炙微赤，锉，以上各半两）　茯神（三分）

右件药，捣细罗为散。每服，以竹沥调下半钱，日三四服，量儿大小，以意加减。

治小儿心热，不睡多惊，狂语，犀角散方。

犀角屑　茯神　人参（去芦头）　天竹黄（细研）　朱砂（细研）　川升麻　麦门冬（去心，焙）　葛根（锉）　子芩　黄芪（锉）　羚羊角屑　赤芍药　甘草（炙微赤，锉，以上各一分）　柴胡（去苗）　龙齿（细研，以上各半两）

右件药，捣细罗为散，入研了药，都研令匀。每服，以温水调下半钱，量儿大小，临时加减。

治小儿心脏风热，神思恍惚，夜多狂语，不得安眠，牛黄散方。

牛黄（半分[34]，细研）　白龙脑（一钱，细研）　金箔（五十片，细研）　朱砂（二两，细研，水飞过）　寒水石（半两）　真珠末　铅霜（细研）　犀角屑　甘草　防风（去芦头）　黄芩（以上各一分）

右件药，捣细罗为散，入研了药，都研令匀。每服用蜜水调下半钱，量儿大小，加减服之。

治小儿壮热，心神烦躁，夜卧狂语，龙脑散方。

龙脑（一钱，细研）　牛黄（一钱，细研）　黄连（一分，去须）　犀角屑　羚羊角屑　琥珀末　甘草（炙微赤，锉）　真珠末　铁粉（细研，各半两）

右件药，捣细罗为散。每服，用蜜水调下半钱，量儿大小，以意加减。

治小儿心肺积[35]热，黄瘦毛焦，睡卧多惊，狂语，朱砂圆方。

朱砂（三分，细研，水飞过）　人参（半两，去芦头）　龙脑（一钱，细研）　马牙消（半两）　麝香（一两，细研）　牛黄（细研）　天竹黄（细研）　麦门冬（去心，焙）　犀角屑　茯神　升麻　子芩　甘草（炙微赤，锉，以上各一分）

右件药，捣罗为末，炼蜜和圆，如绿豆大。不计时候，以温水研下五圆，量儿大小，以意加减。

又方。

铅霜（半分）　铁粉（一分）　牛黄（半分）

右件药，同细研令匀，每服，以竹沥调下一字。

又方。

朱砂（半两）　牛黄（一分）

右件药，同研如面，每服，以水磨犀角，调下一字。

治小儿烦热诸方

夫小儿脏腑气实，血气盛者，则表里俱热，若苦烦躁不安，兼皮肤壮热也。

治小儿脏腑壅实，心神烦热，睡卧不安，黄芩散方。

黄芩　川大黄（锉碎，微炒）　甘草（炙微赤，锉）　川芒硝　麦门冬（去心，焙）　石膏（以上各半两）

右件药，捣粗罗为散。每服一钱，以水一小盏，煎至五分，去滓，量儿大小，以意分减，不计时候温服。

治小儿气壅烦热，心躁目赤，大青散方。

大青（半两）　川大黄（半两，锉，微炒）　牛黄（半分，细研）　朱砂（细研）　甘草（炙微赤，锉）　犀角屑　玄参　川升麻　栀子仁（以上各一分）

右件药，捣细罗为散，入研了药，都研令匀。不计时候，以沙糖水调半钱服，量儿大小，以意加减。

治小儿烦热多惊，人参散方。

人参（一分，去芦头）　天竹黄（一分，细研）　甘草（半两，炙微赤，锉）　钩藤（一分）　牛黄（半分，细研）

右件药，捣细罗为散。不计时候，煎竹叶汤调下半钱，量儿大小，以意加减。

治小儿烦热，昏闷多睡，犀角散方。

犀角末（半两）　青黛（一分）　代赭（一分）　朱砂（一分）　蛇蜕皮灰（一钱）

右件药，都研为散。每服，以温水调下半钱，量儿大小，加减服之。

又方。

青黛（三分）　干地龙（七条，微炒为末）　麝香（半分）　朱砂（一分）

右件药，都细研为散。每服，以粥饮调下半钱，量儿大小，加减服之。

治小儿心脏气壅，烦热闷乱，龙胆圆方。

龙胆（一两，去芦头）　黄连（一两，去须）　铅霜（半两，细研）　牛黄（一钱，细研）　铁粉（一分，细研）

右件药，捣罗为末，都研令匀，以粟米饭和圆，如绿豆大。不计时候，以薄荷蜜水下五圆，量儿大小，以意加减。

治小儿胃中有热诸方

夫小儿血气俱盛者，则腑脏皆实，故胃中生热。其状，大便则黄，四肢温壮，翕然体热者是也。

治小儿胃中热，心腹烦闷，不欲乳食，麦门冬散方。

麦门冬（去心，焙）　赤茯苓　黄芩　茅根（锉）　甘草（炙微赤，锉，以上各半两）　芦根（二分，锉）　犀角屑（一分）

右件药，捣粗罗为散。每服一钱，以水一小盏，入竹叶七片，煎至五分，去滓，不计时候，量儿大小，分减温服。

治小儿胃中热，烦闷，不欲乳食，身体黄，多渴，栝楼散方。

栝楼　芦根（锉）　柴胡（去苗）　黄芩[36]　川大黄（锉，微炒）　甘草（炙微赤，锉）　川芒硝　石膏　麦门冬（去心，焙，以上各半两）

右件药，捣粗罗为散。每服一钱，以水一小盏，煎至五分，去滓，温服，更量儿大小，以意加减。

治小儿胃中热，烦闷不食，芦根散方。

芦根（锉）　茅根（锉）　赤茯苓　黄芩　麦门冬（去心，焙）　甘草（炙微赤，锉，以上各半两）

右件药，捣粗罗为散。每服一钱，以水一小盏，入小麦五十粒、糯米五十粒、生姜少许，煎至五分，去滓，量儿大小，以意加减温服。

治小儿胃中热，日渐肌瘦，栀子仁散方。

栀子仁　甘草（炙微赤，锉）　黄连（去须）　黄芩（以上各半两）

右件药，捣粗罗为散。每服一钱，以水一小盏，煎至五分，去滓，量儿大小，以意加减温服。

又方。

甘草（半两，炙微赤，锉）　川大黄（半两，锉，微炒）　栝楼根（三分）

右件药，捣粗罗为散。每服一钱，以水一小盏，煎至五分，去滓，温服，量儿大小，以意加减。

治小儿诸热，三黄圆方。

黄芩　黄连（去须）　川大黄（锉，微炒，以上各一两）

右件药，捣罗为末，以水浸蒸饼和圆，如绿豆大。每服，以熟水下五圆，量儿大小，以意加减。

治小儿热渴不止服[37]方

夫小儿血气盛者，则腑脏生热，热则脏躁，故令热渴不止也。

治小儿心肺积热，渴不止，咽喉干痛，黄连散方。

黄连（去须）　射干　川升麻　赤茯苓　麦门冬（去心，焙）　玄参　甘草（炙微赤，锉）　桑根白皮（锉）　黄芩　（以上各一两）

右件药，捣粗罗为散。每服一钱，以水一小盏，入青竹叶七片，煎至五分，去滓，入蜜半合，更煎一两沸，放温，时时与儿呷之。

治小儿气壅烦热，渴不止，少欲乳食，枇杷叶散方。

枇杷叶（拭去毛，炙令黄）　葛根（锉）　胡黄连　甘草（炙微赤，锉）　玄参（以上各一分）　麦门冬（半两，去心，焙）

右件药，捣粗罗为散。每服一钱，以水一小盏，入生姜半分，煎至五分，去滓，入蜜半两，更煎一两沸，放温，时时与儿呷之。

治小儿心肺热壅，闷烦，渴不止，麦门冬散方。

麦门冬（去心，焙）　栀子仁　犀角屑　知母　甘草（炙微赤，锉）　黄芩（各半两）

右件药，捣粗罗为散。每服一钱，以水一小盏，入竹叶七片，煎至五分，去滓，不计时候，量儿大小，以意分减温服。

治小儿壮热，渴不止，芦根散方。

芦根（锉）　人参（去芦头）　黄芪（锉）　知母　麦门冬（去心，焙）　甘草（炙微赤，锉，以上各半两）

右件药，捣粗罗为散。每服一钱，以水一小盏，入竹叶七片、粟米一百粒，煎至五分，去滓，不计时候温服，量儿大小，以意加减。

治小儿热渴不止，煎银饮子方。

银（五两）　石膏（二两）　寒水石（二两）　蚕蛹茧（二两）

右件药，以水三升，入银石三味，煎至一升，去银石，次下蛹茧，更煎至七合，去滓，时[38]服半合，不计时候温温服之，量儿大小，以意加减。

治小儿热渴不止，烦闷，栝楼根散方。

栝楼根（三分）　黄芩（半两）　知母（半两）

右件药，捣粗罗为散。每服一钱，以水一小盏，入小麦粟米各一百粒，煎至五分，去滓，不计时候温服，更量儿大小，以意加减。

又方。

栝楼根（三分）　黄芩（半两）　小麦（半合）

右件药，都锉，以水二大盏，煎取一盏，去滓，不计时候，量儿大小，分减温服。

又方。

生葛汁（二合）　竹沥（一合）

右件药汁，相和令匀，不计时候，服半合，量儿大小，以意加减。

治小儿热渴不止，腻粉散方。

腻粉（一分）　皂荚（一梃，不蚛可长七八寸者，去黑皮，涂酥，炙令香熟）

右将皂荚捣罗为末，入腻粉同研令匀，不计时候，以温水调下一字，量儿大小，以意加减。

治小儿热渴久不止，石莲散方。

石莲心（三十枚，炒令黄）　浮萍（一分）

右件药，都以水一中盏，入生姜少许，煎至六分，去滓，每服半合，徐徐服之，看儿大小，以意加减。

又方。

葛根（半两，细锉）

右以水一中盏，煎至六分，去滓，不计时候，分减温服。

治小儿咳嗽诸方

夫小儿咳嗽者，由风寒伤于肺也。肺主气候之皮毛，而[39]俞在于背，小儿解脱，因寒伤于皮毛，随气入于肺，肺盛[40]微寒，则咳嗽也，故小儿恒须令背暖，夏月亦须生单背裆，若背冷得嗽，月内可治，百日外嗽者，十中一两人差矣。

治小儿咳嗽，心胸痰壅，咽喉不利，少欲乳食，贝母散方。

贝母（煨微黄）　桔梗（去芦头）　马兜铃　百合　款冬花　半夏（汤浸[41]七遍，去滑）　干姜（炮裂）　汉防己　麻黄（去根节，以上各一分）　甘草（半两，炙微赤，锉）　杏仁（半两，汤浸去皮尖双仁，麸炒微黄，别研如膏）

右件药，捣粗罗为散。每服一钱，以水一小盏，入生姜少许，煎至五分，去滓，温服，日三五服，量儿大小，以意加减。

治小儿咳嗽痰壅，不欲乳食，蝉壳散方。

蝉壳（微炒）　桔梗（去芦头）　陈橘皮（汤浸去白瓤，焙）　人参（去芦头）　甘草（炙微赤，锉，以上各一分）　半夏（半分，汤洗七遍，去滑）

右件药，捣细罗为散。每服，用生姜粥饮调下一字，日三五服，量儿大小，以意加减。

治小儿咳嗽，心胸壅闷，喘粗，不欲乳食，人参散方。

人参（三分，去芦头） 桔梗（去芦头） 赤茯苓 麦门冬（去心，焙） 前胡（去芦头） 子芩 款冬花 甘草（炙微赤，锉，以上各半两）

右件药，捣粗罗为散。每服一钱，以水一小盏，入竹叶七片，煎至五[42]分，去滓，量儿大小，以意加减温服。

治小儿心胸烦闷，体热咳嗽，天门冬散方。

天门冬（去心，焙） 桑根白皮（锉） 赤茯苓 柴胡（去苗） 百合 紫菀（洗去苗土） 蓝叶 甘草（炙微赤，锉，以上各半两）

右件药，捣粗罗为散。每服一钱，以水一小盏，入生姜少许，煎至三[43]分，去滓，量儿大小，以意分减温服。

治小儿咳嗽，咽喉不利，壮如呀者，贝母散方。

贝母（一分，煨微黄） 麦门冬（半两，去心，焙） 甘草（半两，炙微赤，锉） 麻黄（一分，去根节） 紫菀（一分，洗去苗土） 杏仁（半两，汤浸去皮尖双仁，麸炒微黄）

右件药，捣粗罗为散。每服一钱，以水一小盏，煎至五分，去滓，量儿大小，以意分减温服。

治小儿卒得咳嗽，吐乳，桔梗散方。

桔梗（一分，去芦头） 紫菀（半两，去苗土） 麦门冬（半两，去心，焙） 甘草（半两，炙微赤，锉） 人参（一分，去芦头） 陈橘皮（一分，汤浸去白瓤，焙）

右件药，捣粗罗为散。每服一钱，以水一小盏，煎至五分，去滓，量儿大小，以意分减服之。

治小儿咳嗽头热，令乳母服，百部散方。

百部 贝母（煨微黄） 紫菀（洗去苗土） 葛根（锉，各一两） 石膏（二两）

右件药，捣筛为散。每服三钱，以水一小盏，入竹叶二七片，煎至六分，去滓，每于食后温服，令儿饮乳甚佳。

治小儿咳嗽，心烦喘粗，杏仁煎方。

杏仁（一两，汤浸去皮尖双仁，麸炒微黄）　寒食饧（一两）　蜜（一合）　酥（一合）　生地黄汁（一大盏）　贝母（半两，煨微黄）　天门冬（半两，去心）

右件药，先捣研杏仁如膏，次用地黄汁，煎贝母及天门冬至五分，便研绞取汁，入杏仁膏等同熬如稀饧，每用温水调下半钱已来，量儿大小，以意加减。

治小儿咳嗽壮热，胸膈壅滞，麦门冬煎方。

麦门冬（一两，焙[44]）　杏仁（一[45]两，汤浸去皮尖双仁）　生姜汁（半两）　酥（二合）　蜜（二合）

右件药，先以水一大盏，煎麦门冬及杏仁至四分，入砂盆内，研绞取汁，却入银器中，次内生姜汁等，以慢火熬成膏，收于瓷器中。每服，以清粥饮调下半茶匙，日三服，夜一服，量儿大小，以意加减。

治小儿咳嗽，声不出，杏仁煎方。

杏仁（二两，汤浸去皮尖，入水一大盏煎滤取汁）　酥（一分[46]）　蜜（一合）

右件药，先以杏仁汁，于铛中，以重汤煮，减去半，入酥蜜，又重汤煮二十沸，入贝母紫菀末各一分，甘草末半分，更煎搅如饧，收瓷器中，每服，以清粥饮调下半钱，日三服，夜一服，嗽止为度，量儿大小，以意加减。

又方。

贝母（半两，煨微黄）　牛黄（一钱，细研）　甘草（一分，炙微赤，锉）

右件药，捣细罗为散。每服，以温水调下半钱，日三四服，量儿大小，加减服之。

又方。

麦门冬（去心，焙）　杏仁（汤浸去皮尖双仁，麸炒微黄）　甘草（炙微赤，锉）　贝母（煨微黄）　款冬花（以上各一分）　紫菀（半两，洗去苗土）

右件药，捣细罗为散。每服，以乳汁调下半钱，日三四服，量儿大小，以意加减。

又方。

杏仁（一两，汤浸去皮尖双仁，以水一中盏研绞取汁）　紫菀（半两，洗去苗土，为末）

右以杏仁汁并紫菀末，入蜜一合，同煎如膏。每服，以清粥饮调下半茶匙，量儿大小，以意加减。

治小儿咳嗽喘急[47]，不得睡卧，甜葶苈散方。

甜葶苈（一分，隔纸炒令紫色）　桂心（半分）　贝母（一分，焙微黄）

右件药，捣细罗为散。每服，以清粥饮调下半钱，量儿大小，以意加减。

又方。

杏仁（十枚，汤浸去皮尖）

右以童子小便，浸一宿取出，麸炒微黄，入煎水半小盏，烂研去滓，三二[48]岁以下，分为三服。

治小儿咳嗽，紫菀散方。

紫菀（半两，炙去苗土）　贝母（半两，煨微黄）　款冬花（一分）

右件药，捣细罗为散。每服，以清粥饮调下一字，日三四服，量儿大小，以意加减。

治小儿咳嗽，胸中满闷，不饮[49]乳食，陈橘皮散方。

陈橘皮（一分，汤浸去白瓤，焙）　桔梗（一分，去芦头）　贝母（半两，煨微黄）　鸡苏（一分）　杏仁（一分，汤浸去皮尖双仁，麸炒微黄）　人参（一分，去芦头）

右件药，捣粗罗为散。每服一钱，以水一盏，入灯芯十茎，煎至五分，去滓温服，日三四服，量儿大小，以意加减。

治小儿咳嗽喘促，胸背满闷，坐卧不安，葶苈散方。

甜葶苈（半两，隔纸炒令黑[50]色）　麻黄（一分，去根节）　贝母（一分，煨[51]微黄）　甘草（一分，炙微赤，锉）　杏仁（一分，汤浸去皮尖双仁，麸炒微黄）

右件药，捣粗罗为散。每服一钱，以水一小盏，煎至五分，去滓，分温日四五服，量儿大小，以意加减。

治小儿咳嗽不止，心神烦闷，栝楼煎方。

栝楼（一颗，熟者去仁，以童子小便一升相和研绞取汁）　酥（一两）　甘草（一分，炒[52]为末）　蜜（二[53]两）

右件药，以银锅子中，慢火煎如稀饧。每服，以清粥饮调下半钱，日四五服，量儿大小，以意加减。

治小儿未满百日，咳嗽上气，甘草圆方。

甘草（半两，炙微赤，锉）　桂心（一分）　杏仁（一分，汤浸去皮尖双仁，麸炒微黄，研如膏）

右件药，捣罗为散，入杏仁研令匀，炼蜜和圆，如绿豆大。每服，以乳汁研化三圆服之，日三四服，量儿大小，以意加减。

治小儿咳嗽不差，喉鸣喘急，欵冬花圆方。

款冬花　甘草（炙微赤，锉）　紫菀（洗去苗土，以上各一分）　麻黄（去根节）　贝母（煨微黄）　麦门冬（三分[54]，焙）　赤茯苓　杏仁（汤浸去皮尖双仁，麸炒微黄，细锉，以上各半两）

右件药，捣罗为末，入杏仁研令匀，炼蜜和圆，如绿豆大。每服，以清粥饮研化五圆服之，量儿大小，以意加减。

治小儿咳嗽不止，不灰木散方。

不灰木（用半[55]粪烧令通赤）　贝母（煨令黄）　甘草（炙微赤，锉，已以上各半两）

右件药，捣粗罗为散。每服一钱，以新汲水一小盏，点生油一两滴，打令散，煎至五分，去滓分温二服，日四服，量儿大小，以意加减。

治小儿咳逆上气诸方

夫小儿咳逆者，由乳哺无度，因挟风冷，伤于肺故也。肺主于气，为五脏上盖，在于胸间，小儿啼气未定，因饮乳与气相逆，气引乳射于肺，故咳而气逆，谓之咳逆。凡令[56]乳哺伤气搏于肺，亦令咳逆也。

治小儿咳逆上气，心胸壅闷，不欲乳食，紫苏子散方。

紫苏子（微炒） 木香 诃黎勒皮 萝卜子（微炒） 杏仁（汤浸去皮尖双仁，麸炒微黄） 人参（去芦头，以上各半两） 青橘皮（一分，汤浸去白瓤，焙） 甘草（一分，炙微赤，锉）

右件药，捣细罗为散。每服一钱，以水一小盏，入生姜少许，煎至五分，去滓，不计时候温服，量儿大小，以意加减。

治小儿咳逆上气，睡卧不安，五味子散方。

五味子（半两） 紫菀（半两，洗去苗土） 黄芩（一分） 甘草（三分，炙微赤，锉） 麻黄（一分，去根节） 桂心（一分）

右件药，捣粗罗为散。每服一钱，以水一小盏，入生姜少许，煎至五分，去滓，不计时候温服，量儿大小，以意加减。

治小儿咳逆，上气喘促，萝卜子散方。

萝卜子（一两[57]） 皂荚子（十枚，煨[58]熟，去皮） 麻黄（一分，去根节） 甘草（一分，炙微赤，锉）

右件药，捣粗罗为散。每服一钱，以水一小盏，入灯芯二十茎，煎至五分，去滓，不计时候，分为二服，量儿大小，以意加减。

治小儿咳逆，上气喘促，不得安卧，麻黄散方。

麻黄（半两，去根节） 甘草（半两，炙微赤，锉） 桂心（一[59]分） 五味子（半两） 半夏（一分，汤洗七遍，去滑）

右件药，捣粗罗为散。每服一钱，以水一小盏，入生姜少许，煎至五分，去滓，不计时候，分为二服，量儿大小，以意加减。

治小儿咳逆上气，痰壅，不欲乳食，紫菀散方。

紫菀（半两，去苗土） 甘草（三分，炙微赤，锉） 五味子 黄芩 麻黄（去根节） 桂心 半夏（汤洗七遍，去滑） 枳壳（麸炒微黄，去瓤，以上各一分）

右件药，捣粗罗为散。每服一钱，以水一小盏，入生姜少许，煎至五[60]分，去滓，不计时候，分为二服，量儿大小，以意加减。

治小儿咳逆上气，大小便滞涩，射干散方。

射干（一分） 木通（三分，锉） 麻黄（一分，去根节） 桂心

（半分）　川大黄（一分，锉，微炒）

右件药，捣粗罗为散。每服一钱，以水一小盏，煎至五分，去滓，不计时候，分为二服，量儿大小，以意加减。

治小儿咳逆上气，心胸壅闷，细辛散方。

细辛（半两）　枳壳（半两，麸炒微黄，去瓤）　甘草（半两，炙微赤，锉）　麻黄（三分，去根节）　杏仁（二十一枚，汤浸去皮尖双仁）

右件药，捣粗罗为散。每服一钱，以水一小盏，入生姜少许，煎至五分，去滓，不计时候温服，量儿大小，以意加减。

治小儿咳逆上气，心胸痰壅，不欲乳食，半夏散方。

半夏（一分，汤洗七遍，去滑）　桂心（一分）　紫菀（半两，洗去苗土）　细辛（一分）　五味子（半两）　甘草（半两，炙微赤，锉）

右件药，捣粗罗为散。每服一钱，以水一小盏，入生姜少许，煎至五分，去滓，不计时候温服，量儿大小，以意加减。

治小儿咳逆上气，乳食即吐，人参散方。

人参（去芦头）　半夏（汤洗七遍，去滑）　紫苏子（以上各半两）　桂心　紫菀（洗去苗土）　甘草（炙微赤，锉）　款冬花　陈橘皮（汤浸，去白瓤，焙，以上各一分）

右件药，捣粗罗为散。每服一钱，以水一小盏，入生姜少许，煎至五分，去滓，不计时候温服，量儿大小，以意加减。

治小儿寒热，咳逆上气，逆满，膈中有痰，食乳即吐，生干地黄散方。

生干地黄　杏仁（汤浸去皮尖双仁，麸炒微黄）　麦门冬（去心，焙）　五味子　川大黄（锉，微炒，以上各半两）　硝石（一分）

右件药，捣粗罗为散。每服一钱，以水一小[61]盏，入蜜半匙头，煎至五分，去滓，不计时候温服，量儿大小，以意加减。

治小儿咳逆上气喘急，定命一字散方。

干虾蟆（一枚，炙令焦黄）　葶苈子（隔纸炒令紫色）　五灵脂　杏仁（汤浸去皮尖双仁，麸炒微黄）

右件药，各别捣，细罗为散，各抄一钱，调和令匀，每服，以清粥饮调下一字服之。

治小儿咳逆上气，昼夜不得睡卧，款冬花圆方。

款冬花（一分） 紫菀（一分，洗去苗土） 伏龙肝（一分） 桂心（半两） 麻黄（半两，去根节） 紫苏子（一分）

右件药，捣罗为末，炼蜜和圆，如绿豆大。不计时候，以温水化破三圆服之，量儿大小，以意加减。

治小儿咳嗽咽喉作呀呷声诸方

夫小儿嗽而呀呷作声者，由胸膈痰多，嗽动于痰，上搏于咽喉之间，痰与气相击，随嗽动息，呀呷有声，其嗽大体虽同，至于治疗则加消痰破饮之药，以此为异尔。

治小儿咳嗽，心胸痰壅，攻咽喉作呀呷声，射干散方。

射干 麻黄（去根节） 紫菀（洗去苗土） 桂心（以上各半两） 半夏（半分，汤洗七遍，去滑） 甘草（一分，炙微赤，锉）

右件药，捣粗罗为散。每服一钱，以水一小盏，入生姜少许，煎至五分，去滓，入蜜半茶匙，搅令匀，不计时候，量儿大小，分减温服。

治小儿咳嗽，咽中作呀呷声，陈橘皮散方。

陈橘皮（汤浸，去白瓤，焙） 杏仁（汤浸去皮尖双仁，麸炒令黄） 桑根白皮（锉） 甜葶苈（隔纸炒令黄色） 甘草（炙微赤，锉，以上各一分）

右件药，捣粗罗为散。每服一钱，以水一中[62]盏，煎至五分，去滓，放温，量儿大小，加减服之。

治小儿咳嗽，喘急作呀呷声，萝卜子散方。

萝卜子（一分，微炒） 皂荚子（十枚，煨去皮） 灯芯（一束） 麻黄（一分，去根节） 甘草（半分，炙微赤，锉）

右件药，捣粗罗为散。每服一钱，以水一小盏，煎至五分，去滓，不计时候，量儿大小，以意分减温服。

治小儿咳嗽，喘急烦热，喉中作呀呷声，牛黄散方。

牛黄（一分，细研） 蝉壳（半分[63]，微炒） 柴胡（一分，去苗） 栝楼子（一分）

右件药，捣细罗为散。每服，以蜜水调下一字，日三服，二岁以上加之半钱。

治小儿心胸痰壅，咳嗽，咽喉不利，常作呀呷声，蝉壳散方。

蝉壳（一分，微炒） 桔梗（半两，去芦头） 陈橘皮（半分，汤浸去白瓤，焙） 半夏（一分，汤洗七遍，去滑） 汉防己（一分） 甘草（一分，炙微赤，锉）

右件药，捣细罗为散。每服，以生姜粥饮调下一字，三[64]岁以上，加之半钱。

又方。

半夏（一分，汤洗七遍，去滑） 朱砂（半两，细研，水飞过） 甜葶苈（一分，隔纸炒令紫色） 五灵脂（半分） 杏仁（一分，汤浸去皮尖双仁，麸炒微黄）

右件药，捣罗为末，用生姜自然汁，煮面糊和圆，如绿豆大。每服，煎麻黄汤下三圆，日三服，量儿大小，以意加减。

又方。

甜葶苈（一分，隔纸炒令紫色） 杏仁（半两，汤浸去皮尖双仁，麸炒微黄） 麻黄（半两，去根节）

右件药，捣粗罗为散。每服一钱，以水一小盏，煎至五分，去滓，放温，量儿大小，分减频服。

治小儿肺脏热多，咳嗽喘急，喉中作呀呷声，宜服郁李仁圆方。

郁李仁（三分，汤浸，去皮，微炒，研如膏） 杏仁（一分，汤浸去皮尖双仁，麸炒微黄，研如膏） 川大黄（一分，锉，微炒）

右以大黄一味，捣细罗为散，同研令匀，入蜜少许，和圆，如梧桐子大。每服，以粥饮研破三圆服之，日三服，量儿大小，以意加减。

治小儿多咳嗽，咽中如呀呷声，桃仁圆方。

桃仁（二[65]十九枚，汤浸去皮尖双仁，麸炒微黄） 琥珀末（二[66]分） 甜葶苈（一[67]分，隔纸炒令黄[68]色）

右件药，先捣葶苈桃仁如泥，次下琥珀末，更捣令匀，圆如绿豆大。每服，煎桑根白皮汤化破五圆服，日三服，三岁上加圆数服之。

又方。

右用大栝楼一枚，和面溲瓤作饼子，烧熟和[69]杵为末。每服，以清粥饮调下半钱，量儿大小，以意加减。

治小儿心痛诸方

夫小儿心痛者，本非起于心，即邪气客于心主之脉，夫少阴者心也，五脏六腑之所主也，精神之所舍，其脏坚固，邪不能干，干之即伤心，伤心即神去，神去即死矣，故诸邪在于心者，皆在于心包络脉，包络脉者心之别脉也，故少阴不病，夫心痛者，厥气上逆，痞而不散，或伤寒气，邪冷搏于经络，故发心痛也。

治小儿心痛，但觉儿将手数数摩心腹即啼，是心痛不可忍，宜服芍药散方。

赤芍药　人参（去芦头）　白术　黄芩　川大黄（锉，微炒）　当归（以上各一分）

右件药，捣粗罗为散。每服一钱，以水一小盏，煎至五分，去滓，不计时候，量儿大小，分减温服。

治小儿心痛，手足不和，木香散方。

木香（一分）　高良姜（半分）　白术（一分）　桔梗（一分，去芦头）　赤茯苓（一分）

右件药，捣粗罗为散。每服一钱，以水一小盏，煎至五分，去滓，稍热频服。量儿大小，以意加减。

治小儿心痛不可忍，桃仁散方。

桃仁（汤浸去皮尖双仁，麸炒微黄）　赤芍药　桔梗（去芦头）　桂心（以上各半两）　甘草（一分，炙微赤，锉）

右件药，捣粗罗为散。每服一钱，以水一小盏，煎至五分，去滓，不计时候温服，量儿大小，以意加减。

治小儿心痛，发满[70]**不定，蓬莪茂散方**。

蓬莪茂　人参（去芦头）　桂心　黄芩　生干地黄　木香　甘草（炙微赤，锉，以上各一分）

右件药，捣细罗为散。每服不计时候，以橘皮汤调下半钱，量儿大小，以意加减。

治小儿心痛不止，桂心散方。

桂心（半分）　当归（半分，锉，微炒）　栀子仁（半分）

右件药，捣细罗为散。每服，不计时候，以橘皮汤调下半钱，量儿大小，以意加减。

治小儿腹痛诸方

夫小儿腹痛者，多由冷热不调，冷热之气与脏气相击，故为痛也。其热痛者则面赤，或壮热，四肢烦，手足心热是也。冷而痛者，面色或青或白，甚者乃至面黑，唇口爪甲皆青是也。

治小儿腹痛不可忍，鳖甲圆方。

鳖甲（涂醋，炙令黄，去裙襕）　防葵　诃黎勒（煨，用皮）　川大黄（锉，微炒）　人参（去芦头）　郁李仁（汤浸，去皮尖，微炒，锉，研入）　当归（锉，微炒，以上各半两）

右件药，捣罗为末，炼蜜和圆，如绿豆大。不计时候，以粥饮下五圆，得微利差，量儿大小，以意加减。

治小儿冷热不调，腹内多痛，当归散方。

当归（锉，微炒）　枳壳（麸炒微黄，去瓤）　赤芍药　川大黄（锉，微炒，以上各半两）

右件药，捣粗罗为散。每服一钱，以水一小盏，煎至五分，去滓，放温，量儿大小，分减服之。

治小儿卒吐下，腹痛不止，人参散方。

人参（半两，去芦头） 当归（半两，锉，微炒） 甘草（一分，炙微赤，锉） 干姜（一分，炮裂，锉） 黄芪（一分，炒） 细辛（一分）

右件药，捣粗罗为散。每服一钱，以水一小盏，煎至五分，去滓，稍热服，量儿大小，以意加减频服。

治小儿伤冷腹痛，青橘皮散方。

青橘皮（汤浸，去白瓤，焙） 桔梗（去芦头） 赤芍药（以上各半两）

右件药，捣粗罗为散。每服一钱，以水一小盏，煎至五分，去滓，不计时候，量儿大小，分减温服。

又方。

木香 高良姜 白术 人参（去芦头，以上各一分） 厚朴（半两，去粗皮，涂生姜汁，炙令香熟）

右件药，捣细罗为散。不计时候，以粥饮调下半钱，量儿大小，以意加减。

治小儿腹胀诸方

夫小儿腹胀者，是冷气结于腑脏故也，小儿腑脏软弱，有风冷邪气客之，搏于腑脏，则令腹胀，若胃虚冷，移入于胃，食则不消，若肠虚，冷气乘之，多变下痢也。

治小儿脾虚，腹胀，不能乳食，诃梨勒圆方。

诃梨勒（半两，煨用皮） 木香（一分） 厚朴（半两，去粗皮，涂生姜汁，炙令香熟） 人参（一分，去芦头） 白术（一分） 陈橘皮（半两，汤浸去白瓤，焙） 干姜（一分，炮裂，锉） 甘草（一分，炙微赤，锉）

右件药，捣罗为末，炼蜜和圆，如麻子大。每服，以粥饮下五圆，日三四服，量儿大小，加减服之。

治小儿脾胃虚冷，腹胁胀满，四肢不和，乳食减少，丁香散方。

丁香（一分）　桂心（一分）　厚朴（半两，去粗皮，涂生姜汁，炙令香熟）　白术（一分）　人参（一分，去芦头）　陈橘皮（半两，汤浸去白瓤，焙）

右件药，捣粗罗为散。每服一钱，以水一小盏，入生姜少许、枣一枚，煎至五分，去滓温服，日三四服，更量儿大小，加减服之。

治小儿心腹虚胀，木香散方。

木香（一分）　桑根白皮（半两，锉）　陈橘皮（半两，汤浸去白瓤，焙）　川大黄（一分，锉碎，微炒）　益智子（半两，去皮）　草豆蔻（半两，去皮）　麝香（一分，细研）

右件药，捣粗罗为散。每服一钱，以水一小盏，入生姜少许，煎至五分，去滓，不计时候，量儿大小，分减服之。

治小儿心腹气壅，胀满虚热，不能乳食，大小肠气滞，赤茯苓散方。

赤茯苓　木通（锉）　人参（去芦头）　甘草（炙微赤，锉）　枳实（麸炒微黄）　当归（锉，微炒，以上各一分）　川大黄（半两，锉，微炒）

右件药，捣粗罗为散。每服一钱，以水一小盏，煎至五分，去滓，不计时候温服，量儿大小，以意加减。

又方。

鳖甲（一分，涂醋炙令黄，去裙襕）　赤茯苓（一分）　青橘皮（一分，汤浸去白瓤，焙）　川大黄（半两，锉，微炒）　枳壳（一分，麸炒微黄，去瓤）　川朴硝（半两）

右件药，捣粗罗为散。每服一钱，以水一小盏，煎至五分，去滓，不计时候温服，量儿大小，以意加减。

治小儿心腹气胀，胸膈烦满，前胡散方。

前胡（半两，去芦头）　丁香（一分）　甘草（一分，炙微赤，锉）　人参（一分，去芦头）

右件药，捣粗罗为散。每服一钱，以水一小盏，煎至五分，去滓，不计时候温服，量儿大小，以意加减。

治小儿心腹胀满，干呕不止，人参散方。

人参（一分，去芦头）　甘草（一分，炙微赤，锉）　陈橘皮（一分，汤浸去白瓤，焙）

右件药，捣粗罗为散。每服一钱，以水一小盏，入生姜少许，煎至五分，去滓，不计时候温服，量儿大小，以意加减。

治小儿心腹气胀喘嗽[71]，不下食方。

牵牛子（微炒）　木香　马兜铃（以上各一分）

右件药，捣粗罗为散。每服一钱，以水一小盏，煎至五分，去滓，不计时候温服，量儿大小，以意加减。

治小儿气不和，心腹胀满，不欲乳食，槟榔散方。

槟榔（半两）　厚朴（半两，去粗皮，涂生姜汁，炙令香熟）　丁香（一分）

右件药，捣粗罗为散。每服一钱，以水一小盏，煎至五分，去滓，不计时候温服，量儿大小，以意加减。

治小儿肠内气壅，胀满，不下奶食方。

川大黄（半两，锉，微炒）　木香（一分）　青橘皮（一分，汤浸去白瓤，焙）　槟榔（一分）

右件药，捣粗罗为散。每服一钱，以水一小盏，煎至五分，去滓，不计时候温服，以利为效，量儿大小，以意加减。

治小儿中恶诸方

夫小儿中恶者，是鬼邪之气，卒中于人也，无问大小，若阴阳顺[72]理，荣卫调平，神气相守，则强邪不能干正[73]，若精气衰弱，则鬼毒恶气中之，其状先无他病，卒然心腹刺痛，闷乱欲死是也。凡中恶腹满，脉紧大而浮者死，紧细而微者生，余热不尽，停滞脏腑之间，时更发动，后变为疰也。

治小儿中恶，心腹坚[74]胀疼痛，颜色青黑，大便不通，桃奴散方。

桃奴（五枚）　甘草（一分，炙微赤，锉）　杏仁（二十枚，汤浸去皮尖双仁，麸炒微黄色）　麝香（一钱，细研）　桔梗（去芦头）　赤芍药　黄芩　柴胡（去苗）　川升麻　川大黄（锉，微炒）　鬼臼（去毛，以上各半两）

右件药，捣粗罗为散。每服一钱，以水一小盏，煎至五分，去滓，不计时候温服，以利为度，量儿大小，以意加减。

治小儿中恶，心坚强，卒痛欲困，鬼箭羽散方。

鬼箭羽（一分）　真珠末（一分）　桃仁（十枚，汤浸去皮尖双仁，麸炒微黄）　川大黄（一两，锉，微炒）　羚羊角屑　桔梗（去芦头）　川朴硝　川升麻　赤芍药　柴胡（去苗）　黄芩（以上各半两）

右件药，捣粗罗为散。每服一钱，以水一小[75]盏，煎至五分，去滓，不计时候温服，量儿大小，以意加减。

治小儿中恶，心痛，辟除邪气，雄黄圆方。

雄黄（半两，细研）　真珠末（半两）　麝香（一钱，细研）　牛黄（一钱，细研）　巴豆（二十枚，去皮心，研，纸裹压去油）

右件药，都研令匀，入枣瓤及炼蜜和圆，如粟米大。每服，以薄荷汤下三圆，量儿大小，加减服之。

治小儿卒死诸方

夫小儿卒死者，是三虚而遇贼风，故病仓卒而死也。三虚者，乘年之衰一也，逢月之空二也，失时之和三也，有此三虚，复为贼风所伤，使阴气偏竭于内，阳气但隔于外，而气壅闭，阴阳不通，故暴绝如死，若脏腑未竭，良久而苏，亦有挟鬼神气者，皆须邪退乃生，宜以药疗之也。

治小儿卒死方。

右取女青末半钱，用牛乳汁调服之。

又方。

右以牛粪绞取汁，内少许口中差。

又方。

右烧豮猪粪，水解取汁服。

又方。

右以苦参醋煮取汁，少许内口中，即苏，水煮亦得。

又方。

右以烂棺木板，酒煮取汁，服少许效。

又方。

右煎盐汤令极咸，以物拗口开灌之，令入腹即活。

又方。

右以热汤和灰，厚拥身上，逡巡即苏。

治小儿哺露诸方

夫小儿乳哺不调，伤于脾胃，脾胃虚弱，不能饮食，血气减损，不荣肌肉，而柴瘦羸露，其腑脏之气不宜，则翕翕若热，谓之哺露也。

治小儿哺露伤饱，手足烦热羸瘦，不生肌肉，鸡骨圆方。

鸡骨（煮熟黄雌鸡左右肋骨，一两，炙黄） 赤芍药（半两） 川大黄（半两，锉，微炒） 紫菀（半两，洗去苗土） 赤茯苓（半两） 细辛（一分） 黄芩（一分） 桂心（一分） 柴胡（半两，去苗）

右件药，捣罗为末，炼蜜和圆，如绿豆大。每服，以温水下五圆，早晨晚后各一服，量儿大小，加减服之。

治小儿哺露，腹坚，体热羸[76]瘦，鳖甲圆方。

鳖甲（三分，涂醋炙令黄，去裙襕） 恒山（半两） 肉苁蓉（三分，酒浸一宿，刮去皴皮，炙令干）

右件药，捣罗为末，炼蜜和圆，如麻子大。每服，以粥饮下五圆，日三服，量儿大小，以意加减，或下青白黑物即愈。

治小儿哺露，失衣当风，湿冷水浴[77]，若腹大时痢，或寒热如疟，不欲食，纵食不生肌肉，或不消化，四肢羸瘦，人参圆方。

人参（去芦头）　麦门冬（去心，焙）　半夏（汤洗七遍，去滑）　黄芪（锉）　川大黄（锉碎，微炒）　白茯苓　柴胡（去苗）　黄芩（以上各三分）　诃梨勒（一两，煨用皮）　甘草（半两，炙微赤，锉）　鳖甲（一两，涂醋炙令黄，去裙襕）　芎䓖（半两）

右件药，捣罗为末，炼蜜和圆，如麻子大。一二岁儿，每服，以粥饮下三圆，四五岁儿，服五圆，日三服，量儿大小，以意加减。

治小儿落床损瘀[78]诸方

夫人血之在身，随气而行，常无停积，凡小儿若因堕落伤损，则血行失度，随伤损之处，则停积，若流入腹内，亦积聚不散，皆成瘀血在内，颜色萎黄，气息微喘，啬啬小寒，翕翕微热，或时刺痛也。

治小儿落床。堕地，如有瘀血，腹中痛，蒲黄散方。

蒲黄　川大黄（锉，微炒）　当归（锉，微炒）　琥珀　生干地黄　赤芍药（以上各半两）　桂心（一分）

右件药，捣粗罗为散。每服一钱，以水一小盏，煎至五分，去滓，不计时候温服，量儿大小，加减服之。

治小儿落床，伤于肢节，青瘀疼痛，地黄散方。

生干地黄（半两）　甜瓜子　蒲黄　桂心　赤芍药　川大黄（锉，微炒）　当归（锉，微炒）　桃仁（汤浸去皮尖双仁，麸炒微黄，以上各一分）

右件药，捣细罗为散。每服，不计时候，用酒半合、生地黄汁半合相和，暖令温，调下半钱，量儿大小，加减服之。

治小儿落床，体热疼痛，犀角散方。

犀角屑　赤芍药　芎䓖　当归（锉，微炒）　甘草（炙微赤，锉，以上各一分）　川大黄（半两，锉，微炒）

右件药，捣粗罗为散。每服一钱，以水一小盏，煎至五分，去滓，不计时候温服，量儿大小，加减服之。

治小儿落床，体热惊悸，茯神散方。

茯神（半两）　龙胆（去芦头）　犀角屑　子芩　麦门冬（去心，焙）　人参（去芦头）　甘草（炙微赤，锉，以上各一分）

右件药，捣粗罗为散。每服一钱，以水一小盏，煎至五分，去滓，不计时候，量儿大小，分减温服。

治小儿盗汗诸方

夫小儿盗汗者，为睡卧而自汗出也，小儿阴阳之气软弱，腠理易开，若将养过温，困[79]于睡卧，阴阳气交，津夜发泄，而汗自出也。

治小儿盗汗，体热咽干，犀角散方。

犀角屑　茯神　麦门冬（去心，焙）　黄芪（锉）　人参（去芦头，以上各半两）　甘草（一分，炙微赤，锉）

右件药，捣粗罗为散。每服一钱，以水一小盏，煎至五分，去滓，不计时候温服，量儿大小，以意分减。

治小儿体热盗汗，心烦，不欲乳食，黄芪散方。

黄芪（半两，锉）　朱砂（半两，细研，水飞过）　龙脑（一钱，细研）　人参（去芦头）　川升麻　川大黄（锉，微炒）　甘草（炙微赤，锉）　天竹黄　牡蛎（以上各一分）

右件药，捣细罗为散。不计时候，煎竹叶汤调下半钱，量儿大小，加减服之。

治小儿夜后常有盗汗，黄瘦，龙骨散方。

白龙骨　牡蛎粉　黄芪（锉）　人参（去芦头）　麻黄根　熟干地黄　甘草（炙微赤，锉，以上各半两）　麦门冬（二两，去心，焙）

右件药，捣粗罗为散。每服一钱，以水一小盏，煎至五分，去滓，不计时候温服，量儿大小，以意加减。

治小儿盗汗，体热瘦瘁多惊，犀角散方。

犀角屑（二分） 茯神（一两） 麦门冬（一两半，去心，焙） 甘草（半两，炙微赤，锉） 白术（一分） 龙齿（一两）

右件药，捣粗罗为散。每服一钱，以水一小盏，煎至五分，去滓，不计时候温服，量儿大小，以意加减。

治小儿盗汗不止，咽喉多干，心神烦热，麻黄根散方。

麻黄根 败蒲灰 麦门冬（去心，焙） 黄芪（锉） 龙骨 甘草（炙微赤，锉，以上各半两）

右件药，捣粗罗为散。每服一钱，以水一小盏，煎至五分，去滓，不计时候温服，量儿大小，以意加减。

治小儿盗汗不止，宜用粉身，牡蛎散方。

牡蛎粉（一两） 麻黄根（一两） 赤石脂（一两）

右件药，捣细罗为散，入米粉二合，拌令匀，每日及夜间常扑之。

又方。

麻黄根（二两） 雷圆（二两） 干姜（一两） 粱米（二两）

右件药，捣罗为末，日三四度，以粉其身，汗即自止。

又方。

黄连（去须） 牡蛎（一分）[80] 贝母 米粉 以上各一两

右件药，捣细罗为散，入米粉相和令匀，常用扑身，汗即自止。

又方。

白茯苓（一两） 牡蛎粉（一两）

右件药，捣细罗为散，扑于身上，其汗即止。

又方。

麻黄根（一两） 雷圆（一两） 牡蛎粉（一两） 甘草（一两） 干姜（半两） 粱米（半升）

右件药，捣细罗为散，用扑身上立效。

【校注】

① 铣：日本抄本作“铫”字。

② 弥：其下日本抄本有“辟”字。

③ 二：日本抄本作“三”。

④ 天瘹：小儿病，狂病。

⑤ 杂：日本抄本作“瓤”字。

⑥ 三：日本抄本作“一”。

⑦ 半钱：日本抄本作“钱半”二字。

⑧ 不：其下日本抄本有“能”字。

⑨ 二：日本抄本作“一”。

⑩ 箸：日本抄本作“筋”字。

⑪ 于：日本抄本作“冷”字。

⑫ 箸：日本抄本作“筋”字。

⑬ 汤：日本抄本作“酒”字。

⑭ 二：日本抄本作“三”。

⑮ 箸：日本抄本作“筋”字。

⑯ 二：日本抄本作“一”。

⑰ 左：日本抄本作“在”字。

⑱ 箸：日本抄本作“筋”字。

⑲ 亸（duǒ 躲）：下垂。

⑳ 躄（bì 壁）：跛脚。

㉑ 微：日本抄本作“炒”字。

㉒ 三：日本抄本作“二”。

㉓ 小：日本抄本作“中”字。

㉔ 黄：日本抄本作“粪”字。

㉕ 一：日本抄本作“三”。

㉖ 钱：日本抄本作“分”字。

㉗ 锉：日本抄本作“研”字。

㉘ 预：日本抄本作“蓣”字。

㉙ 热：日本抄本作“熬”字。

㉚ 扨：日本抄本作“柳”字，义长可从。

㉛ 半：日本抄本作“三”。

㉜ 补之所合：日本抄本作“神之所舍”四字。义长可从。

㉝ 反：日本抄本作“及”字。

㉞ 分：日本抄本作“两”字。

㉟ 积：日本抄本作“烦”字。

㊱ 黄芩：其下日本抄本有“以上各三分”五字。

㊲ 服：据文义当为“诸”字。

㊳ 时：日本抄本作“每”字。

㊴ 而：日本抄本作“两”字。

㊵ 盛：日本抄本作“感”字。

㊶ 浸：日本抄本作“洗”字。

㊷ 五：日本抄本作“六”。

㊸ 三：日本抄本作“五”。

㊹ 焙：日本抄本作“去心”二字。

㊺ 一：日本抄本作“三”。

㊻ 分：日本抄本作“合”字。

㊼ 急：日本抄本作“粗”字。

㊽ 三二：日本抄本作“二三”。

㊾ 饮：日本抄本作“欲”字。

㊿ 黑：日本抄本作“紫”字。

51 煆：日本抄本作“焙”字。

52 炒：日本抄本作“生”字。

53 二：日本抄本作“三”。

54 三分：日本抄本作“去心”二字。

55 半：日本抄本作“牛”字，义长可从。

56 令：日本抄本作“冷”字。

57 两：日本抄本作“分”字。

58 煆：日本抄本作“煨”字。

⑲ 一：日本抄本作"三"。

⑳ 五：日本抄本作"三"。

㉑ 小：日本抄本作"中"字。

㉒ 中：日本抄本作"小"字。

㉓ 分：日本抄本作"两"字。

㉔ 三：日本抄本作"一"。

㉕ 二：日本抄本作"四"。

㉖ 二：日本抄本作"一"。

㉗ 一：日本抄本作"二"。

㉘ 黄：日本抄本作"紫"字。

㉙ 和：日本抄本作"却"字。

㉚ 满：日本抄本作"渴"字。

㉛ 嗽：日本抄本作"粗"字。

㉜ 顺：日本抄本作"膜"字。

㉝ 正：日本抄本作"焉"字。

㉞ 坚：日本抄本作"紧"字。

㉟ 小：日本抄本作"中"字。

㊱ 羸：日本抄本作"肤"字。

㊲ 水浴：日本抄本作"风络"二字。

㊳ 痰：日本抄本作"瘀"字，义长可从。

㊴ 困：日本抄本作"因"字。

㊵ 牡蛎（一分）：日本抄本作"牡蛎粉"三字。

卷第八十四

治小儿伤寒诸方

夫小儿伤寒者，由冬时严寒而触冒之，寒入于腠理，搏于血气，即发寒热，头痛体疼，谓之伤寒。又春时应暖而反寒，此非其时有其气，伤人即发病，亦名伤寒，谓之时行伤寒也。小儿不能触冒寒气，而病伤寒者，多由大人解脱时久，故令寒气伤之，是以小儿亦[①]病之，诊其脉来一动而止者，便是得病一日，假令六动而止者，便得病六日也。其脉来洪者易治，微细者难治也。

凡婴孩伤寒，少可以躁药发汗也，发汗则孩子一向燥极于脏腑，热极伤于心气，多瘚不可治也，若以性寒汤药，汤受于冷，冷热相击，孩子一向惊叫不睡，热冲于脑，头缝开张，皮肉筋脉急胀，不可治也，若以性热汤药饵之，乃助于阳也，阳极则阴必争也，四肢汗出如油，手足或热或冷，多狂癫惊瘈，即不可治也。

治小儿伤寒体热，头痛心烦，麻黄散方。

麻黄（半两，去根节）　甘草（半两，炙微赤，锉）　川大黄（[②]锉碎，微炒）　石膏（一两）　杏仁（一分，汤浸去皮尖双仁，麸炒微黄）　赤芍药（半两）

右件药，捣粗罗为散。每服一钱，以水一小盏，煎至五合，去滓，不计时候，量儿大小，以意分减温服。

治小儿伤寒，四肢烦热，心躁口干多渴，葛根散方。

葛根（半两，锉）　麻黄（半两，去根节）　人参（半两，去芦头）

甘草（一分，炙微赤，锉）　桂心（一分）

右件药，捣粗罗为散。每服一钱，以水一小盏，入生姜少许、枣一枚，煎至五分，去滓，不计时候，量儿大小，增减温服。

治小儿四五岁伤寒，壮热头痛，射干散方。

射干（半两）　麻黄（三分，去根节）　桂心（一分）　甘草（半两，炙微赤，锉）　杏仁（半两，汤浸去皮尖双仁，麸炒微黄）　川升麻（半两）　赤芍药（半两）　石膏（半两）

右件药，捣粗罗为散。每服一钱，以水一小盏，煎至五分，去滓，不计时候，量儿大小，加减温服。

治小儿伤寒发热，四肢烦疼，解肌散方。

赤芍药（半两）　杏仁（一分，汤浸去皮尖双仁，麸炒微黄）　麻黄（三分，去根节）　桂心（一分）　川大黄（一分，锉碎，微炒）　甘草（一分，炙微赤，锉）

右件药，捣粗罗为散。每服一钱，以水一小盏，煎至五分滤去滓，不计时候，量儿大小，加减温服。

治小儿伤寒退热，黑散方。

麻黄（一两，去根节）　川大黄（一两）　杏仁（一两，去皮尖双仁）

右件药，并炒令黑，捣细罗为散，二三岁儿，每服以温水调下半钱，频服汗出差，四五岁，每服一钱，未汗再服。

治小儿伤寒，烦热体痛，芍药散方。

赤芍药（半两）　黄芩（半两）　川升麻（半两）　葛根（半两，锉）

右件药，捣粗罗为散。每服一钱，以水一小盏，煎至五分，去滓，量儿大小，以意分减温服。

治小儿伤寒，吐逆不定，藿香散方。

藿香（一分）　木香（一分）　葛根（一两，锉）　人参（半两，去芦头）　丁香（一分）　甘草（半两，炙微赤，锉）

右件药，捣粗罗为散。每服一钱，以水一小盏，煎至五分，去滓，量儿大小，临时分减，频频温服。

治小儿伤寒，头痛壮热，犀角散方。

犀角屑（一分） 柴胡（半两，去苗） 黄芩（一分） 川大黄（一分，锉碎，微炒） 赤芍药（一分） 麻黄（一分，去根节） 石膏（半两，细研） 栝楼瓤（一分）

右件药，捣粗罗为散。每服一钱，以水一小盏，煎至五分，去滓，量儿大小，以意分减温服。

治小儿伤寒，心胸烦闷喘促，人参散方。

人参（半两，去芦头） 麻黄（半两，去根节） 甘草（半两，炙微赤，锉） 贝母（一分，煨微炒[③]） 杏仁（一分，汤浸去皮尖双仁，麸炒微黄）

右件药，捣粗罗为散。每服一钱，以水一小盏，煎至五分，去滓，不计时候，量儿大小，分减温服。

治小儿伤寒，壮热头痛，口干烦渴，宜服柴胡散方。

柴胡（半两，去苗） 赤芍药（一分） 麻黄（半两，去根节） 黄芩（一分） 石膏（一两） 葛根（一分，锉） 甘草（一分，炙微赤，锉）

右件药，捣粗罗为散。每服一钱，以水一小盏，入生姜少许、葱白三寸、豉二十粒，煎至五分，去滓，不计时候温服，以汗为效，量儿大小，以意加减。

治小儿伤寒，心胸壅闷，烦热头痛，宜服前胡散方。

前胡（半两，去芦头） 黄芩（一分） 赤茯苓（一分） 石膏（一两，细研） 枳壳（一分，麸炒微黄，去瓤） 甘草（一分，炙微赤，锉）

右件药，捣粗罗为散。每服一钱，以水一小盏，煎至五分，去滓，不计时候，量儿大小，分减温服。

治小儿伤寒壮热，心躁头痛，口干，小便赤，大便难，大黄散方。

川大黄（半两，锉碎，微炒） 栀子仁（一分） 黄芩（一分） 赤芍药（一分） 甘草（一分，炙微赤，锉）

右件药，捣粗罗为散。每服一钱，以水一中盏，煎至五分，去滓，量儿大小，分减温服，以利为效。

治小儿伤寒五六日，壮热心躁，口干烦满，大小便难，三黄散方。

川大黄（半两，锉碎，微炒） 麦门冬（半两，去心，焙） 石膏（一两，细研） 甘草（一分，炙微赤，锉） 川芒硝（一分） 黄芩（一分） 黄连（一分，去须）

右件药，捣粗罗为散。每服一钱，以水一小盏，煎至五分，去滓，量儿大小，分减频服，以利为效。

治小儿中风伤寒，眼目不开，手足厥冷，口多出涎，啼声不出，齿噤，或时觉躁闷，附子散方。

附子（一[4]两，炮裂，去皮脐） 蜣螂（一分，去翅足，微炒） 人参（一分，去芦头） 葛根（半两，锉） 桂心（一分）

右件药，捣罗为末，每服一钱，以水一小盏，入生姜少许，煎至四分，去滓，分温二服，量儿大小，以意加减。

治小儿湿温伤寒，四肢或时壮热，或时瘀冷，汗多自出，如珠子者生，如油者死，头额热疼，面色赤黑，声多干叫，寸口脉浮洪大，关尺脉沉实，息数不均，此候，宜服牡蛎散方。

牡蛎（一两，烧为粉） 附子（半两，炮裂，去皮脐） 麻黄（半两，去根节） 人参（半两，去芦头） 甘草（半两，炙微赤，锉）

右件药，捣粗罗为散。每服一钱，以水一小盏，煎至五分，去滓，不计时候温服。量儿大小，以意加减。

治小儿伤寒，头热足冷，囟凸张者难差，多躁啼不睡，小便赤少，四肢热者，桔梗散方。

桔梗（半两，去芦头） 人参（半两，去芦头） 附子（一分，炮裂，去皮脐） 葛根（半两，锉） 甘草（一分，炙微赤，锉）

右件药，捣罗为散。每服三钱，以水一大盏，入生姜少许，煎至五分，去滓，不计时候温服，量儿大小，以意加减。

治小儿伤寒，头痛壮热，烦渴，大青散方。

大青（半两） 知母（半两） 柴胡（半两，去苗） 葛根（半两，锉） 甘草（半两，炙微赤，锉） 川升麻（半两） 石膏（一两） 黄芩（半两） 川芒硝（一分） 赤芍药（半两） 栀子仁（半两）

右件药，捣粗罗为散。每服一钱，以水一小盏，煎至五分，去滓，不计时候温服，量儿大小，以意加减。

治小儿伤寒，体热烦躁，知母散方。

知母（一分） 麻黄（半分，去根节） 甘草（一分，炙微赤，锉） 竹茹（一分） 杏仁（一分，汤浸去皮尖双仁，麸炒微黄）

右件药，捣粗罗为散。每服一钱，以水一小盏，入葱白二寸、香豉二七粒、生姜少许，煎至五分，去滓，不计时候温服，量儿大小，以意加减。

治小儿伤寒壅热，心狂谵语，铅霜散方。

铅霜（一分） 马牙消（一分） 人参（一分，去芦头） 郁金（一分） 茯神（一分） 甘草（半分，炙微赤，锉）

右件药，捣细罗为散。不计时候，煎麦门冬汤，放温，调下半钱，量儿大小，以意加减与服。

治小儿伤寒，烦热头痛，呕逆，麦门冬散方。

麦门冬（三分，去心） 石膏（三分，细研） 甘草（半两，炙微赤，锉）

右件药，捣粗罗为散。每服，取一大钱，以水一小盏，煎至五分，去滓，不计时候，量儿大小，分减温服。

治小儿伤寒，壮热头痛，口干心烦，宜服此方。

生姜汁（少许） 竹沥（一合） 蜜（半合）

右件药，相和令匀，二三岁儿，分为三服。

治小儿伤寒咳嗽诸方

夫小儿伤寒，是寒气客于皮肤，搏于血气，使腠理密，气不宣泄，蕴积生热，故头痛体疼而壮热，其嗽者，邪在肺，肺候身之皮毛，而主气，伤寒邪气先客皮肤，随气入肺，故令嗽重者，有脓血也。

治小儿内中冷气，及伤于外寒，咳嗽，或时寒热头痛，白术散方。

白术（半两） 赤芍药（一分） 紫菀（半两，洗去苗土） 麻黄（半两，去根节） 厚朴（半两，去粗皮，涂生姜汁，炙令香熟） 人参（半两，去芦头） 杏仁（半两，汤浸去皮尖双仁，麸炒微黄） 陈橘皮

（一分，汤浸去白瓤，焙）　甘草（半两，炙微赤，锉）

右件药，捣粗罗为散。每服一钱，以水一小盏，煎至五分，去滓，不计时候，量儿大小，加减服之。

治小儿伤寒，痰逆咳嗽，不欲乳食，贝母散方。

贝母（一分，煨微黄）　桔梗（一分，去芦头）　甘草（一分，炙微赤，锉）　陈橘皮（半两，汤浸去白瓤，焙）　桂心（一两）　人参（一分，去芦头）　干姜（一分，炮裂，锉）　杏仁（半两，汤浸去皮尖双仁，麸炒微黄）　半夏（一分，汤浸七遍去滑）

右件药，捣粗罗为散。每服一钱，以水一小盏，入生姜少许，煎至五分，去滓，不计时候温服，量儿大小，以意加减。

治小儿伤寒壮热，咳嗽呕吐，枇杷叶散方。

枇杷叶（一分，拭去毛，炙微黄）　川升麻（半两）　人参（半两，去芦头）　茅根（一两，锉）　竹茹（半分）　贝母（半两，煨微黄）

右件药，捣粗罗为散。每服一钱，以水一小盏，入枣一枚，擘，生姜少许，煎至五分，去滓，不计时候，看儿大小，以意加减温服。

治小儿伤寒，咳嗽不差，杏仁散方。

杏仁（半两，汤浸去皮尖双仁，麸炒微黄）　贝母（半两，煨微黄）　川升麻（半两）　甘草（半两，炙微赤，锉）　麻黄（半两，去根节）

右件药，捣粗罗为散。每服一钱，以水一小盏，入生姜少许，煎至五分，去滓，不计时候，量儿大小，以意加减温服。

治小儿伤寒，咳嗽吐逆，昼夜不息，桂心散方。

桂心（半两）　甘草（一两，炙微赤，锉）　紫菀（三分，洗去苗土）　麦门冬（一两，去心，焙）

右件药，捣粗罗为散。每服一钱，以水一小盏，入生姜少许，煎至五分，去滓，不计时候温服。随儿大小，以意加减。

治小儿伤寒，咳嗽气急，麻黄散方。

麻黄（半两，去根节）　川大黄（一分，锉碎，微炒）　木通（半两，锉）　射干（一分）　皂荚子（二十枚，煨熟）　桂心（半两）

右件药，捣粗罗为散。每服一钱，以水一小盏，煎至五分，去滓，不计时候温服，量儿大小，以意加减服。

治小儿伤寒鼻衄诸方

夫小儿伤寒鼻衄者，由热搏于气，而乘于血，肺候身之皮毛，而主气开窍于鼻，伤寒先客皮肤，搏于气而成热，热乘于血，血得热则流散，发从鼻中，为鼻衄也。此[⑤]候热病如应衄者，其人壮热，频发汗，汗不出或未及汗，而鼻燥喘息，鼻气鸣，即衄也。凡小儿衄半升，或数合者，即热因之得歇，若出一二升以上不止者，即死也。

治小儿伤寒鼻衄，身热头痛呕逆，麦门冬散方。

麦门冬（三分[⑥]）　石膏（一两）　寒水石（半两）　甘草（半两，炙微赤，锉）　桂心（半两）

右件药，捣粗罗为散。每服一钱，以水一小盏，煎至五分，去滓，不计时候，量儿大小，以意加减温服。

治小儿伤寒鼻衄，烦热头痛，竹茹散方。

苦竹茹（半两）　伏龙肝（一两）　石膏（一两）　甘草（半两，炙微赤，锉）　麦门冬（一两，去心，焙）　黄芩（半两）

右件药，捣粗罗为散。每服一钱，以水一小盏，煎至五分，去滓，不计时候温服，更量儿大小，加减服之。

治小儿伤寒壮热，鼻衄不止方。

生干地黄（二两）

右细锉，于银器中，以酒一中盏，煎至七分，去滓，不计时候，分温三服。

又方。

生葛根汁

右用一小盏，分二服即止。

治小儿伤寒鼻衄，已经数日不止方。

生地黄汁（一小盏）　白蜜（一小盏）　蒲黄（一两）

右件药相和，微暖过，每服半小盏，量儿大小，分减频服。

治小儿伤寒，鼻衄经日，发歇不止方。

蒲黄（一两）　石榴花末（半两）

右件药，相和令匀，不计时候，以新汲水调下半钱，更量儿大小，加减服之。

治小儿伤寒，鼻衄经数日不止方。

右取乱发烧灰细研，频频吹少许于鼻中良。

治小儿伤寒挟实诸方

夫小儿伤寒而脏气实者，即寒气与脏气相搏，而牡[7]热者谓之挟实也。挟有二种，有冷有热，其热实粪黄而臭也，其冷实者食不消，粪白而酸气也，以此当乃知之，虽冷热相殊，外皆壮热也。

治小儿四五岁，伤寒壮热，挟实，心腹胀闷，大黄散方。

川大黄（一两，锉，微炒）　甘草（半两，炙微赤，锉）　麦门冬（半两，去心，焙）　细辛（半两）　黄芩（半两）

右件药，捣粗罗为散。每服一钱，以水一小盏，煎至五分，去滓，不计时候温服，量儿大小，以意加减。

治小儿伤寒挟实，壮热心烦，柴胡散方。

柴胡（三分，去苗）　当归（一分）　赤茯苓（半两）　川大黄（半两，锉碎，微炒）　甘草（一分，炙微赤，锉）　赤芍药（一分）

右件药，捣粗罗为散。每服一钱，以水一小盏，煎至五分，去滓，不计时候温服，量儿大小，以意加减。

治小儿百日已来，伤寒，挟实壮热，多惊心躁，犀角散方。

犀角屑（一分[8]）　龙胆（一分，去芦头）　川大黄（半两，锉碎，微炒）　川朴硝（一分）　甘草（一分，炙微赤，锉）　枳壳（一分，麸炒微黄，去瓤）

右件药，捣粗罗为散。每服一钱，以水一小盏，煎至五分，去滓，不计时候，量儿大小，以意加减。

治小儿伤寒挟实，心腹胀满，不欲乳食，厚朴散方。

厚朴（半两，刮去皴皮，涂生姜汁，炙令香熟） 川大黄（一分，锉碎，微炒） 人参（一分，去芦头） 陈橘皮（一分，汤浸去白瓤，焙） 甘草（一分，炙微赤，锉） 朴硝（一分）

右件药，捣粗罗为散。每服一钱，以水一小盏，煎至五分，去滓，不计时候温服，随儿大小，以意加减。

治小儿伤寒挟实，壮热，增寒头痛，赤芍药散方。

赤芍药（一分） 知母（一分） 子芩（一分） 人参（一分，去芦头） 枳壳（一分，麸炒微黄，去瓤） 甘草（一分，炙微赤，锉） 石膏（三分） 川升麻（一分） 柴胡（半两，去苗）

右件药，捣粗罗为散。每服一钱，以水一小盏，入青竹叶七片，煎至五分，去滓，不计时候温服。随儿大小，增减服之。

治小儿伤寒热渴诸方

夫小儿伤寒四五日，热入于脏，脏得热即津液竭燥，故令热渴也。

治小儿伤寒热渴，而下后觉烦闷，宜服甘草散方。

甘草（半两，炙微赤，锉） 牡蛎粉（半两） 黄芩（半两） 赤芍药（半两）

右件药，捣粗罗为散。每服一钱，以水一小盏，煎至四分，去滓，取鸡子清一枚，投入散中，熟搅掠去沫，徐徐温服，量儿大小，加减服之。

治小儿伤寒，头热足冷，口干多渴，宜服人参散方。

人参（半两，去芦头） 蜣螂（二枚，去翅足，微炒） 黄芪（半两，锉） 麻黄（半两，去根节） 赤茯苓（半两）

右件药，捣粗罗为散。每服一钱，以水一小盏，入生姜少许，煎至五分，去滓，不计时候温服，量儿大小，以意加减服之。

治小儿伤寒热渴，头痛心烦，宜服栝楼根散方。

栝楼根（半两） 苦参（一分，锉） 人参（一分，去芦头） 寒水

石（半两）　甘草（一分，炙微赤，锉）　石膏（半两）

右件药，捣粗罗为散。每服一钱，以水一小盏，煎至五分，去滓，不计时候，量儿大小，加减温服。

治小儿伤寒烦热，大渴不止，宜服土瓜根散方。

土瓜根（半两）　麦门冬（半两，去心，焙）　甘草（一分，炙微赤，锉）　枇杷叶（一分，拭去毛，炙微黄）　葛根（一分，锉）　柴胡（半两，去苗）

右件药，捣粗罗为散。每服一钱，水一小盏，煎至五分，去滓，不计时候温服，量儿大小，以意增减。

治小儿伤寒，大汗后，及已下利，烦渴不解，其脉洪大，宜服石膏散方。

石膏（一两）　知母（半两）　地骨皮（半两）　甘草（半两，炙微赤，锉）　人参（半两，去芦头）

右件药，捣粗罗为散。每服一钱，以水一小盏，入粳米一百粒，煎至五分，去滓，不计时候温服，量儿大小，加减服之。

治小儿伤寒余热不退诸方

夫小儿伤寒，若四五日后，热即入里，即宜下之，下之得利后，热犹不除者，是余热未尽故也，其状，肉常温温而热是也。

治小儿伤寒，二三日，已服药得汗后，余热未除，宜服逐毒气，葳蕤散方。

葳蕤（半两）　川大黄（半两，锉，微炒）　川升麻（半两）　甘草（半两，炙微赤，锉）　黄芩（半两）　大青（半两）

右件药，捣粗罗为散。每服一钱，以水一小盏，煎至五分，去滓，不计时候，量儿大小，加减温服。

治小儿伤寒，汗利已后，余热不除，口干心烦，不欲乳食，黄芪散方。

黄芪（一分，锉）　麦门冬（半两，去心，焙）　知母（一分）　人参（一分，去芦头）　赤茯苓（一分）　黄芩（一分）　甘草（一分，炙微赤，锉）

右件药，捣粗罗为散。每服一钱，以水一小盏，煎至五分，去滓，不计时候温服，量儿大小，加减服之。

治小儿伤寒，得汗利后，余热不除，心神烦躁，夜卧不安，黄连散方。

黄连（一分，去滑[9]） 大青（一[10]分） 川升麻（一分） 赤茯苓（一分） 人参（一分，去芦头） 甘草（一分，炙微赤，锉） 麦门冬（半两，去心，焙） 黄芩（一分） 地骨皮（一分） 犀角屑（半分）

右件药，捣粗罗为散。每服一钱，以水一小盏，煎至五分，去滓，不计时候温服，量儿大小，加减服之。

治小儿伤寒，汗利已后，余热不解，身体疼痛，心神虚烦，不思乳食，麦门冬散方。

麦门冬（半两，去心，焙） 子芩（一分） 葛根（一分，锉） 川升麻（半两） 前胡（半两，去芦） 玄参（一分） 犀角屑（一分） 赤芍药（一分） 柴胡（半两，去苗） 甘草（一分，炙微赤，锉）

右件药，捣粗罗为散。每服一钱，以水一小盏，入生姜少许，煎至五分，去滓，不计时候温服，量儿大小，以意加减。

治小儿伤寒后，余热不除，心神不安，宜服茯神圆方。

茯神（半两） 麦门冬（半两，去心，焙） 犀角屑（一分） 栀子仁（一分） 白鲜皮（一分） 川升麻[11] 玄参（一分） 车前子（一分） 铁粉（半两，细研） 朱砂（半两，细研）

右件药，捣罗为末，与铁粉朱砂，同研令匀，炼蜜和圆，如绿豆大。不计时候，以温水下五圆，量儿大小，加减服之。

治小儿伤寒后，余热不除，四肢不利，宜用此汤浴方。

川大黄（半两） 甘草（半两） 防风（半两，去芦头） 丹参（半两） 雷圆（三分） 白术（半两）

右件药，捣粗罗为散。每用[12]一两，以水三升，煎至二升半，去滓，看冷热，于密室中浴儿，后宜避风，隔日再用。

治小儿时气诸方

夫小儿时气病者，是四时之间，忽有非节候之气，如春时应暖而反寒，夏时应热而反冷，秋时应凉而反热，冬时应寒而反温，其气伤人，为病亦头痛壮热，大体与伤寒相似，无问长幼，其病形证略同，言时气者，是通行之气，故名时气，世亦呼为天行也。

治小儿时气壮热，头疼咳嗽，不能食，宜服解肌散方。

麻黄（三[13]分，去根节） 杏仁（半两，汤浸去皮尖双仁，麸炒微黄） 赤芍药（半两） 贝母（半两，炮微黄） 石膏（一两，细研） 柴胡（半两，去苗） 葛根（半两，锉） 甘草（半两，炙微赤，锉）

右件药，捣筛为散。每服一钱，以水一小盏，煎至五分，去滓，不计时候，量儿大小，分减温服。

治小儿时气，头痛壮热，升麻散方。

川升麻（半两） 赤芍药（半两） 石膏（半两，细研） 麻黄（半两，去根节） 贝齿（一枚[14]） 甘草（半两，炙微赤，锉）

右件药，捣筛为散。每服一钱，以水一小盏，煎至五分，去滓，不计时候，量儿大小，分减温服，得微汗为效。

治小儿时气，头疼壮热，咳嗽心烦，人参散方。

人参（半两，去芦头） 生干地黄（一两） 麦门冬（一两[15]，去心，焙） 茅[16]根（一两，锉） 甘草（半两，炙微赤，锉）

右件药，捣粗罗为散。每服一钱，以水一小盏，煎至五分，去滓，不计时候，量儿大小，分减温服。

治小儿时气，咳嗽壮热，麦门冬散方。

麦门冬（一两，去心，焙） 杏仁（半两，汤浸去皮尖双仁，麸炒微黄） 赤芍药（半两） 川升麻（一两[17]） 贝母（三分，煨微黄） 甘草（三分[18]，炙微赤，锉）

右件药，捣粗罗为散。每服一钱，以水一小盏，煎至五分，去滓，入淡竹沥半合，更煎一两沸，不计时候，量儿大小，分减温服。

治小儿时气头痛，体热烦渴，葛根散方。

葛根（三[19]分，锉） 麦门冬（三分，去心） 黄芩（半两） 赤芍药（半两） 人参（半两，去芦头） 犀角屑（半两） 甘草（半两，炙微赤，锉） 石膏（一两，细研） 川升麻（半两）

右件药，捣筛为散。每服一钱，以水一小盏，煎至五分，去滓，不计时候，量儿大小，分减温服。

治小儿时气壮热，心腹烦闷，麦门冬散方。

麦门冬（一两半，去心，焙） 人参（半两，去芦头） 葛根（半两，锉） 茅根（一两，锉） 甘草（半两，炙微赤，锉）

右件药，捣粗罗为散。每服一钱，以水一小盏，煎至五分，去滓，不计时候，量儿大小，分减温服。

治小儿时气，壮热咳嗽，心胸胀闷，乳食不下，生干地黄散方。

生干地黄（一两） 杏仁（三分，汤浸去皮尖双仁，麸炒微黄） 麦门冬（一两，去心，焙） 款冬花（二分） 陈橘皮（三分，汤浸去白瓤，焙） 甘草（半两，炙微赤，锉）

右件药，捣粗罗为散。每服一钱，以水一小盏，入竹茹半分，煎至五分，去滓，不计时候温服。量儿大小，增减服之。

治小儿时气五六日，体热不止，麦门冬散方。

麦门冬（半两，去心，焙） 甘草（一分，炙微赤，锉） 栀子仁（五枚） 吴蓝（一分） 大青（半两）

右件药，捣粗罗为散。每服一钱，以水一小盏，煎至五分，去滓，不计时候，量儿大小，加减温服。

治小儿时气五日已后，热气不歇，枣叶饮子方。

枣叶（一握，切） 麻黄（一两，去根节） 葱白（一握，切） 香豉（一分）

右件药，都以童子小便一大盏，煎至五分，去滓，三四岁儿温服二合，日三四服，更量儿大小，以意加减。

治小儿时气烦渴，腹中痞实，葛根散方。

葛根（半两，锉） 黄芩（半两） 川大黄（一两，锉碎，微炒） 柴胡（半两，去苗） 甘草（一分，炙微赤，锉）

右件药，捣粗罗为散。每服一钱，以水一小盏，煎至五分，去滓，不计时候温服，以稍利为度，量儿大小，加减服之。

治小儿时气，呕吐不止，芦根散方。

生芦根（一两） 竹茹（半两） 人参（一两，去芦头）

右件药，细锉和匀，每服半分，以水一小盏，煎至五分，去滓，不计时候，量儿大小，分减温服。

治小儿时气浴法。

右取桃叶七两，细锉，以水五升，煮十余沸，去滓，看冷暖，避风沐浴，汗出为效。

治小儿热病诸方

夫小儿热病者，是冬时严寒，人有触冒寒气，入于肌肉，当时即不发，至春得暖气而发，则头痛壮热，谓之热疾[20]。又冬时应寒而反暖，其气伤人即发，亦使人头痛壮热，谓之冬温，凡邪之伤人，皆由触冒所以感之，小儿虽不能触冒，其乳母抱持，解脱不避风邪，冷热气所感病也。

治小儿热病，头痛口干，身体壮热，心神烦躁，宜服解肌散方。

麻黄（三分，去根节）　葛根（半两，锉）　赤芍药（半两）　黄芩（半两）　川升麻（半钱）　甘草（半两，炙微赤，锉）

右件药，捣筛为散。每服一钱，以水一小盏，入葱白五寸，煎至五分，去滓，不计时候，量儿大小，分减温服。令有汗出即差。

治小儿热病，心烦壮热，口干多渴，宜服茵陈散方。

茵陈（半两）　麻黄（半两，去根节）　赤芍药（半两）　甘草（半两，炙微赤，锉）　黄芩（半两）　葛根（半两，锉）

右件药，捣粗罗为散。每服一钱，以水一小盏，煎至五分，去滓，不计时候，量儿大小，增减温服，汗出为效。

治小儿热病，烦热惊悸，石膏散方。

石膏（半两，细研）　大青（一分）　黄芩（一分）　栀子（一分）　知母（一分）　葳蕤（一分）　川升麻（一分）　葛根（一分，锉）　龙胆（一分，去芦头）　川大黄（半两，锉碎，微炒）　甘草（半两，炙微赤，锉）

右件药，捣筛为散。每服一钱，以水一小盏，煎至五分，去滓，不计时候，量儿大小，分减温服。

治小儿热疾，头痛心躁眼黄，吴蓝散方。

吴蓝（一两） 大青（一两） 甘草（三分，炙微赤，锉） 麦门冬（三分，去心，焙） 黄芩（三分） 茵陈（半两） 栀子仁（半两） 芦根（一两，锉） 石膏（一两，细研）

右件药，捣粗罗为散。每服一钱，以水一小盏，煎至五分，去滓，不计时候，量儿大小，分减温服。

治小儿热疾，烦热不解，大小肠秘涩，心胸闷乱，犀角散方。

犀角屑（半两） 赤芍药（半两） 黄芩（半两） 麦门冬（三分，去心） 川升麻（半两） 栀子仁（半两） 地骨皮（半两） 川大黄（三分，锉碎，微炒） 甘草（半两，炙微赤，锉）

右件药，捣筛为散。每服一钱，以水一小盏，煎至五分，去滓，不计时候，量儿大小，分减温服。

治小儿热病，心神狂躁，身热如火，头痛烦渴，眠卧不得，真珠散方。

真珠末（一分） 马牙消（一分） 龙齿（一分） 铅霜（半分） 寒水石（一分） 牛黄（半分） 朱砂（半两） 太阴玄精（一分） 麝香（半分）

右件药，都研令细，不计时候，以新汲水调下半钱，量儿大小，加减服之。

治小儿热疾，皮肤壮热，子芩散方。

子芩（一分） 川升麻（一分） 栀子仁（一分） 大青（一分） 甘草（一分，炙微赤，锉）

右件药，捣细罗为散。不计时候，以新汲水调下半钱，量儿大小，以意加减。

治小儿热病，壮热心闷，牛黄散方。

牛黄（半分，细研） 朱砂（一分，细研） 茯神（一分） 栝楼根（一分，锉） 苦参（一分，锉） 甘草（一分，炙微赤，锉）

右件药，捣细罗为散，入研了药，都研令匀。不计时候，以新汲水调下半钱，量儿大小，以意加减。

又方。

胡黄连（半两） 栀子仁（半两） 子芩（一两） 甘草（半两，炙

微赤，锉）　牛黄（半两，细研）

右件药，捣细罗为散，研入牛黄令匀。不计时候，以蜜水调下半钱，量儿大小，加减服之。

治小儿热疾，烦渴头痛，壮热不止方。

生地黄汁（三合）

右入生蜜半合拌[21]匀，时时与一合服，量儿大小，加减服之。

治小儿热病烦渴方。

右取栝楼根末，不计时候，以乳汁调下半钱，量儿大小，加减服之。

治小儿热疾，腹胀，大肠不通方。

牵牛子（半两，细炒[22]）

右捣细罗为散，每服，以橘皮汤调下半钱，稍利为效，量儿大小，以意加减。

治小儿胗豆疮诸方

夫婴孩患胗豆疮子瞖[23]，皆是积热在于脏腑，蒸郁热毒，散于四肢，小儿皮肉嫩弱，多成此疾。凡食乳婴孩，汤药不可与童儿同，疗则药过剂，必有损也，盖由饮啜热乳，在于脏腑，热极方成此疾，腑热生于细胗，脏热生于豆疮，若用汤药，宜疗于乳母也。又绝乳婴孩患者，由积热伏在于脾肺之间，而不早以汤药疗于病源，养热行于四肢营卫之中，渐透于皮表成胗豆，而乃出于脓水也。婴儿之性，自然阳盛而阴微也，脏腑阴阳气逆，大小便多秘而不通也，才觉是此疾，即可便于疏利，即轻患也，若胗豆已出，即不可疏转，若胗豆出定，却宜利大小肠，按扁鹊及仓公论云，疗于婴孩，服以汤散，性有可饵之者，不可饵之者，宜先和节阴阳，调治荣卫，方利脏腑，即热气渐解也。

凡绝乳婴孩，生于胗豆，或未出已前，是此疾候，按扁鹊论云，可先以油剂服之，行解四肢热极，或胗豆已出，不可以油，可服平和汤药，疗于肝脏，解于败热，虑热毒攻肝，后冲于眼目，生于障翳，今睹时医，及患疾之家，胗豆未出已前，多是误认疾候，皆以他药解之，其间或饵以疏[24]药，或饵以冷药，不无夭伤，时医用药，直候疮胗子出，病家方觉，患者住饵，医者拱手，已急之后，俗多禁饵，致大小便不通，不能调于汤药，和于脏腑，遂停败热在于脏腑之间，攻于肝脏，胗豆才愈，致令冲于眼目，成于障翳，不遇医治，瞳仁遂损，因兹无所见也。

凡断乳婴孩童子，患胗豆疾，候初觉，多伤寒，面色与四肢俱赤，壮热头痛，腰背疼，足多瘀冷，眼睛黄色，脉息但多洪数，绝大不定，小便赤少，大便多秘，才觉四肢色候及脉息，虽是胗豆疾，未攻皮毛穴出者，便可以服饵匀和，脏腑疏泄逐下，若胗已结在皮毛穴处，微微似出，即不可疏泄也，或胗出大盛，窦穴脓水者，却可疏利也，或未与疏转，即且急服紫草饮子方。

紫草（二两）

右件药，细锉，以百沸汤一大盏沃，便以物合定，勿令紫草气出，放令人体，量儿大小，温温服半合至一合，服此药，疮子虽出，亦当轻尔。

治小儿胗豆，欲令速出，宜用胡荽酒方。

胡荽（三两）

右细切，以酒二大盏，煎令沸，沃胡荽，便以物合定，不令气出，候冷去滓，微微从项已下喷脊膂，及二脚胸腹令遍，勿喷于面。

治小儿胗豆出后，即须爱护面目，勿令沾染，欲用胡荽酒喷时，先用此方涂面上，然后方可喷四肢，大人婴孩有此疾，悉宜用黄柏膏方。

黄柏（一两）　绿豆（一两半）　甘草（四两，生用）

右件药，捣罗为末，再研令细，后以生麻油调如薄膏，从耳前眼眶并厚涂，日三五遍，上涂面后，可用胡荽酒喷也，早用此方涂于面上，令不生胗豆也，如用此方涂迟，纵出胗豆亦少。

治小儿脏腑伏于热毒，未成胗豆疾候，四肢微觉有热，食物似减，头发干竖，或时额多微热，宜服生油方。

生油一小盏，以人体熟水一小盏，旋旋倾熟水入油盏内，不住手，以杖子打搅，直候入熟水尽，更打令匀如蜜，即止，夜卧时，三岁前至百日及一晬内，每服二蚬壳，五岁至七岁，每服三蚬壳，十五岁已前，每服三大蚬壳至半合，直至大人，每服一合至二合，量大小增减与服之，服后良久，令卧少时，服三五服，大小便利，四肢热退，胗豆不生也。

治小儿胗豆疮入眼，并无辜气入眼，密蒙花散方。

密蒙花（三两）　青葙子（一两）　决明子（一两）　车前子（一两）

右件药，各捣罗为末。每服，以密蒙花一钱半，诸药各半钱，相和令匀，用羊肝一大片，切破掺诸药在肝内，以湿纸裹煨令熟，空心量力与服之。

治小儿胗豆疮出后，咳逆㉕胁痛，吃食不下，赤茯苓散方。

赤茯苓（半两）　甘草（半两，炙微赤，锉）　栀子仁（一分）　大青（半两）　川升麻（半两）　枳壳（半两，麸炒微黄，去瓤）

右件药，捣粗罗为散。每服一钱，以水一小盏，入苦竹叶一七片、豉三十粒，煎至五分，去滓，分为三服，日三四服，看儿大小，以意加减。

治小儿胗豆疮，及赤疮子，犀角散方。

犀角屑（一分）　龙胆（半分，去芦头）　黄芪（半两，锉）　川大黄（一分，锉碎，微炒）　桑根白皮（一分，锉）　钩藤（一分）　麻黄（一分，去根节）　石膏（半两）　栝楼瓤（半两）　甘草（一分，炙微赤，锉）

右件药，捣粗罗为散。每服一钱，以水一小盏，煎至五分，去滓，分温三服，量儿大小，加减服，疮子退后，浓磨犀角水涂之，更良。

治小儿胗豆疮出尽后，宜服大黄散方。

川大黄（半两，锉碎，微炒）　黄芩（半两）　玄参（半两）

右件药，捣粗罗为散。每服一钱，以水一小盏，煎至五分，去滓放温，量儿大小，分减服之。

治小儿热毒盛，发胗豆疮，初发早觉者，宜服此方。

川大黄（一两，锉碎，微炒）

右捣罗为散，每服一钱，以水一小盏，煎至六分，滤去滓，分为二服，不计时候温服之。

又方。

黄连（一两，去须）

右捣筛为散，每服一钱，以水一小盏，煎至五分，去滓，不计时候，量儿大小，分减温服。

又方。

波斯青黛，如枣核大，以水调服之。

治小儿斑疮诸方

夫小儿斑毒之病者，是热气入于胃也，而胃主肌肉，其热气夹毒，蕴积于胃，毒气熏[26]发于肌肉，状如蚊蚤所啮，赤斑遍体，此病或是伤寒，或时气，或温病，皆热不时歇，故热入于胃，变成此毒，乃发斑也。凡发赤斑者，十生一死，黑者十死一生。

治小儿热毒，发斑不止，心神烦闷，大青散方。

大青（半两） 玄参（半两） 川升麻（半两） 栀子仁（半两） 川大黄（半两，锉碎，微炒） 甘草（半两，炙微赤，锉）

右件药，捣筛为散。每服一钱，以水一小盏，煎至五分，去滓，不计时候温服，量儿大小，加减服之。

治小儿阳毒壅盛，发斑，心躁，皮肤焮痛，犀角散方。

犀角屑（半两） 川升麻（半两） 白鲜皮（半两） 栀子仁（半两） 漏芦（半两） 寒水石（一两） 川大黄（半两，锉碎，微炒） 甘草（半两，炙微赤，锉） 赤芍药（半两）

右件药，捣筛为散。每服一钱，以水一小盏，煎至五分，去滓，不计时候，量儿大小，分减温服。

治小儿斑疮，大便壅滞，心神烦躁，宜服大黄散方。

川大黄（半两，锉碎，微炒） 甘草（半两，炙微赤，锉） 黄芩（半两） 枳壳（半两，麸炒微黄，去瓤）

右件药，捣细罗为散。不计时候，以新汲水调下一钱，三岁已下，可服半钱。

又方。

犀角屑（一分） 川升麻（一分） 川大黄（半两，锉碎，微炒） 甘草（半分，炙微赤，锉）

右件药，捣粗罗为散。每服一钱，以水一小盏，煎至五分，去滓，量儿大小，分减服之。

治小儿发斑，散恶毒气方。

右以生葵叶，叶绞取汁，少少与服之。

治小儿斑疮，及胗豆疮，心神烦躁，眠卧不安，青黛散方。

青黛（半两）

右细研青黛为散，每服，暖磨刀水调下半钱，日三服，更量儿大小，加减服之。

又方。

右煮黑豆汁涂，徐温服之。

治小儿发胗豆疮后灭瘢诸方

夫小儿伤寒发胗豆疮者，皆是热毒所为，其病折则疮愈，而毒气尚未全散，故疮痂虽落，其瘢犹黯，或凹凸肉起，所以宜用灭瘢消毒之药以敷之。

治小儿热毒，发胗豆疮初愈，宜涂疮瘢方。

蒺藜子（一两）　栀子仁（二两）　豉（一两）

右件药，捣细罗为散，用醋浆水调如泥，每夜涂疮上，来日以淡浆水洗之。

又方。

胡粉（一两）　腻粉（一分）

右件药，相和研令匀，入炼了猪脂拌和如膏，薄薄涂瘢上，每夜涂之，至明以浆水洗之。

又方。

鹰粪白（一两）　衣中白鱼（二十枚）

右件药，细研，入白蜜调和，如稀饧，用涂疮瘢上。

又方。

牡蛎（三两）　土瓜根（一两）

右件药，捣细罗为散。每夜取二钱，用白蜜调涂面及疮瘢，明旦以暖浆水洗之。

治小儿伤寒热毒斑疮，胗豆疮差后，灭瘢膏方。

马齿苋自然汁（一两[27]）　炼成猪脂（三[28]两）

右件药相和，以慢火煎成膏，日夜涂疮瘢上。

又方。

羊胰[29]（一具，用酒一升浸一宿，来日绞滤去汁，取羊胰尽去筋膜）牛酥（四两[30]）

右件二味，入银铫子内，慢火煎三五沸，新绵滤，入净器中盛，每夜取涂面上，来日用生甘草一两以浆水二大盏，煎七八沸，去滓，放温，洗面。

又方。

猪胰[31]（一斤）　天鼠（二枚）

右二味细切，入铫子内，煎炼令天鼠焦，绞滤取膏，日夜摩涂疮瘢上。

又方。

鸬鹚粪（二两）

右一味研如粉，以炼了腊月猪脂三合，调搅令匀，涂于疮瘢上。

又方。

川升麻

右一味，不计多少，细锉，用水煎，去滓取汁，以绵沾汁拭疮瘢上。

又方。

豉（一升）　羊粪（一合）

右件药相和，以水一斗，煎十余沸，去滓，看冷暖，洗浴疮瘢。

又方。

黄柏（二两，细锉）

右以水二升，煎取一升，去滓，摩拭疮瘢上。

又方。

赤小豆末（一两）

右一味，以鸡子白调如稀饧，涂疮瘢上。

又方。

上好白蜜

右一味，不计多少，通身涂疮，痂落无瘢。

治小儿胗豆疮，并灭瘢痕方。

羊髑骨髓（一两[32]）

右炼之，入轻粉一分，研成白膏，于瓷盒内盛，用涂疮上，灭瘢极效。

治小儿黄病诸方

夫小儿黄病者，是热入于脾胃，热气蕴积，与谷气相搏，蒸发于外，故皮肤悉黄，眼赤黄也，脾与胃合，俱像于土，候于肌肉，其色黄，故脾胃内热，即蒸发于外，令肌肤黄也，此或伤寒，或时行，或温病，皆由热不时解，所以入胃也。凡发黄而下利，心腹满者死，诊其脉沉细者死，又有百日半岁小儿，非关伤寒温病，而身微黄者，亦是胃热，慎不可灸之，灸之则热甚也，此是将温过度，所宜微薄其衣，数与除热之药疗之，即自差。

治小儿黄病，身如橘色，茵陈散方。

茵陈（一两）　栀子仁（半两）　川大黄（半两，锉碎，微炒）　黄芩（半两）　犀角屑（半两）　木通（半两，锉）　寒水石（半两）　川芒硝（一两）

右件药，捣筛为散。每服一钱，以水一小盏，煎至五分，去滓，不计时候温服，量儿大小，加减服之。

治小儿天行病，发黄，心腹胀急，三黄散方。

川大黄（半两，锉碎，微炒）　黄芩（半两）　栀子仁（一分）

右件药，捣粗罗为散。每服一钱，以水一小盏，煎令至五分，去滓，不计时候温服，更量儿大小，加减服之。

治小儿脾胃热毒，致肌肉变黄，小便赤少，心中烦懊，茵陈圆方。

茵陈（一分）　栀子仁（一分）　川大黄（一分，锉碎，微炒）　秦艽（一分，去苗）　川朴硝（半[33]两）　甘草（一分，炙微赤，锉）

右件药，捣罗为末，炼蜜和圆，如绿豆大。不计时候，以温水下五圆，量儿大小，加减服之。

治小儿诸黄，大黄散方。

川大黄（半两，锉碎，微炒）　黄连（半两，去须）　栝楼根（半两）　黄芩（半两）　栀子仁（半两）

右件药，捣粗罗为散。每服一钱，以水一小盏，煎至五分，去滓，不计时候温服，量儿大小，以意增减。

治小儿热毒攻脾胃，遍身俱黄，小便赤涩，大便难，心神躁热，两目赤黄，升麻圆方。

川升麻（半两）　龙胆（半两，去芦头）　栀子仁（半两）　黄芩（半两）　川大黄（半两，锉碎，微炒）　秦艽（半两，去苗）　甘草（半两，炙微赤，锉）

右件药，捣罗为末，炼蜜和圆，如梧桐子大。不计时候，以新汲水研下三圆，三岁以上，加圆数服。

治小儿诸黄，心胸烦闷，宜服大黄圆方。

川大黄（半两，锉碎，微炒）　茵陈（半两）　甜葶苈（半两，隔纸炒令紫色）

右件药，捣罗为末，炼蜜和圆，如梧桐子大。不计时候，以新汲水研下三圆，量儿大小，增减服之。

又方。

赤小豆（二十一粒，炒熟）　瓜蒂（一十四枚）　粳米（四十粒）

右件药，捣细罗为散。用绿豆大吹儿鼻中，有黄水出立差。

治小儿浑身及面色俱黄，宜服黄瓜圆方。

黄连（一两，去须）　胡黄连（半两）

右件药，捣罗为末，用黄瓜一枚，去瓤，留一小盖子[34]入药末，后以盖子盖定，用大麦面裹烧，令面均焦，去面捣熟，圆如绿豆大。七岁儿，每服以温水下七圆，看儿大小，加减圆数服之。

又方。

右以土瓜根捣取汁一大合，蜜半匙相和，渐渐服之。

又方。

秦艽（半两，去苗）

右件药，捣细罗为散。每服一钱，以牛乳一合，煎一两沸，去滓，不计时候温服。三岁以下即可半钱。

又方。

右捣韭根取汁，用少许滴儿鼻中，有黄水出即差。

治小儿寒热往来诸方

夫小儿寒热往来者，由风邪外客于皮肤，而内痰饮渍于脏腑，致人血气不和，阴阳更相乘克，阳胜则热，阴胜则寒，阴阳之气，为邪所乘，邪正相干，阴阳交争，时止时发，则寒热往来也。

治小儿寒热往来，啼呼腹痛，宜服赤芍药散方。

赤芍药（半两）　寒水石（半两）　黄芩（半两）　当归（半两，锉碎，微炒）　甘草（半两，炙微赤，锉）　桂心（一两）

右件药，捣粗罗为散。每服一钱，以水一小盏，入生地黄半分，煎至五分，去滓，不计时候温服，量儿大小，加减服之。

治小儿寒热往来，乳食不下，四肢无力，心腹胀满，上焦痰壅，渐渐羸瘦，柴胡散方。

柴胡（一两，去苗）　人参（半两，去芦头）　赤芍药（半两）　桔梗（半两，去芦头）　鳖甲（一两，涂醋炙令黄，去裙襕）　诃黎勒皮（半两）　地骨皮（半两）　杏仁（半两，汤浸去皮尖双仁，麸炒微黄）　前胡（半两，去芦头）　陈橘皮（半两，汤浸去白瓤，焙）　甘草（半两，炙微赤，锉）

右件药，捣筛为散。每服一钱，以水一小盏，煎至五分，去滓，不计时候温服，量儿大小，加减服之。

治小儿寒热往来，腹胀渐瘦，不能饮食，宜服鳖甲散方。

鳖甲（一两，涂醋炙令黄，去裙襕） 柴胡（三分，去苗） 赤茯苓（半两） 子芩（半两） 诃黎勒皮（三分） 槟榔（三枚） 赤芍药（半两） 陈橘皮（三分，汤浸去白瓤，焙） 当归（半两，锉，微炒） 知母（半两） 川大黄（半两，锉碎，微炒） 甘草（半两，炙微赤，锉）

右件药，捣粗罗为散。每服一钱，以水一小盏，入生姜少许，煎至五分，去滓，不计时候温服，量儿大小，加减服之，以利为度。

治小儿寒热往来，头痛呕吐，及乳癖，诃黎勒圆方。

诃黎勒皮（半两） 木香（半两） 人参（半两，去芦头） 赤茯苓（半两） 桂心（半两） 柴胡（三分，去苗） 川大黄（半两，锉碎，微炒） 陈橘皮（半两，汤浸去白瓤，焙）

右件药，捣罗为末，炼蜜和圆，如麻子大。每服，以薄荷生姜汤下五圆，日三四服，更量儿大小，以意加减。

治小儿寒热往来，四肢羸瘦，鳖甲散方。

鳖甲（三分，涂醋，炙微黄） 淡竹茹（一分） 恒山（一杏仁许大） 川大黄（一分，锉碎，微炒）

右件药，捣粗罗为散。每服一钱，以水一小盏，入葱白二寸，煎至五分，去滓，研入麝香一豆大，更煎一两沸，温服，日三服，更量儿大小，以意加减。

治小儿寒热往来，面色萎黄，柴胡散方。

柴胡（半两，去苗） 石膏（一两） 川大黄（一分，锉碎，微炒） 麻黄（一分，去根节） 秦艽（一分，去苗） 恒山（一分）

右件药，捣粗罗为散。每服一钱，以水一小盏，煎至五分，去滓，温服，日三服，量儿大小，以意加减。

治小儿寒热往来不休，不能乳食，莽草汤浴方。

莽草（一两） 丹参（一两） 菖蒲（二两） 蛇床子（半两） 雷圆（一合） 桂心（半两）

右件药，都锉，以水五升，煮至三升，去滓，适寒温以浴儿，宜避风冷。

又方。

右取猪后脚悬蹄，烧灰细研，以乳汁调下半钱，日三服，随儿大小，以意加减。

治小儿寒热结实诸方

夫小儿寒热结实者，此由风邪客于皮肤，而内有痰饮，渍于腑脏，使血气不和，阴阳交争，则发热，而脏气本实，复为寒热所乘，则积气在内，使人胸胁心腹烦热而满，大便难，小便涩，是为寒热结实也。

治小儿寒热结实，或热攻冲心肺，气急，昼夜有汗，日渐消瘦，不吃乳食，柴胡圆方。

柴胡（半两，去苗）　赤茯苓（一分）　人参（一分，去芦头）　木香（一分）　桂心（一分）　川大黄（半两，锉碎，微炒）　枳壳（一分，麸炒微黄，去瓤）　甘草（一分，炙微赤，锉）　鳖甲（半两，涂醋炙令黄，去裙襕）

右件药，捣罗为末，炼蜜和圆，如麻子大。每服，用温水下五圆，日二服，量儿大小，加减服之。

治小儿憎寒壮热，发歇不定，腹中结实，不能乳食，大黄圆方。

川大黄（半两，锉碎，微炒）　柴胡（半两，去苗）　赤茯苓（一分）　人参（一分，去芦头）　木香（一分）　桂心（一分）　枳壳（一分，麸炒微黄，去瓤）　桃仁（一分，汤浸去皮尖双仁，麸炒微黄）　槟榔（半两）

右件药，捣罗为末，炼蜜和圆，如麻子大。每服，以温水下五圆，日三服，量儿大小，加减服之。

治小儿寒热结实，胁[35]下妨闷，不欲乳食，鳖甲散方。

鳖甲（半两，涂醋炙令黄，去裙襕）　赤茯苓（半两）　川大黄（一两，锉碎，微炒）　枳壳（半两，麸炒微黄，去瓤）　川朴硝（一两）

右件药，捣粗罗为散。每服一钱，以水一小盏，煎至五分，去滓，放温，不计时候，量儿大小，分减温服。

治小儿宿食，痰癖寒热，腑脏结实，宜服芒硝圆方。

川朴硝（半两） 川大黄（半两，锉碎，微炒） 甘遂（一分） 半夏（一分，汤洗七遍，去滑） 巴豆（二七枚，去皮心，膜纸裹压去油） 杏仁（二十枚，去皮尖，别研） 代赭（半两）

右件药，捣罗为末，与巴豆杏仁膏一处，研[36]匀，炼蜜和捣三二百杵，圆如绿豆大。五六岁儿，空腹以温水下一圆，以利为度。

治小儿腹有积滞，致生寒热，腑脏结实，心腹气服[37]，常多少力，五灵脂圆方。

五灵脂（半两） 陈橘皮（三分，汤浸去白瓤，焙） 木香（半两） 川大黄（一分，锉碎，微炒） 巴豆霜（一分）

右件药，捣罗为末，入巴豆霜，同研令匀，用软饭和圆，如黍米大。每服，以粥饮下两圆，儿小即一圆。

治小儿寒热往来羸瘦诸方

夫小儿风邪客于皮肤，痰饮渍于脏腑，使血气不和，阴阳交争，故发寒热往来也。胃气挟热，热则消谷，谷消则引食饮，阴阳气血不和，不能充养身体，故寒热虽能食，不生肌肉也。

治小儿寒热往来，不欲乳食，羸瘦，心腹胀，五味子散方。

五味子（一分） 甘草（半分，炙微赤，锉） 当归（一分，锉碎，微炒） 人参（一分，去芦头） 白术（一分） 麦门冬（半两，去心，焙） 赤茯苓（一分） 桔梗（一分，去芦头） 前胡（一分，去芦头） 黄芩（一分）

右件药，捣粗罗为散。每服一钱，以水一小盏，煎至五分，去滓，温服，日三四服，更量儿大小，以意加减。

治小儿寒热往来，食少羸瘦，人参散方。

人参（半两，去芦头） 诃黎勒皮（三分） 黄芪（半两，锉） 柴胡（半两，去苗） 白茯苓（半两） 白术（一分） 鳖甲（半两，涂醋

炙令黄，去裙襕）　桃仁（一分，汤浸去皮尖双仁，麸炒微黄）　木香（半两）　甘草（一分，炙微赤，锉）

右件药，捣细罗为散。不计时候，以粥饮调下半钱，量儿大小，加减服之。

治小儿胁下有气，腹痛，喘逆，气息难为，往来寒热，羸瘦不食，马通粟圆方。

马通内粟（三分）　细辛（三分）　紫菀（三分，洗去苗土）　五味子（一分）　杏仁（三分，汤浸去皮尖双仁，麸炒微黄）　石膏（一分）　秦艽（一分，去苗）　白茯苓（一分）　半夏（一分，汤洗一[38]遍，去滑）

右件药，捣罗为末，炼蜜和圆，如麻子大。每服，以粥饮下五圆，日三服，量儿大小，以意加减。

治小儿往来寒热，多汗心烦，小便赤黄，不欲乳食，四肢羸瘦，黄芪圆方。

黄芪（一分，锉）　麦门冬（一分，去心，焙）　柴胡（半两，去苗）　赤茯苓（一分）　白术（一分）　子芩（一分）　鳖甲（半两，涂醋炙令黄，去裙襕）　甘草（一分，炙微赤，锉）

右件药，捣罗为末，炼蜜和圆，如绿豆大。每服，以粥饮下五圆，日三四服，量儿大小，加减服之。

治小儿乳食不节，伤于脾胃，致往来寒热，时复呕吐，不欲乳食，渐至羸瘦，宜服槟榔圆方。

槟榔（一分）　丁香（一分）　川大黄（半两，锉碎，微炒）　陈橘皮（半两，汤浸去白瓤，焙）　桂心（一分）　诃黎勒皮（半两）　人参（一分，去芦头）

右件药，捣罗为末，炼蜜和圆，如绿豆大。不计时候，以薄生姜汤研下五圆，看儿大小，加减服之。

治小儿痰实诸方

夫小儿痰实，由水饮停积[39]在胸膈间，结聚为痰也。小儿饮乳，因冷热不调，停积胸膈之间，亦结聚成痰，痰多则令儿饮乳不下，吐涎沫，而微壮热也，痰实壮热不止者，则发惊痫也。

治小儿痰实壮热，心胸壅闷，不欲乳食，前胡散方。

前胡（半两，去芦头）　枳壳（一分，麸炒微黄，去瓤）　赤茯苓（一分）　川大黄（一分，锉碎，微炒）　甘草（一分，炙微赤，锉）

右件药，捣粗罗为散。每服一钱，以水一小盏，煎至五分，去滓，温服，日三四服，更量儿大小，加减服之。

治小儿痰气结实，烦壅，半夏散方。

半夏（一分，汤洗七遍，去滑）　前胡（半两，去芦头）　川大黄（一分，锉碎，微炒）　甘草（一分，炙微赤，锉）　川朴硝（一两）

右件药，捣粗罗为散。每服一钱，以水一小盏，入生姜少许，煎至五分，去滓，温温日三四服，量儿大小，以意加减。

治小儿痰壅结实，时欲呕吐，陈橘皮散方。

陈橘皮（半两，汤浸去白瓤，焙）　川升麻（一分）　桑根白皮（半两，锉）　麦门冬（半两，去心，焙）　前胡（一分，去芦头）　川大黄（一分，锉碎，微炒）

右件药，捣粗罗为散。每服一钱，以水一小盏，煎至五分，去滓，不计时候温服，更量儿大小，以意加减。

治小儿五六岁，痰实不散，宜服此方。

前胡（一分，去芦头）　川大黄（一分，锉碎，微炒）　枳壳（一分，麸炒微黄，去瓤）　甘草（一分，炙[40]）　川朴消（一两）

右件药，捣粗罗为散。每服一钱，以水一中盏，入生姜莲子大，煎至六分，去滓，量儿大小，分减温服。

治小儿痰实壅闷，时复呕吐，不欲乳食，赤茯苓散方。

赤茯苓（半两）　甘草（一分，炙微赤，锉）　陈橘皮（一分，汤浸去白瓤，焙）　川朴硝（半两）　旋复花（一分）

右件药，捣粗罗为散。每服二钱，以水一小盏，入生姜如莲子大，煎至五分，去滓，量儿大小，分减温服。

治小儿痰实，心胸不利，多欲呕吐，前胡散方。

前胡（半两，去芦头）　贝母（一分，煨令黄）　白术（一分）　桑

根白皮（一分，锉） 人参（一分，去芦头） 陈橘皮（半分，汤浸去白瓤，焙）

右件药，捣粗罗为散。每服一钱，以水一小盏，煎至五分，去滓，不计时候温服。量儿大小，加减服之。

治小儿痰实，往来寒热，不欲饮食，肌体羸瘦，芒硝圆方。

川芒硝（半两） 川大黄（半两，锉碎，微炒） 半夏（一分，汤洗七遍，去滑） 代赭（半两） 甘遂（一分，微炒） 杏仁（十粒，汤浸去皮尖双仁，麸炒微黄）

右件药，捣罗为末，炼蜜和圆，如绿豆大。空心以温水下两圆，量儿大小，加减服之。

治小儿疟疾诸方

夫小儿疟病者，是夏阳[41]于暑热，客于皮肤，至秋复为风邪所折，阴阳交争，故[42]发寒热而成疟也。凡发欲解则有汗出，汗出多则津液减耗，又热乘于脏则生虚躁，其疟差之后，脏腑未得复，故内犹有热，故渴而引饮者也，若引饮不止，小便涩者，则变成饮癖也。

治小儿七八岁患疟，发歇，寒热心烦，或渴，干漆散方。

干漆（一分，捣碎，炒令烟出） 川大黄（一分，锉碎，微炒） 恒山（半两） 石膏（一两，研） 甘草（半两，炙微赤，锉）

右件药，捣粗罗为散。每服一钱，以水一小盏，入小麦三十粒，煎至五分，去滓放温，发前服之。量儿大小，以意加减。

治小儿疟发后，肚胀，兼头面浮肿，宜服防葵散方。

防葵（半两） 柴胡（半两，去苗） 川大黄（半两，锉碎，微炒） 桑根白皮（半两，锉） 甘草（一分，炙微赤，锉）

右件药，捣粗罗为散。每服一钱，以水一小盏，煎至五分，去滓，温服，日三服，量儿大小，加减服之。

治小儿热瘴气为疟，犀角散方。

犀角屑（半两） 鳖甲（一两，涂醋炙令黄，去裙襕） 柴胡（三分，去苗） 知母（半两） 甘草（半两，炙微赤，锉） 川大黄（半两，锉碎，微炒） 恒山（三分）

右件药，捣粗罗为散。每服一钱，以水一小盏，煎至五分，去滓温服，日三四服，量儿大小，以意加减。

治小儿痎热发疟，知母散方。

知母（一两） 鳖甲（一两，涂醋炙令黄，去裙襕） 牡蛎粉（半两） 恒山（半两）

右件药，捣细罗为散。每服，以粥饮调下半钱，日二[43]服，量儿大小，以意加减。

治小儿痎癖，疟发无时，牡蛎散方。

牡蛎粉（半两） 知母（一分） 恒山（半钱[44]） 乌梅肉（半两） 人参（半两，去芦头） 鳖甲（三分，涂醋炙令黄，去裙襕） 川升麻（一分） 甘草（一分） 豉心（一分） 桃仁（一分，汤浸去皮尖双仁，麸炒微黄）

右件药，捣细罗为散。每服，以温酒调下半钱，日二服，量儿大小，以意加减。

治小儿疟疾，发后烦热，升麻散方。

川升麻（一分） 恒山（一两[45]） 蜀漆（一分） 川大黄（一分，锉碎，微炒） 葳蕤（一分） 黄芩（一分） 桂心（一分） 川芒硝（半两）

右件药，捣粗罗为散。每服一钱，以水一小盏，煎至五分，去滓，温服，以吐利为度，量儿大小，以意加减。

治小儿疟疾，发歇寒热，小便赤黄，宜服桃仁散方。

桃仁（三分，汤浸去皮尖双仁，麸炒微黄） 知母（半两） 鳖甲（三分，涂醋炙微黄，去裙襕） 赤茯苓（三分） 川升麻（半两） 黄芩（半两） 甘草（一分，炙微赤，锉）

右件药，捣粗罗为散。每服一钱，以水一小盏，煎至五分，去滓温服，日三四服，量儿大小，以意加减。

治小儿疟疾，痰壅烦闷，恒山散方。

恒山（半两）　川大黄（半两）　桂心（一分）　甘草（半两，炙微赤，锉）

右件药，捣粗罗为散。每服一钱，以水一小盏，煎至五分，去滓，未发前温服，得吐利为度，如未吐利，再服。量儿大小，以意加减服。

治小儿疟，胸膈间痰涎，发歇寒热，宜服松萝散吐方。

松萝（三分）　恒山（一两）　甘草（三分，炙微赤，锉）

右件药，捣粗罗为散。每服一钱，以水一小盏，煎至五分，去滓，温服，量儿大小，以意加减。以吐为效，不吐更服。

治小儿疟，发作不定，多渴心烦，乌梅散方。

乌梅肉（半两，微炒）　恒山（一两）　甘草（三分，炙微赤，锉）

右件药，捣粗罗为散。每服一钱，以水一小盏，入淡竹叶七[46]片、小麦三十粒，同煎至五分，去滓温服，量儿大小，加减与服。

治小儿疟，寒热发歇不定，黄丹圆方。

黄丹（半两，微炒）　人参（半两，去芦头）　鳖甲（半两，涂醋炙令黄，去裙襕）　恒山（半两）

右件药，捣罗为末，炼蜜和圆，如绿豆大。每于未发前，以冷水下一圆，三岁以上，即可三圆。

治小儿疟，累发不定，砒霜圆方。

砒霜（一分，醋熬三[47]遍，细研）　朱砂（一分，细研）　巴豆（七枚，去皮心，研，纸裹压去油）　母丁香（四枚）　相思子（七枚）　阿魏（半钱，面裹煨，面熟为度）　恒山（一钱）

右件药，捣罗为末，入研了药令匀，炼蜜和圆，如黍米大。每于未发前，以冷水下一[48]圆，每一岁加一圆。

治小儿疟疾烦热，牛黄圆方。

牛黄（一分）　杏仁（一分，汤浸去皮尖双仁，麸炒微黄）

右件药，同研如膏，炼蜜和圆，如麻子大。每服，以温水下三圆，日三服，量儿大小，加减服之。

治小儿疟疾，必效大蒜圆方。

独颗蒜（一枚，去心）　巴豆（一枚，去皮心）

右件药，取巴豆内蒜中，用湿纸裹煨令熟，捣如膏，圆如麻子大。每服，以醋汤下一[49]圆，以吐利为度，更量小儿大小，加减服之，五月五日修合更佳。

治小儿疟疾，恒山圆方。

恒山（一两，末） 白蜡（半两） 鸡子（一枚）

右件药，敲鸡子，去黄用清，与恒山末拌和令匀，于瓷碗中熔蜡，都拌和，以绵幕碗口，坐甑中蒸三遍，取出，圆如麻子大。每服，以粥饮下五圆，当吐即差，量儿大小，加减服之。

治小儿久疟不断，胸胁下痞坚，蜀漆圆方。

蜀漆（一分） 杏仁（一分，汤浸去皮尖双仁，麸炒微黄） 黄连（一分，去须） 桂心（一分） 甜葶苈（一分，隔纸炒令紫色） 川芒硝（半两） 川大黄（半两，锉碎，微炒）

右件药，捣罗为末，炼蜜和圆，如麻子大。每服，以粥饮下五圆，日三服，量儿大小，以意加减。

治小儿疟疾，发歇寒热，体颤，黄丹圆方。

黄丹（半两，微炒） 恒山末（半两） 虎睛（一只，酒浸，炙令黄）

右件药，同研令细，炼蜜和圆，如梧桐子大。每未发前，以温水下二圆，五岁已下，可服一圆。

治小儿疟疾，发时壮热增[50]寒，面色青黄，饮食不下，恒山圆方。

恒山（半两） 川大黄（半两，锉碎，微炒） 甘草（半两，炙微赤，锉） 麝香（半钱[51]，细研）

右件药，捣罗为末，研入麝香令匀，炼蜜和圆，如梧桐子大。每临发前，以暖水下二圆，三岁已下即服一圆。

又方。

蛇蜕皮烧灰，细研为散，于未发前，以冷水调下一字，三岁以上，即服半钱。

又方。

鳖甲（一两）

右烧灰细研为散，于未发前，以温酒调下半钱，三岁已下，即服一字。

治小儿冷热不调诸方

夫小儿冷热不调者，盖为乳食乖度，寒温火[52]节，或阴阳相胜，气血不调，致令冷归下焦，热冲上膈，若风冷入于肠胃，则泻痢不定，或腹中气满，或时作呕逆，不能乳食，故谓之冷热不调也。

治小儿冷热不调，胃气壅滞，少思饮食，木香散方。

木香（一分） 大腹皮（一分，锉） 人参（一分，去芦头） 赤茯苓（一分） 青橘皮（一分，汤浸去白瓤，焙） 诃黎勒皮（一分） 桂心（一分） 前胡（一分，去芦头） 半夏（一分，汤洗七遍，去滑） 丁香（一分） 甘草（一分，炙微赤，锉）

右件药，捣粗罗为散。每服一钱，以水一小盏，入生姜半枣大，煎至五分，去滓放温，量儿大小，以意加减服之。

治小儿冷热不调，可思饮食，食即不消，赤芍药圆方。

赤芍药（三分） 桂心（一分） 柴胡（半两，去苗） 鳖甲（一两，涂醋炙令黄，去裙襕） 川大黄（三分，锉碎，微炒） 赤茯苓（半两）

右件药，捣罗为末，炼蜜和圆，如梧桐子大。二岁以上，粥饮化破三圆服，日三服，如四岁以上至七岁服七圆，以粥饮下。

治小儿冷热不调，腹内疼痛，发歇不定，白术散方。

白术（半两） 当归（半两，锉碎，微炒） 芎䓖（半两） 干姜（一分，炮裂，锉） 青橘皮（一分，汤浸去白瓤，焙） 甘草（一分，炙微赤，锉）

右件药，捣粗罗为散。每服一钱，以水一小盏，煎至五分，去滓，不计时候，量儿大小，加减服之。

治小儿冷热不调，腹痛下痢，香连散方。

木香（一分） 黄连（半两，去须） 当归（一分，锉碎，微炒）

干姜（一分，炮裂，锉） 阿胶（半两，捣碎，炒令黄燥）

右件药，捣细罗为散。每服，以粥饮调下半钱，量儿大小，加减频服。

治小儿冷热不调，大便或壅或通，不欲乳食，诃黎勒散方。

诃黎勒皮（半两） 人参（一分，去芦头） 槟榔（一分） 木香（一分） 川大黄（半两，锉碎，微炒） 桂心（一分） 芎䓖（一分）

右件药，捣粗罗为散。每服一钱，以水一小盏，入生姜少许，煎至五分，去滓，不计时候，量儿大小，加减温服。

治小儿冷热不调，大便青黄，心腹多痛，不欲乳食，当归圆方。

当归（三分，锉碎，微炒） 人参（三分，去芦头） 白芍药（三[53]分） 芎䓖（三分） 甘草（半两，炙微赤，锉） 白术（半两）

右件药，捣罗为末，以面糊和圆，如麻子大。每服，以粥饮下五圆，日三服，三岁以上，加圆数服之。

治小儿冷热不调，腹痛不可忍，或时寒热，下痢浓血，木香散方。

木香（一分） 芎䓖（半两） 当归（半两，锉碎，微炒） 桔梗（半两，去芦头） 黄芩（半两）

右件药，捣罗为末，炼蜜和圆，如梧桐子大。不计时候，以温生姜汤研破二圆服之，量儿大小，以意加减。

治小儿四五岁，腹内冷热不调，不能食饮，调气散方。

白术（三分） 人参（三分，去芦头） 甘草（三分，炙微赤，锉） 厚朴（一两，去粗皮，涂生姜汁，炙令香熟）

右件药，捣粗罗为散。每服一钱，以水一盏，入生姜少许，煎至五分，去滓放温，量儿大小，加减服之。

治小儿冷热不调，或时下痢，腹痛，不能饮食，犀角散方。

犀角屑（半两） 桂心（半两） 甘草（半两，炙微赤，锉） 当归（半两，锉碎，微炒） 黄连（半两，去须） 陈橘皮（半两，汤浸去白瓤，焙） 人参（半两，去芦头） 干姜（半两，炮裂，锉）

右件药，捣粗罗为散。每服一钱，以水一小盏，煎至五分，去滓，放温服之。日三服，量儿大小，以意加减。

治小儿冷热不调，腹[54]胃滞结，壮热作时，两肋刺痛，赤茯苓圆方。

赤茯苓（三分）　当归（一分，锉，微炒）　芎䓖（一分）　川大黄（三分，锉碎，微炒）　鳖甲（三分，涂醋炙令黄，去裙襕）

右件药，捣罗为末，炼蜜和圆，如绿豆大。每服，以粥饮下五圆，日三服，量儿大小，以意加减。

治小儿胸中有寒诸方

夫小儿三焦不调，则寒气独留，上膈不通，则令儿乳哺不得消，下噫气酸臭，胸膈痞满，甚则气息喘急也。

治小儿胸膈有寒，或时嗽逆，不欲乳食，诃黎勒散方。

诃黎勒（一两，煨用皮）　白术（半两）　五味子（半两）　麦门冬（半两，去心，焙）　白茯苓（半两）　甘草（半两，炙微赤，锉）　人参（半两，去芦头）　细辛（一两）　陈橘皮（半两，汤浸去白瓤，焙）

右件药，捣粗罗为散。每服一钱，以水一小盏，煎至五分，去滓，不计时候温服，量儿大小，加减服之。

治小儿胸中有寒，多吐清水，不能乳[55]食，人参散方。

人参（半两，去芦头）　厚朴（半两，刮去皴皮，涂生姜汁，炙令香熟）　陈橘皮（半两，汤浸去白瓤，焙）　当归（一分，锉碎，微炒）　丁香（一分）　白术（半两）

右件药，捣粗罗为散。每服一钱，以水一小盏，入生姜少许，同煎至五分，去滓，不计时候温服，量儿大小，以意增减。

治小儿胸中有寒，乳哺不消，腹中痞满，气逆不能乳食，肉豆蔻散方。

肉豆蔻（一分，去壳）　人参（二[56]分，去芦头）　藿香（一分）　白茯苓（一分）　厚朴（半两，刮去皴皮，涂生姜汁，炙令香熟）　白术（一分）　干姜（半两，炮裂，锉）　诃黎勒（半两，煨用皮）　木香（一分）　甘草（一分，炙微赤，锉）

右件药，捣粗罗为散。每服一[57]钱，以水一小盏，煎至五分，去滓温服，日三服，量儿大小，加减服之。

治小儿胸中有寒，气逆呕吐，温膈散方。

人参（一分，去芦头） 诃黎勒（半两，煨用皮） 丁香（一分） 草豆蔻（一分，去皮） 甘草（一分，炙微赤，锉） 陈橘皮（一分，汤浸去白瓤，焙）

右件药，捣粗罗为散。每服一钱，以水一小盏，煎至五分，去滓，不计时候温服，更量儿大小，加减服之。

治小儿胸中寒气积滞，气逆，不下乳食，草豆蔻散方。

草豆蔻（三枚，去皮） 槟榔（一分） 诃黎勒（半两，煨用皮） 人参（一分，去芦头） 前胡（一分，去芦头） 甘草（半分，炙微赤，锉）

右件药，捣粗罗为散。每服一钱，以水一小盏，煎至五分，去滓，不计时候温服，更量儿大小，以意加减。

治小儿胸中寒气结塞不通，时欲呕吐，前胡散方。

前胡（一分，去芦头） 白术（一分） 人参（一分[58]，去芦头） 陈橘皮（一分，汤浸去白瓤，焙） 高良姜（一分，锉） 藿香（一分） 甘草（半分，炙微赤，锉） 厚朴（一分，去粗皮，涂生姜汁，炙令香熟）

右件药，捣粗罗为散。每服一钱，以水一小盏，煎至五分，去滓，不计时候温服，更量儿大小，以意加减。

治小儿脾胃气不和不能饮食诸方

夫脾者脏也，胃者腑也，脾胃二气，合为表里，胃受谷而脾磨之，二气平调，则谷化而能食，若虚实不等，水谷不消，故令腹胀，或泄利不能饮食，所以谓之脾胃气不和，不能饮食也。

治小儿脾胃气不和，腹胁妨闷，不能饮食，四肢羸弱，人参散方。

人参（一分，去芦头） 丁香（一分） 陈橘皮（半两，汤浸去白

瓤，焙）　黄芪（一分，锉）　甘草（一分，炙微赤，锉）　诃黎勒皮（半两）

右件药，捣粗罗为散。每服一钱，以水一小盏，入生姜少许、枣一枚，煎至五分，去滓，不计时候温服，量儿大小，以意加减。

治小儿脾胃气不和，见食欲呕，心胸壅闷，前胡散方。

前胡（三分，去芦头）　赤茯苓（半两）　桂心（一分）　人参（半两，去芦头）　白术（半两）　枇杷叶（半两，拭去毛，炙微黄）　芦根（三分，锉）　厚朴（半两，去粗皮，涂生姜汁，炙令香熟）　甘草（半两，炙微赤，锉）

右件药，捣粗罗为散。每服一钱，以水一小盏，入生姜少许，煎至五分，去滓，不计时候，看儿大小，分减温服。

治小儿冷伤脾胃，气不和，心腹痛，不欲饮食，高良姜散方。

高良姜（一分，锉）　陈橘皮（一分，汤浸去白瓤，焙）　人参（半两，去芦头）　草豆蔻（一分，去皮）　当归（一分，锉碎，微炒）　桂心（一分）

右件药，捣粗罗为散。每服一钱，以水一小盏，煎至五分，去滓，不计时候，看儿大小，分减温服。

治小儿脾胃气不和，增[59]寒壮热，不纳乳食，白豆蔻散方。

白豆蔻（一分，去皮）　黄芪（半两，锉）　甘草（一分，炙微赤，锉）　陈橘皮（一分，汤浸去白瓤，焙）　干木瓜（半两）　芎䓖（一分）　人参（半两，去芦头）　枇杷叶（一分，拭去毛，炙微黄）

右件药，捣粗罗为散。每服一钱，以水一小盏，入生姜少许、枣一枚，煎至五分，去滓，不计时候，量儿大小，分减温服。

治小儿脾胃气不和，时时腹胁虚胀，不欲乳食，诃黎勒散方。

诃黎勒皮（一分）　京三棱（半两，微煨[60]，锉）　人参（半两，去芦头）　陈橘皮（半两，汤浸去白瓤，焙）　厚朴（半两，去粗皮，涂生姜汁，炙令香熟）　干姜（一分，炮裂，锉）　桂心（一分）　甘草（一分，炙微赤，锉）

右件药，捣细罗为散。不计时候，以温枣汤调下半钱，量儿大小，以意加减。

治小儿脾气不和，食少无力，温脾散方。

人参（二分，去芦头） 白术（半两） 诃黎勒皮（三分） 木香（半两） 黄芪（半两，锉） 白茯苓（半两） 藿香（半两） 陈橘皮（半两，汤浸去白瓤，焙） 桔梗（半两，去芦头） 甘草（一分，炙微赤，锉）

右件药，捣粗罗为散。每服一钱，以水一小盏，入生姜少许、枣一枚，煎至五分，去滓，不计时候，量儿大小，增减温服。

治小儿脾胃久虚，吃食减少，四肢羸瘦，五香煎方。

丁香（一两） 沉香（一两） 麝香（一钱，细研入） 木香（一两） 藿香（一两） 白术（一两） 诃黎勒皮（半两） 陈橘皮（一两，汤浸去白瓤，焙） 白茯苓（一两） 甘草（半两，炙微赤，锉） 黄芪（一两，锉）

右件药，捣筛为散。以水五升，慢火煎至一升，以布绞取汁，却入锅内，入麝香蜜三合、生姜汁半合、枣肉二十枚，慢火熬成煎。每服，以粥饮调下半茶匙，量儿大小，以意加减。

治小儿呕吐不止诸方

夫小儿呕吐者，由儿啼未定，气息未调，乳母匆遽[61]以乳饮之，其气尚逆，乳不得下，停滞胸膈，则气满急，令儿呕吐。父[62]乳母失将息，冷气入乳，其乳变坏，不捏除之，乃便以饮儿，冷乳入腹，与胃气相逆，则腹胀痛，气喘，亦令呕吐。又解脱换衣，及洗浴露儿身体，不避风冷，风因[63]客于皮肤腠理，搏于血气，则入于胃，亦腹胀痛而呕吐也。凡如此风冷变坏之邪[64]，非直令呕吐，皆肠虚入于大肠，则为痢也。

治小儿呕吐不止，心神烦闷，恶闻食气，人参散方。

人参（一分，去芦头） 丁香（一分） 菖蒲（一分）

右件药，捣细罗为散。每服一钱，以水一小[65]盏，入生姜少许，煎至五分，去滓放温，量儿大小，以意加减，渐渐与服。

治小儿呕吐，心胸烦热，麦门冬散方。

麦门冬（半两，去心，焙） 厚朴（半两，去粗皮，涂生姜汁，炙令香熟） 人参（半两，去芦头）

右件药，捣粗罗为散。每服一钱，以水一小盏，入生姜少许、枣一枚、粟米五十粒，煎至四分，去滓放温，量儿大小，渐渐与服。

治小儿腹胁虚胀，呕吐，不纳饮食，温中散方。

丁香（一分） 诃黎勒皮（半两） 草豆蔻（三枚，去壳[66]） 陈橘皮（三分，汤浸去白瓤，焙） 桂心（一分） 人参（半两，去芦头）

右件药，捣细罗为散。每服，以粥饮调下半钱，量儿大小，以意加减。

治小儿呕吐烦渴，葛根散方。

葛根（半两，锉） 人参（半两，去芦头） 白术（半两） 半夏（一分，汤洗七遍，去滑） 陈橘皮（半两，汤浸去白瓤，焙） 桑根白皮（半两，锉）

右件药，捣粗罗为散。每服一钱，以水一小盏，入生姜半枣大，煎至五分，去滓，放温，量儿大小，渐渐与服。

治小儿呕吐不定，丁香散方。

丁香（一分） 麝香（半分，细研） 人参（一分，去芦头） 白茯苓（一分） 木香（一分） 葛根（一分，锉） 枇杷叶（一分，拭去毛，炙微黄） 甘草（一分，炙微赤，锉）

右件药，捣细罗为散，入麝香同研令匀。不计时候，以生姜汤调下半钱，量儿大小，以意加减。

又方。

藿香（半两） 丁香（半两） 代赭（半两） 甘草（半两，炙微赤，锉）

右件药，捣细罗为散。不计时候，以温水调下半钱，量儿大小，以意加减。

治小儿呕吐心烦，不纳乳食，丁香散方。

丁香（一分） 人参（一分，去芦头） 茅根（半两，锉） 麦门冬

（半两，去心，焙） 陈橘皮（二分，汤浸去白瓤，焙） 甘草（一分，炙微赤，锉）

右件药，捣粗罗为散。每服一钱，以水一小盏，煎至五分，去滓，稍热频服，量儿大小，以意加减。

治小儿呕吐不止，心神烦热，麦门冬散方。

麦门冬（半两，去心，焙） 淡竹茹（半两） 甘草（一分，炙微赤，锉） 人参（一分，去芦头） 陈橘皮（一分，汤浸去白瓤，焙） 茅根（一分，锉）

右件药，捣粗罗为散。每服一钱，以水一小盏，入生姜少许，煎至五分，去滓，稍热频服，量儿大小，以意加减。

治小儿脾胃气逆，呕吐不止，肉豆蔻圆方。

肉豆蔻（一分，去壳） 人参（半两，去芦头） 木香（一分） 诃黎勒皮（一分） 麝香（一钱，细研） 朱砂（一分，细研）

右件药，捣罗为末，都研令匀，用面糊和圆，如麻子大。三四岁儿，不计时候，以粥饮下三圆，量儿大小，以意加减。

治小儿呕吐喘促，菖蒲圆方。

菖蒲（半两） 人参（半两，去芦头） 赤茯苓（半两）

右件药，捣罗为末，炼蜜和圆，如绿豆大。不计时候，以生姜汤研下三圆，更随儿大小，加减服之。

治小儿哕诸方

夫小儿哕者，由哺乳冷，冷气入胃，与胃气相逆，冷折胃气不通，故令哕也。

治小儿哕不止，丁香散方。

丁香（二分） 藿香（一分） 人参（三[67]两，去芦头） 花桑叶（一两，微炒） 白茅根（一分，锉）

右件药，捣粗罗为散。三四岁儿，每服一钱，以水一小盏，入生姜少许，煎至五分，去滓，不计时候，带热服之，更量儿大小，以意加减。

治小儿哕逆不止，心神烦乱，人参散方。

人参（半两，去芦头） 白术（半两） 白茯苓（半两） 甘草（一分，炙微赤，锉） 藿香（一分）

右件药，捣粗罗为散。每服一钱，以水一小盏，煎至五分，去滓，不计时候，稍热服之，量儿大小，以意分减。

治小儿哕，不纳乳食，草豆蔻散方。

草豆蔻（三枚，去皮） 甘草（一分，炙微赤，锉） 人参（半两，去芦头）

右件药，捣粗罗为散。每服一钱，以水一小盏，煎至五分，去滓，不计时候温服，量儿大小，以意增减。

治小儿多哕，心胸烦闷，麦门冬散方。

麦门冬（一两，去心，焙） 甘草（一分，炙微赤，锉） 人参（半两，去芦头） 陈橘皮（半两，汤浸去白瓤，焙） 厚朴（半两，去粗皮，涂生姜汁，炙令香熟）

右件药，捣粗罗为散。三四岁儿，每服一钱，以水一小盏，煎至四分，去滓，稍热频服，量儿大小，以意加减。

治小儿哕，乳母服，人参散方。

人参（三分，去芦头） 陈橘皮（一两，汤浸去白瓤，焙）

右件药，捣粗罗为散。每服三钱，以水一中盏，入生姜半分，煎至六分，去滓热服，至夜三四服，乳母服讫，即乳儿甚效。

治小儿烦热哕方。

牛乳（二合） 生姜汁（一合）

右件药，于银器中，以慢火煎五六沸，一岁儿饮半合，量儿大小，加减服之。

又方。

羊乳（五合）

右以慢火，于银器中煎三两沸，量儿大小，以意时时服之。

治小儿霍乱诸方

夫小儿霍乱者，由阴阳清浊二气相干，谓之气乱，气乱于肠胃之间，为霍乱也。小儿肠胃软弱，因解脱逢风冷，乳哺不消而变吐利也，或乳母触冒[68]风寒，食饮生冷物等，冷气流入于乳，儿若饮之，亦成霍乱吐利，此皆是触犯腑脏，使清浊之气相干之所致也，挟风而若实者，则身发热，头痛体痛而复吐利。凡小儿霍乱，皆须暂断其乳，亦以药与乳母服食，令血气调通[69]，乳汁温和也，若小儿吐利不止，血气变乱即发惊痫也。

治小儿霍乱，吐逆不止，人参散方。

人参（半两，去芦头） 白术（一分） 藿香（半两） 葛根（半两，锉） 厚朴（一分，去粗皮，涂生姜汁，炙令香熟） 甘草（一分，炙微赤，锉）

右件药，捣粗罗为散。每服一钱，以水一小盏，煎至五分，去滓，不计时候，量儿大小，分减温服。

治小儿霍乱后，吐泻不止，烦闷，半夏散方。

半夏（半两，汤洗七遍，去滑） 黄连（半两，去须） 黄芩（一分） 干姜（半两，炮裂，锉） 陈橘皮（半两，汤浸去白瓤，焙） 人参（半两，去芦头） 当归（半两，锉，微炒） 甘草（一分，炙微赤，锉）

右件药，捣粗罗为散。每服一钱，以水一小盏，煎至五分，去滓，不计时候，量儿大小，分减温服。

治小儿霍乱不止，和胃气，定吐泻，立效方。

胡椒（七枚，拍研） 人参（半两，去芦头） 陈橘皮（一分，汤浸去白瓤，焙） 红粳米（四十九粒） 枣（三枚） 生姜（半两）

右件药，都细锉和匀，作七服，每服，以水一小盏，煎至五分，去滓，不计时候，量儿大小，分减温服。

治小儿霍乱，吐泻不定，丁香散方。

丁香（半分[70]） 藿香（半两） 人参（半分，去芦头） 桑黄（半两） 木香（半分） 甘草（半分，炙微赤，锉） 葛根（半分，锉）

枇杷叶（半分，拭去毛，炙微黄）

右件药，捣细罗为散。不计时候，以麝香汤调半钱，量儿大小，以意加减服之。

治小儿霍乱吐泻，心烦闷，丁香圆方。

丁香（一分） 地黄花（一分） 桑叶（一分） 朱砂（一分，细研） 甘草（半两，炙微赤，锉）

右件药，捣罗为末，研入朱砂令匀，炼蜜和圆，如黍米大。每服，以生姜温汤下二圆，三岁以上以意计之。

治小儿霍乱，吐泻不止，心神烦渴方。

人参（半两，去芦头） 麦门冬（一分，去心，焙） 陈橘皮（半两，汤浸去白瓤，焙） 诃黎勒皮（一分） 丁香（一分） 桂心（一分）

微右件药，捣粗罗为散。每服一钱，以水一小盏，煎至五分，去滓，不计时候温服，量儿大小，以意增减。

治小儿霍乱，吐泻不止，食饮不下，肉豆蔻散方。

肉豆蔻（一枚，去壳） 丁香（半分） 桂心（半两） 人参（半两，去芦头） 白茯苓（半两） 枇杷叶（半分，拭去毛，炙微黄） 黄芪（半分，锉） 陈橘皮（一分，汤浸去白瓤，焙） 甘草（半两，炙微赤，锉）

右件药，捣细罗为散。一岁儿，每服，以温水调下半钱，量儿大小，以意加减。

又方。

人参（半两，去芦头） 芦根（半两，锉） 藊豆[71]苗（三分） 仓粳米（半分[72]微炒）

右件药，捣粗罗为散。每服一钱，以水一小盏，煎至五分，去滓，不计时候，看儿大小，以意加减温服。

又方。

干桑叶（半两） 藿香（半两）

右件药，捣细罗为散。不计时候，以粥饮调下半[73]钱，量儿大小，以意增减。

又方。

肉豆蔻（一分，去壳）　藿香（一分）　甘草（一分，炙微赤，锉）

右件药，捣粗罗为散。每服一钱，以水一小盏，煎至五分，去滓，不计时候，量儿大小，分减温服。

治小儿霍乱，吐泻不止，龙骨散方。

龙骨末（一分）　草豆蔻末（半两）　烂蘧蒢末（半分）

右件药，都研令匀，以奶汁三合，煎至二合，去滓，别入牛黄麝香兔毛灰各一字，生姜汁少许，调令匀，分为三服，如人行五里一服。

治小儿霍乱，吐泻不止，腹痛，肉豆蔻散方。

肉豆蔻（一分，去壳）　桂心（一分）　人参（半两，去芦头）　甘草（半两，炙微赤，锉）

右件药，捣粗罗为散。每服一钱，以水一小盏，入生姜少许，煎至五分，去滓，不计时候，量儿大小，分减温服。

治小儿霍乱吐泻不止，心胸烦闷，菖蒲散方。

菖蒲（一分）　肉豆蔻（一[74]分，去壳）　人参（一分，去芦头）　白茯苓（一分）

右件药，捣细罗为散。不计时候，以温生姜汤调下半钱，量儿大小，以意加减。

治小儿霍乱，吐泻不定，人参散方。

人参（二[75]分，去芦头）　黄连（二分，去须）　陈橘皮（三分，汤浸去白瓤，焙）　厚朴（三分，去粗皮，涂生姜汁，炙令香熟）

右件药，捣细罗为散，每服，以陈粟米粥饮调下半钱，三岁以上加药服之。

又方。

甘草（半两，炙微赤，锉）　干姜（一分，炮裂，锉）　肉豆蔻（一分去壳）

右件药，捣细罗为散。每服，以冷水调下一字，二岁以上，加药服之。

又方。

人参（一分，去芦头）　丁香（半两）

右件药，捣碎，以奶汁三合，煎五七沸，去滓放温，量儿大小，分减渐渐服之。

又方。

丁香末（一钱）　消梨（一枚，绞汁）　奶汁（一合）

右件药，相和令匀，少少与儿服之。

又方。

桑虫一枚炙焦黄，细研，以奶汁调灌之。

又方。

蠮螉[76]窠（微炙）

右捣罗为末，以奶汁调一字服之。

治小儿霍乱，不下乳食，麦门冬散方。

麦门冬（一两，去心，焙）　厚朴（半两，去粗皮，涂生姜汁，炙令香熟）　白茯苓（一分）　人参（一分，去芦头）　陈橘皮（一分，汤浸去白瓤，焙）　茅香（半两）　干木瓜（一分）

右件药，捣粗罗为散。每服一钱，以水一小盏，入生姜少许，煎至五分，去滓，不计时候，量儿大小，分减温服。

治小儿霍乱，不欲乳食，丁香散方。

丁香（一分）　人参（半两，去芦头）

右件药，捣粗罗为散。每服一钱，以水一小盏，煎至五分，去滓，不计时候，量儿大小，分减温服。

治小儿霍乱不止，肉豆蔻散方。

肉豆蔻（一分，去壳）　藿香（半两）

右件药，捣粗罗为散。每服一钱，以水一小盏，煎至五分，去滓，不计时候，量儿大小，分减温服。

治小儿霍乱，但利不吐方。

乌牛粪（半两，烧灰）　人参（三分，去芦头）　生姜（半分，切）

右件药，用甜淡浆水一大盏，煎至五分，去滓，不计时候，量儿大小，分减温服。

治小儿霍乱渴不止，白茯苓散方。

白茯苓（一两）　乌梅肉（一分，微炒）　干木瓜（半两）

右件药，捣粗罗为散。每服一钱，以水一小盏，煎至五分，去滓令温，时时与服，随儿大小，以意加减。

又方。

芦根（一两，锉） 糯米（半合）

右件药，以水一大盏，煮取五分，去滓，入蜜半合，更煎一两沸，随儿大小，以意增减温服。

又方。

芦蘀[77] 藊豆藤（各半两） 人参（一两，去芦头）

右件药，细锉，分为六服，每服，以水一小盏，煎至五分，去滓，不计时候，量儿大小，分减稍热服。

治小儿乳霍不止，蘧蒢散方。

故蘧蒢篾（半两） 盐（一字） 牛黄（一黑豆大，细研） 乳汁（一合[78]）

右件药，将乳汁煎二味三两沸，去滓，调入牛黄服之，立差。

治小儿霍乱吐泻，面色青，四肢冷，虚汗出，丁香圆方。

丁香（一分） 藿香（一分） 人参（半两，去芦头）

右件药，捣罗为末，炼蜜和圆，如麻子大。不计时候，以粥饮研下五[79]圆，量儿大小，以意增减。

又方。

香菜（一分） 生姜（如半枣大，切碎） 薄荷心（半分）

右件药，以水一小盏，煎至五分，去滓，量儿大小，分减稍热频服。

治小儿霍乱心腹痛诸方

夫小儿冷热不调，乳哺不节，使阴阳清浊之气相干，而变乱于肠胃之间，则成霍乱也。而心腹痛者，是冷气与真气相击，或上攻心，或下攻腹，故令痛也。

治小儿霍乱，心腹刺痛，呕吐，丁香散方。

丁香（半两） 桔梗（半两，去芦头） 人参（半两，去芦头） 白

术（半两）　厚朴（半两，去粗皮，涂生姜汁，炙令香熟）　甘草（一分，炙微赤，锉）

右件药，捣粗罗为散。每服一钱，以水一小盏，煎至五分，去滓，不计时候，量儿大小，分减温服。

治小儿霍乱，心腹痛，不欲饮食，人参散方。

人参（一分，去芦头）　丁香（一分）　桂心（一分）　草豆根[80]（一分，去皮）　厚朴（一分，去粗皮，涂生姜汁，炙令香熟）　当归（一分，锉，微炒）　陈橘皮（一分，汤浸去白瓤，焙）　白术（一分）　芎䓖（一分）

右件药，捣细罗为散。不计时候，煮姜枣米饮调下生[81]钱，量儿大小，以意加减。

治小儿霍乱，心腹痛不止，高良姜散方。

高良姜（半两，锉）　人参（半两，去芦头）　赤芍药（半两）　陈橘皮（半两，汤浸去白瓤，焙）　甘草（半两，炙微赤，锉）

右件药，捣粗罗为散。每服一钱，以水一小盏，煎至五分，去滓，不计时候，量儿大小，加减温服。

治小儿霍乱，吐泻不止，心腹痛，面色青黄，四肢冷，温中散方。

人参（一两，去芦头）　厚朴（半两，去粗皮，涂生姜汁，炙令香熟）　干姜（一分，炮裂，锉）　白术（三分）　甘草（半两，炙微赤，锉）　桂心（半两）

右件药，捣粗罗为散，每服一钱，以水一小盏，煎至五分，去滓，不计时候，量儿大小，加减温服。

治小儿霍乱，乳食不消，心腹满痛，宜服此方。

木香（一分）　当归（一分，锉，微炒）　诃黎勒皮（半两）　陈橘皮（一分，汤浸去白瓤，焙）　白术（一分）　藿香（一分）

右件药，捣细罗为散，不计时候，以生姜汤调下半钱，看儿大小，以意加减。

治小儿霍乱，吐泻不止，心腹痛，面无颜色，渐至困乏，白术散方。

白术（半两）　草豆蔻（一分，去皮）　丁香（半两）　当归（一分，锉，微炒）　陈橘皮（半两，汤浸去白瓤，焙）　甘草（半分，炙微

赤，锉）

右件药，捣细罗为散。不计时候，以粥饮调下半钱，量儿大小，加减温服。

治小儿霍乱吐泻，心痛[82]痛不定，丁香散方。

丁香（半分）　干姜（半分，炮裂）　桂心（半分）　人参（一分，去芦头）　诃黎勒皮（一分）　甘草（半分，炙微赤，锉）

右件药，捣细罗为散。不计时候，煎姜枣汤调下半钱，量儿大小，以意加减。

治小儿吐利诸方

夫小儿吐利者，儿[83]肠虚而胃气逆故也，小儿有解脱，而风冷入于肠胃，则泄利，胃气逆，则呕吐，此大体与霍乱相似，而小轻不极闷顿，故直云吐利，不呼为霍乱也。

治小儿吐利，发热，不欲乳食，人参散方。

人参（半两，去芦头）　甘草（一分，炙微赤，锉）　黄芩（二分）　干姜（一分，炮裂，锉）　桂心（一分）

右件药，捣罗为散，每服一钱，以水一小盏，入枣一枚，煎至五分，去滓，不计时候，稍热服之，随儿大小，以意增减。

治小儿吐利，腹胁虚闷，诃黎勒散方。

诃黎勒皮（半两）　人参（半两，去芦头）　白术（半两）　甘草（半两，炙微赤，锉）　厚朴（半两，去粗皮，涂生姜汁，炙令香熟）　桂心（一分）　陈橘皮（半两，汤浸去白瓤，焙）

右件药，捣粗罗为散。每服一钱，以水一小盏，煎至五分，去滓，不计时候，稍热服之，量儿大小，以意加减。

治小儿冷热不和，吐利不止，白术散方。

白术（一分）　木香（一分）　陈橘皮（一分，汤浸去白瓤，焙）

丁香（一分）　麦门冬（三分，去心，焙）

右件药，捣粗罗为散。每服一钱，以水一中盏，煎至五分，去滓，不计时候稍热服，量儿大小，以意加减。

治小儿吐利，兼胸胁胀满，草豆蔻散方。

草豆蔻（一分，去皮）　木香（一分）　五味子（一分）　人参（一分，去芦头）　白茯苓（一分）　诃黎勒皮（半两）　陈橘皮（一分，汤浸去白瓤，焙）　甘草（半两，炙微赤，锉）

右件药，捣粗罗为散。每服一钱，以水一小盏，煎至五分，去滓，不计时候稍热服，随儿大小，以意加减。

【校注】

① 亦：日本抄本作"之"字。

② 川大黄：其下诸本皆无用量，有脱文，待考。

③ 炒：日本抄本作"黄"字。

④ 一：日本抄本作"半"字。

⑤ 此：日本抄本作"凡"字。

⑥ 三分：其下日本抄本有"去心焙"三字。

⑦ 牡：日本抄本作"壮"字。

⑧ 分：日本抄本作"两"字。

⑨ 滑：日本抄本作"须"字。义长可从。

⑩ 一：日本抄本作"二"。

⑪ 川升麻：其下日本抄本有"一分"二字，此处脱文。

⑫ 用：日本抄本作"服"字。

⑬ 三：日本抄本作"二"。

⑭ 枚：日本抄本作"两"字。

⑮ 两：日本抄本作"分"字。

⑯ 茅：日本抄本作"芦"字。

⑰ 两：日本抄本作"分"字。

⑱ 三分：日本抄本作"半两"二字。

⑲ 三：日本抄本作"一"。

⑳ 疾：日本抄本作"病"字。

㉑ 拌：日本抄本作"和"字。

㉒ 炒：日本抄本作"研"字。

㉓ 臀：日本抄本作"者"字，义长可从。

㉔ 疏：日本抄本作"燥"字。

㉕ 逆：日本抄本作"嗽"字。

㉖ 熏：日本抄本作"蒸"字。

㉗ 两：日本抄本作"升"字。

㉘ 三：日本抄本作"一"。

㉙ 胵：同"胰"。

㉚ 两：日本抄本作"分"字。

㉛ 胵：日本抄本作"脂"字。

㉜ 两：日本抄本作"分"字。

㉝ 半：日本抄本作"十"字。

㉞ 子：日本抄本作"不"字。

㉟ 胁：日本抄本作“腹”字。

㊱ 研：其下日本抄本有“令”字。

㊲ 服：据文义疑为“胀”字。

㊳ 一：日本抄本作“十”。

㊴ 积：日本抄本作“滞”字。

㊵ 炙：其下日本抄本有“微赤锉”三字。

㊶ 阳：日本抄本作“伤”字。

㊷ 故：日本抄本作“攻”字。

㊸ 二：日本抄本作“三”。

㊹ 钱：日本抄本作“两”字。

㊺ 两：日本抄本作“分”字。

㊻ 七：日本抄本作“十”字。

㊼ 三：日本抄本作“五”。

㊽ 一：日本抄本作“二”。

㊾ 一：日本抄本作“三”。

㊿ 增：日本抄本作“憎”字，义胜。

51 钱：日本抄本作“两”字。

52 火：日本抄本作“失”字，义长可从。

53 三：日本抄本作“二”。

54 腹：日本抄本作“肠”字。

55 乳：日本抄本作“饮”字。

56 二：日本抄本作“一”。

57 一：日本抄本作“二”。

58 分：日本抄本作“两”字。

59 增：日本抄本作“憎”字，义胜。

60 煨：日本抄本作“焙”字。

61 忩遽：亦作“匆剧”。匆忙急促。

62 父：日本抄本作“又”字。

63 因：日本抄本作“冷”字。

64 邪：日本抄本作“乳”字。

65 小：日本抄本作“中”字。

66 壳：日本抄本作“皮”字。

67 三：日本抄本作“半”字。

68 胃：日本抄本作“冒”字，义长可从。

69 通：日本抄本作“适”字。

70 分：日本抄本作“两”字。

71 藊豆：即“扁豆”。

72 分：日本抄本作“合”字。

73 半：日本抄本作“一”。

74 一：日本抄本作“二”。

75 二：日本抄本作“三”。

76 蠮螉（yēwēng 噎翁）：一种腰细长的蜂，俗称“细腰蜂”，身体黑色，翅带黄色，在地下做巢。

77 萚（tuò 唾）：草木脱落的皮或叶。

78 合：日本抄本作“分”字。

79 五：日本抄本作“二”。

80 根：日本抄本作“蔻”字。

81 生：日本抄本作“半”字，义长可从。

82 痛：日本抄本作“腹”字。

83 儿：日本抄本作“由”字。

卷第八十五

治小儿惊热诸方

夫小儿惊热者，由[①]血气不和，热实在内，心神不定，所以发惊，甚者掣缩变成痫也。又小儿变亦微惊，所以然者，亦热气盛所为者也。

治小儿惊热，睡卧不安，筋脉抽掣，宜服犀角散方。

犀角屑（半两） 人参（半两，去芦头） 茯神（半两） 龙齿（一两） 麦门冬（一两，去心，焙） 黄芩（半两） 甘草（半两，炙微赤，锉）

右件药，捣粗罗为散。每服一钱，以水一小盏，煎至五分，去滓，入生地黄汁半合，不计时候，量儿大小，分减服之。

治小儿惊热，钩藤散方。

钩藤 蝉壳（微炒） 马牙消 黄连（去须） 甘草（炙微赤，锉） 川大黄（锉碎，微炒） 天竹黄（细研，以上各等分）

右件药，捣细罗为散。每服半钱，以水一小盏，煎至五分，去滓，不计时候温服，量儿大小，以意加减服。

治小儿惊热，心神烦乱，手足缩掣不定，龙齿散方。

龙齿（一两，细研） 犀角屑（一两） 茯神（一两） 人参（一两，去芦头） 牛黄（一分，细研） 蝉壳（一分，细研） 赤石脂（一两） 黄芩（三分） 牡蛎粉（三分） 川升麻（三分）

右件药，捣细罗为散。不计时候，以荆芥薄荷汤调下半钱，量儿大小，加减服之。

治小儿惊热烦闷，天竹黄散方。

天竹黄（一两，细研） 甘草（一两，炙微赤，锉） 川大黄（一两，锉碎，微炒） 马牙消（一两） 腻粉（一分） 蒲黄（半两） 藿香（一分）

右件药，捣细罗为末，不计时候，以熟水调下半钱，量儿大小，加减服之。

治小儿惊热，下泻不定，兼渴，龙齿散方。

龙齿（一分，细研） 芦荟（一分，细研） 朱砂（一分，细研） 黄连（一分，去须） 赤石脂（一分） 铁粉（一分） 牡蛎（一分，烧为灰）

右件药，捣细罗为散，都研令匀，不计时候，以温水调下一字。

治小儿惊热，心烦不得睡卧，龙脑散方。

龙脑（半钱，细研） 麝香（半钱，细研） 甘草（一分，炙微赤，锉） 牛蒡子（一分，微炒） 栀子仁（一分） 牛黄（半分，细研） 马牙消（一分，细研） 郁金（一分）

右件药，捣细罗为散。不计时候，以温薄荷汤调下半钱，量儿大小，以意加减。

治小儿惊热，烦躁不得眠卧，虎睛散方。

虎睛（一对，酒浸，炙令微黄） 芦荟（一分，细研） 朱砂（一分，细研） 黄连（一分，去须） 赤石脂（一分） 铁粉（一分） 牡蛎粉（一分）

右件药，捣细罗为散，都研令匀。不计时候，以暖水调下半钱，量儿大小，以意加减服之。

治小儿惊热烦躁，手足抽掣，心悸，宜服茯神散方。

茯神（半两） 龙齿（半两，细研） 寒水石（一两） 川升麻（半两） 石膏（一两，细研，水飞过） 犀角屑（半两） 牛黄（半分，细研）

右件药，捣细罗为散。不计时候，以竹沥调下半钱，量儿大小，加减服之。

治小儿惊热，心神烦闷，朱砂散方。

朱砂（半两，细研，水飞过） 远志（一分，去心，为末） 马牙消

（一分） 腻粉（一分） 牛黄（一分） 龙脑（半分） 麝香（半分） 铁粉（半两）

右件药，都细研如粉，不计时候，以冷水调下半钱，看兕[②]大小，以意加减。

治小儿惊热，客忤烦闷，牛黄散方。

牛黄（一两，细研） 麝香（半分，细研） 雄黄（一分，细研） 龙脑（半分，细研） 朱砂（一分，细研） 虎睛（一对细研） 子芩（一分） 栀子仁（一分） 人参（一分，去芦头） 川大黄（一分，锉碎，微炒） 肉桂（一分，去皴皮） 甘草（一分，炙微赤，锉）

右件药，捣细罗为散，入研了药，更研令匀，不计时候，以薄荷汤调下半钱，量儿大小，以意加减服之。

治小儿惊热，延龄散方。

钩藤（一两） 硝石（半两） 甘草（一分，炙微赤，锉）

右件药，捣细罗为散。每服，以温水调下半钱，日三四服，量儿大小，加减服之。

治小儿惊热，铁粉圆方。

铁粉（一两） 猪粪（一两，烧灰） 朱砂（半两，细研，水飞过） 麝香（一两，细研） 蛇黄（一两，以火断后甘草水泼三五遍，捣研作末） 端午日大蟾（一枚，生姜汁浸，炙令黄焦，为末）

右件药，都研为末，用糯米饭和圆，如麻子大。一二岁儿，每服，用金银汤下三圆，人参汤下亦得，三四岁儿，每服五圆，每日三四服，量儿大小，以意加减。

治小儿惊热，多啼不吃乳，虎睛圆方。

虎睛仁（二[③]枚，细研） 犀角屑（一两） 子芩（半两） 栀子仁（半两） 川大黄（半两，锉碎，微炒）

右件药，除虎睛外，捣罗为末，炼蜜和圆如麻子大。每服，以粥饮下五圆，日三四服，量儿大小，以意加减。

治小儿五惊，身体热，大黄圆方。

川大黄（一分，锉碎，微炒） 黄芩（半两） 远志（一分，去心） 牡蛎粉（一分） 龙骨（一分，细研）

右件药，捣罗为末，炼蜜和圆，如黍米大。一二岁儿，每服，用乳汁下三圆，更量儿大小，以意加减。

治小儿从满月至百日已来，五脏多热，夜间惊搐，牛黄圆方。

牛黄（一分） 白龙脑[④]（一分） 乌犀末（半两） 朱砂（半两，细研，水飞过） 干蝎末（一分） 黄芩末（半两）

右件药，都研如粉，以粟米饭和圆，如麻子大。一二岁儿，每服，以温水下三圆，三四岁，每服五圆，日三服，夜一服，量儿大小，以意加减。

治小儿惊热，化涎除烦渴，铁粉圆方。

铁粉（半两，细研） 牛黄（一分，细研） 朱砂（一分，细研） 黄芩（一分） 犀角屑（一分） 川大黄（一分，锉碎，微炒） 人参（一分，去芦头） 甘草（一分，炙微赤，锉） 金箔（三十片，细研） 银箔（三十片，细研）

右件药，捣罗为末，都研令匀，炼蜜和圆，如绿豆大。不计时候，以薄荷汤研破三圆服之，量儿大小，以意加减。

治小儿惊热，烦躁，多渴少睡，镇心圆方。

牛黄（一分，细研） 犀角屑（半两） 金箔（三十片，细研） 银箔（三[⑤]十片，细研） 川大黄（半两，锉碎，微炒） 茯神（半两） 子芩（半两） 马牙消（半两，细研） 麝香（一分，细研） 朱砂（半两，细研，水飞过） 天竹黄（半两，细研） 龙齿（一两，细研）

右件药，捣罗为末，都研令匀，炼蜜和圆，如绿豆大。不计时候，以竹沥研三圆服之，量儿大小，以意加减。

治小儿惊热，镇心犀角圆方。

犀角屑（半两） 蚺蛇胆（一分） 川升麻（半两） 子芩（半两） 龙齿（半两，细研） 铁粉（半两，细研） 牛黄（一分，细研） 麝香（半两，细研）

右件药，捣罗为末，都研令匀，用软饭和圆，如绿豆大。每服，以粥饮下五圆，量儿大小，以意加减。

治小儿惊热，心神忪悸，痰涎壅滞，宜服铅霜圆方。

铅霜（半分） 滑石（一分） 腻粉（一分） 真珠末（一分） 巴豆霜（半分） 麝香（一分） 光明砂（一分）

右并都细研，以蒸饼和圆，如粟米大。一岁以薄荷汤下一圆。

治小儿惊热，喘粗腹胀，有食壅滞不消，青黛圆方。

青黛（一分，细研） 虾蟆（一个，炙令黄色） 木香（一分） 槟榔（一颗，大者） 麝香（一分，细研） 续随子（一分）

右件药，捣罗为末，入研了药令匀，用糯米饭和圆，如绿豆大。每服，以温水化破一圆服之，其水于银铫子内煎，不得犯铁器，甚效。

治小儿惊热，口干烦闷，眠卧不安，及变蒸诸疾，真珠圆方。

真珠末（一分） 牛黄（一分） 雄黄（一分） 犀角末（半两） 龙齿（一分） 麝香（二钱） 金箔（三十片） 银箔（三十片） 朱砂（半两，细研，水飞过）

右件药，同研如粉，以糯米饭和圆，如绿豆大。不计时候，煎金银汤下三圆。

治小儿惊热，镇心神，铅霜圆方。

铅霜（半两，细研） 人参（半两，去芦头） 茯神（半两） 麝香（一分，细研）朱砂（半两，细研，水飞过）

右件药，捣罗为末，都研令匀，炼蜜和圆，如绿豆大。不计时候，以薄荷汤下五圆，量儿大小，以意加减。

治小儿惊热，乳食积聚不消，朱砂圆方。

朱砂（半分） 腻粉（半分） 麝香（半分） 雄黄（半分⑥） 巴豆（七粒，去皮心，研，纸裹压去油）

右件药，都研为末，炼蜜和圆，如黍粒大。每服，以温温荆芥汤下一圆，三岁以上，加圆数服之。

治小儿惊热，化聚滞奶食，坠涎利大肠，宜服真珠圆方。

真珠（一分） 天竹黄（一分） 朱砂（一分） 雄黄（半两） 丁头代赭（半两） 麝香（半两） 杏仁（三十枚，汤浸去皮尖双仁，麸炒微黄） 巴豆（十粒，去皮，用油煎令褐色，与杏仁同研）

右件药，都细研为末，炼蜜和圆，如绿豆大。每服，以生姜汤下一圆，三岁以上，加圆数服之。

治小儿惊热及疳气，保童圆方。

牛黄（一分，细研） 麝香（半分，细研） 虎睛（一对，微炒） 真珠（三分，细研） 朱砂（三分，细研，水飞过） 赤芍药（一分） 赤茯苓（一分） 甘草（一分，炙微赤，锉） 牡蛎（一分，烧为粉）

犀角屑（一分）　芦荟（半两，细研）　胡黄连（半两）　熊胆（一分，细研）　杏仁（半分，汤浸去皮尖双仁，麸炒微黄）

右件药，捣罗为末，入研了药，更研令匀，炼蜜和圆，如绿豆大。每服，以温水下三圆，量儿大小，加减服之。

治小儿惊热不退，胡黄连散方。

胡黄连（一分）　牛黄（一分，细研）　麝香（半分，细研）　犀角屑（一分）　朱砂（半两，细研，水飞过）

右件药，捣细罗为散，不计时候，用乳汁调下一字，二岁以上，用温水调下半钱。

治小儿惊热，发歇不定，牛黄圆方。

牛黄（一分，细研）　川大黄（半两）　蝉壳（一分，微炒）　子芩（半两）　龙齿（半两，细研）

右件药，捣罗为末，炼蜜和圆，如麻子大。不计时候，煎金银薄荷汤下三圆，量儿大小，加减服之。

治小儿惊热，心神烦闷，多哼[7]，铁粉圆方。

铁粉（三分）　朱砂（半两，细研，水飞过）　青黛（三分，细研）　茯神（三分）羚羊角屑（三分）　蛇蜕皮（一条）　麝香（半分，细研）

右件药，捣罗为末，都研令匀，以粟米饭和圆，如绿豆大。不计时候，以粥饮下五圆，看儿大小，以意加减。

治小儿惊热不退，变为发痫，龙胆圆方。

龙胆（三分，去芦头）　牛黄（一分，细研）　龙齿（三分）

右件药，捣罗为末，研入麝香二钱，炼蜜和圆，如黄米大。不计时候，荆芥汤下五圆。

治小儿惊热至甚，必效方。

天竹黄（半两）　马牙消（半两）　铅霜（半两）

右件药，同细研为散，不计时候，以热水调下半钱，量儿大小，临时增减。

治小儿惊热，川消散方。

川消（半两）

右件药，细研为散，每服，以鸡子清调下半钱，量儿大小，加减服之。

治小儿被惊方。

雄鸡冠血

右件药，一二岁儿，每服，用少许滴在口中，三四岁儿，每服，取一小橡斗子许，滴在口中，一日二服。

治小儿生便喜多惊方。

剪取父母两手爪甲（烧为灰）

右件药，研为末，用面糊和圆，如麻子大。每服，以井华水下一圆，日再服。一云能治客忤。

治小儿心热多惊，宜服解心热，止虚惊，土瓜圆方。

土瓜根（五两）

右捣罗为末，以粳米饭和圆，如麻子大。每服，以薄荷生姜汤下三圆，量儿大小，以意加减。

治小儿慢惊风诸方

夫小儿慢惊风者，由乳哺不调，脏腑壅滞，内有积热，为风邪所伤，入舍于心之所致也。其候乍静乍发，心神不安，呕吐痰涎，身体壮热，筋脉不利，睡卧多惊，风热不除，变化非一，进退不定，荏苒经时，故名慢惊风也，宜速疗之。

治小儿慢惊风，壮热，四肢拘急，痰涎壅滞，发歇不定，白僵蚕散方。

白僵蚕（一分，微炒）　蝉壳（一分，微炒）　芦荟（一分，细研）　蠍尾（一分，微炒）　白附子（一分，炮裂）　五灵脂（一分）　蟾头（一枚，涂酥，炙令焦黄）　朱砂（一分，细研）　牛黄（半分，细研）　麝香（半分，细研）　雄黄（一分，细研）　壁宫子（二枚，涂酥，炙令黄）

右件药，细罗为散，入研了药令匀，不计时候，以薄荷汤调下半钱，量儿大小，加减服之。

治小儿慢惊风，心胸痰涎，上攻咽喉，如呀，身体壮热，筋脉拘急，或时发歇抽掣，龙脑散方。

龙脑（半分，细研） 雄黄（一分，细研） 麝香（一分，细研）芦荟（一分，细研） 胡黄连（一分） 青黛（一分，细研） 木香（一分） 丁香（一分） 牛黄（一分，细研） 天竹黄（一分，细研） 熊胆（一分） 犀角屑（一分） 干蝎（一分，生用） 腻粉（一分） 朱砂（一分，细研）

右件药，捣细罗为散，同研令匀，不计时候，薄荷汤调半钱服之，量儿大小，以意加减。

治小儿慢惊风，壮热心烦，发歇搐搦，牛黄散方。

牛黄（一分） 麝香（一分） 雄黄（一分） 熊胆（半分） 芦荟（一分） 朱砂（半两，细研，水飞过） 天竹黄（一分） 夜明砂（一分，微炒） 犀角末（一分） 胡黄连末（一分） 白僵蚕（一分，末） 干蝎（一分半，末）

右都细研为散，不计时候，以薄荷汤调半钱服之，量儿大小，以意加减，兼用少许，吹入鼻中良。

治小儿慢惊风，心神烦热，多惊体瘦，四肢抽掣，犀角散方。

犀角屑（一分） 天麻（一分） 白附子（一分，炮裂）干蝎（一分，微炒） 朱砂（半两，细研，水飞过） 腻粉（半分） 麝香（一分） 牛黄（一分，细研） 晚蚕蛾（半分）

右件药，捣细罗为散。不计时候，煎龙胆汤放温，调下半钱，量儿大小，以意加减。

治小儿慢惊风，发歇不止，牛黄圆方。

牛黄（半两，细研） 天竹黄（半两，细研） 犀角屑（半两） 芎䓖（一分） 人参（一分，去芦头） 白茯苓（一分） 麝香（一钱） 龙脑（半钱，细研） 胡黄连（半两） 丁香（一分） 钩藤（一分） 龙齿（一分，细研）

右件药，捣罗为末，用水蜜和圆，如绿豆大。每服，以粥饮下三圆，量儿大小，以意加减。

治小儿慢惊风，或发，即戴眼向上，手足搐搦，乌犀散方。

乌犀角屑（一分） 独角仙（三枚，微炙，去翅足） 驴胎耳（一分，烧灰） 雀儿饭瓮（五枚） 干蟾（一分，烧灰） 白僵蚕（一分，微炒） 朱砂（一分，细研） 雄黄（一分，细研） 丁香（一分） 蚕纸（一张，出子者，烧灰） 麝香（一分，细研） 牛黄（一分，细研） 羌活（半两） 青黛（一分，细研） 天竹黄（一分，细研）

右件药，捣细罗为散，都研令匀，不计时候，以温水调下半钱，量儿大小加减服。

治小儿慢惊风及天瘹，麝香散方。

麝香（一分，细研） 腻粉（一分） 牛黄（一分，细研） 干蝎（一分） 白附子（一分，炮裂）

右件药，捣细罗为散。不计时候，以薄荷汁调下一字，量儿大小，加减服之。

治小儿慢惊风，体热搐搦，天竹黄散方。

天竹黄（半两，细研） 川大黄（三分，锉碎，微炒） 天麻（半两） 柏枝（半两，微炙） 蝉壳（一分，微炒） 白附子（一分，炮裂） 郁金（半两） 干蝎（一分，微炒）

右件药，捣细罗为散。不计时候，以乳汁调下一字，量儿大小，加减服之。

治小儿一腊后月内，忽中慢惊风，及无辜之候，朱砂散方。

朱砂（一分，细研） 牛黄（一分，细研） 麝香（一分，细研） 干蝎（十四枚，微炒） 雀儿饭瓮（二七枚，麸妙令黄，去壳）

右件药，细研为散。不计时候，以乳汁调下半钱，薄荷汤调下亦得，更量儿大小，以意加减。

治小儿慢惊风坠涎，真珠圆方。

真珠（一分） 牛黄（一分） 朱砂（一分） 雄黄（一分） 腻粉（一分）

右件药，都细研，用粳米饭和圆，如黄米大。一二岁儿每服，以薄荷汤下三圆，日三服，量儿大小，以意加减。

治小儿慢惊风，胸膈多涎，迷闷口噤，发歇搐搦，纵睡多惊，比金圆方。

牛黄（一钱，细研） 麝香（一钱，细研） 乌犀角屑（一分） 朱砂（一分，细研） 乌蛇肉（一分，炙令黄） 干蝎（一分，微炒） 雄黄（一钱，细研） 水银（一分） 金箔（二十一片） 银箔（二十一片，以上三味同研为砂子） 雀儿饭瓮（三十枚，内有物者，微炒） 天南星（一分，炮裂） 羚羊角屑（一分）

右件药，捣罗为末，都研令匀，炼了蜜和圆，如绿豆大。不计时候，以薄荷汁下三圆，量儿大小，加减服之。

治小儿慢惊风，搐搦，天竹黄圆方。

天竹黄（一分，细研） 牛黄（一分，细研） 麝香（一分，细研） 龙脑（半分，细研） 木香（半分） 丁香（半分） 雄蚕蛾（十四枚） 雄黄（半分，细研） 胡黄连（半分） 朱砂（一分，细研） 金箔（十四片，细研） 腻粉（半分） 熊胆（半分）芦荟（半分，细研） 犀角屑（半分）

右件药，捣罗为末，都研令匀，炼了蜜和圆，如绿豆大。不计时候，以粥饮下三圆，量儿大小，加减服之。

治小儿慢惊风热，筋脉跳掣，精神昏闷，风涎不利，宜服天麻圆方。

天麻（一两） 干蝎（一两，生） 白僵蚕（一两，生用） 防风（一两，去芦头） 甘草（一分，炙微赤，锉） 白附子（一两，炮裂） 朱砂（一分，细研） 雄黄（一分） 牛黄（一分） 麝香（一分）

右件药，捣罗为末，研入朱砂等四味令匀，炼蜜和圆，如绿豆大。不计时候，以薄荷汤化破三圆服之，看儿大小，临时加减服之。

治小儿慢惊风，体热多涎，发歇搐搦，青黛圆方。

青黛（一分，细研） 牛黄（一分，细研） 朱砂（半两，细研，水飞过） 蜗牛（一分，炒令黄） 乌蛇（一两，酒浸，去皮骨，炙令黄） 干蝎（二七枚，微炒） 胡黄连（一分） 白僵蚕（一分，微炒） 白附子（一分，炮裂） 麝香（一钱，细研） 蟾酥（三[⑧]片，如柳叶大，铁上焙焦） 狗胆（二枚，取汁）

右件药，捣罗为末，入狗胆汁，与糯米饭和圆，如黄米粒大。三[⑨]岁儿，以薄荷汤下三圆，日三服，三四岁儿服五圆。

治小儿慢惊风，及取风涎积聚，牛黄圆方。

牛黄（一分，细研） 甘草（一分，炙微赤，锉） 陈橘皮（一分，汤浸去白瓤，焙）黄连（一分，去须） 天南星（一分，炮裂） 白附子（一分，炮裂） 附子（一分，炮裂，去皮脐） 半夏（一分，汤洗七遍，去滑） 干蝎（一分，微炒） 犀角屑（一分） 水银（半两，烧枣瓤一处，别研星尽） 金箔（二十一片，细研） 硫黄（半两，细研） 硇砂（一分，细研） 朱砂（一分，细研） 麝香（半分，细研） 巴豆（十枚，去心皮壳，别研，压去油）

右件药，捣罗为末，都研令匀，以面糊和圆，如黍米大。每服，以甘草薄荷汤下三[10]圆，至五圆。

治小儿慢惊风，兼有疳气，壮热，及乳哺减少，丁香圆方。

母丁香（半钱） 胡黄连（半分） 芦荟（半分，细研） 雄黄（半分，细研） 朱砂（一分，细研） 牛黄（半分，细研） 麝香（一分，细研） 蠍稍（一分，微炒） 青黛（一分，细研） 腻粉（半分） 白附子（一分，炮裂） 天竹黄（一分，细研） 铅霜（半分，细研）

右件药，捣罗为末，取五月五日棕子尖和圆，如绿豆大。不计时候，以粥饮下三[10]圆，量儿大小，以意加减。

治小儿慢惊风，四肢拘急，心胸痰滞，身体壮热，朱砂圆方。

朱砂（半两，细研，水飞过） 牛黄（一分，细研） 麝香（半两，细研） 天麻（半两） 天南星（半两，炮裂） 干蝎（半两，微炒） 白附子（半两，炮裂） 十姜（半两，炮裂，锉） 巴豆（半两，去心皮，研，压去油）

右件药，捣罗为末，炼蜜和圆，如黍米大。每服，以奶汁下一圆，荆芥汤下亦得，量儿大小，以意加减。

治小儿慢惊风，及天瘹[11]惊热，保命圆方。

牛黄（一分，细研） 干蝎（一分，微炒） 白僵蚕（一分，微炒） 蝉壳（一分，微炒） 天麻（一分） 白附子（一分，炮裂） 蟾酥（半分，研入） 犀角屑（一分） 天南星（一分，炮裂） 青黛（一分，细研） 朱砂（一分，细研） 麝香（一分，细研） 天浆子（一分，麸炒令黄，去壳）

右件药，捣罗为末，用猪胆汁和圆，如绿豆大。不计时候，用薄荷汤下三圆，又以水化二圆滴入鼻中，令连连嚏后再服，更在临时，量儿大小增减。

治小儿慢惊风，搐搦，发歇不定，喉中涎聚，时作声，渐觉虚羸，不下乳食，眼涩多睡，朱砂圆方。

朱砂（半两，细研，水飞过）　雄黄（半两，细研）　牛黄（一分，细研）　龙脑（一分，细研）　干蝎（半两，微炒）　腻粉（一分）　水银（半两，以铅一分结为砂子）　硇砂（一分，细研）

右件药，先研水银砂子令细，即与诸药同研，入枣肉和圆，如绿豆大。百日以上儿，以薄荷汤下一圆，一岁儿两圆，二三岁儿三圆，取下粘涎恶物为效，此药慢善不泻，但是虚困瘦瘁，宜与服之神验。

治小儿慢惊风，精神昏迷，痰涎逆上，咽喉中作声，有时口噤，发歇搐搦，如圣圆方。

牛黄（二钱，细研）　犀角屑（一分）　朱砂（一分，细研）　雄黄（一分）　麝香（一钱，细研）　人参（一分，去芦头）　白茯苓（一分）　龙齿（一分，细研）　钩藤（一分）　羌活（一分）　蝉壳（二七枚，微炒）　甘草（半分，炙微赤，锉）

右件药，捣罗为末，入研了药，同研令匀，以枣肉和圆，如绿豆大。不计时候，煎犀角汤下三圆，量儿大小，以意加减。

治小儿慢惊风，面青口噤，四肢拘急，七圣丹方。

朱砂（一分，细研）　牛黄（一分，细研）　麝香（一钱，细研）　蠍尾（七枚，微炒）　白僵蚕（七枚，微炒）　羌活（一分）　天南星（半两，炮裂）

右件药，捣罗为末，用枣肉和圆，如绿豆大。不计时候，以薄荷汤下三圆，看儿大小，加减服之。

治小儿慢惊风，面青口噤，吐涎，脚冷身热，频频搐搦，水银圆方。

水银（半两，入黑铅半两结为砂子，细研）　天南星（一分，炮裂）　铅霜（一分，细研）　朱砂（一分，细研）　雄黄（一分，细研）　天竹黄（一分，细研）　犀角屑（一分）　麝香（半分，细研）　牛黄（半分，细研）　龙脑（半分，细研）　马牙消（一分，细研）　金箔（三十

片，细研）　白附子（一分，炮裂）　干蝎（一分，微炒）　腻粉（半分）

右件药，捣罗为末，入诸药同研令匀，用雀儿饭瓮内虫十枚，炼蜜同研，和圆如绿豆大。不计时候，以薄荷汤化破三圆服，量儿大小，加减服之。

治小儿慢惊风，多涎昏闷，或口噤搐搦，发歇作时，保生丹方。

朱砂（半两，细研，水飞过）　天麻（半两）　白附子（半两，炮裂）　白僵蚕（半两，微炒）　干姜（一分，炮裂，锉）　干蝎（半两，头尾全者，微炒）　牛黄（一分，细研）麝香（一分，细研）

右件药，捣罗为末，入朱砂等，同研令匀，炼蜜和圆，如麻子大。不计时候，以金银汤下三圆，量儿大小，以意加减。

治小儿慢惊风，搐搦吐涎，乌犀圆方。

乌犀角屑（一分）　羚羊角屑（一分）　麝香（一分，细研）　胡黄连（一分[12]）　芦荟（一分，细研）　雄黄（一分，细研）　朱砂（一分，细研）　丁香（一分）　牛黄（一分，细研）　龙脑（一钱，细研）　天南星（一两，用酒一升煮尽为度，切破曒干）　半夏（一分，浆水一升煮尽为度，切破晒干）

右件药，捣罗为末，入研了药，更研令匀，铫子内火上，化石脑油和圆，如绿豆大。不计时候，以温酒化下一圆，金银薄荷汤下亦得。

治小儿慢惊风，发歇搐搦，喉内多涎，延生丹方。

朱砂（一分，细研）　天南星（半两，炮裂）　牛黄（一分，细研）　麝香（半分，细研）　蠍梢（二七枚，微炒）　白僵蚕（七枚，微炒）　羌活（一分）

右件药，捣罗为末，用枣肉和圆，如绿豆大。以薄荷汤化破两圆服之，量儿大小，以意加减。

治小儿慢惊风，四肢搐搦，五灵脂圆方。

五灵脂（一两）　附子（一两，生用[13]，去皮脐）　天南星（一两，生用）　干蝎（一两，生用）　蝉壳（半两，生用）

右件药，捣罗为末，以酽醋二大盏，以药末一两，同煎成膏，入余药末和圆，如绿豆大。未满月儿以奶汁化破一圆服，二岁已下二圆，渐大以意加之，鼻上汗出为效。

治小儿慢惊风，壮热，手足拘急，龙齿圆方。

龙齿（一分）　麝香（一钱，细研）　朱砂（一分，细研）　白芥子（一分，微炒）　阿魏（一钱，面裹煨，面熟为度）　水银（一分）　金箔（二十片）　银箔（二十片，以上三味细研为砂子）

右件药，捣罗为末，都研令匀，以炼蜜和圆，如黍米大。每服，以温酒下三圆，量儿大小，以意加减。

治小儿慢惊风，多涎，腹胀，发歇搐搦，万灵丹方。

牛黄（一钱，细研）　麝香（半钱，细研）　熊胆（半钱，研入）　腻粉（半钱，研入）　干蝎（五枚，微炒）　朱砂（一分，细研）　巴豆（二枚，去皮心，细研）　木香（半钱）　白附子（三枚，炮裂）　蝉壳（七枚，微炒）

右件药，捣罗为末，都研令匀，炼蜜和圆，如黍米大。每服，以薄荷荆芥汤下三圆，量儿大小，加减服之。

治小儿慢惊风，痰涎壅闷，发歇搐搦，回生丹方。

天麻（一分）　白附子（一分，炮裂）　白僵蚕（一分，微炒）　桃胶（一分）　天南星（一分，炮裂）

右件药，捣罗为末，以烂饭和圆，如黍米大。每服，以温薄荷酒下三圆，量儿大小，加减服之。

治小儿慢惊风，及天瘹夜啼，返魂丹方。

蝙蝠（一枚，去翼肠[14]肚，炙令焦黄）　人中白（一分，细研）　干蝎（一分，微炒）　麝香（一钱，细研）

右件药，捣细罗为散，入人中白等，同研令匀，炼蜜和圆，如绿豆大。每服，以乳汁研下三圆，量儿大小，加减服之。

治小儿慢惊风，心胸痰涎，腹内壅闷，或搐搦，黄连圆方。

黄连（一分，末）　青黛（一分）　麝香（一分）　朱砂（一分，细研）　巴豆霜（半分）

右件药，都研令细，用猪胆汁和圆，如黍米大。每服，以薄荷汤下三圆，量儿大小，加减服之。

治小儿慢惊风，及疳热，龙脑圆方。

龙脑（一分，细研） 丁香（一分，末） 朱砂（一分，细研） 麝香（一分，细研） 蟾酥（半分，研入） 牛黄（一分，细研） 犀角末（一分） 雄黄（一分，细研） 天竹黄（一分，细研）

右件药，都研令匀，用猪胆一枚，别入黄连末一分，入在猪胆内，系却，以浆水一碗，入铫子内煮尽取出，与药末和圆，如黍米大。一二岁儿以温水下一圆，欲吃，先用一圆子研破，吹入鼻内，得嚏为效。

治小儿慢惊风，及天瘹，热疳，心惊悸等，玉[15]液丹方。

白附子（一分，生用） 赤箭（一分） 白僵蚕（一分，生用） 腻粉（一分）

右件药，以三味捣罗为末，入腻粉同研令匀，炼蜜和圆，如麻子大。一二岁儿，每服以熟水下三圆，三四岁每服五圆，日二三服，量儿大小，以意加减。

治小儿慢惊风，发歇不定，天浆子圆方。

天浆子（二七枚，麸炒令黄，去壳） 蝉壳（二七枚，微炙） 棘刺（三七枚，微炒） 蚕纸（二张，烧灰） 防风（一两，去芦头） 朱砂（一分，细研） 麝香（一分，细研）

右件药，捣罗为末，都研令匀，炼蜜和圆，如麻子大。一二岁儿每服五圆，连夜三服，量儿大小，以意加减。

治小儿慢惊风，搐搦烦热，犀角圆方。

犀角屑（一分） 蝉壳（二十枚，微炙） 乌蛇（半两，酒浸，去皮骨，炙令黄） 牛黄（一分，细研） 青黛（一分，细研） 天浆子（二七[16]枚，麸炒去壳） 地龙（一分，微炒） 蟾酥（半钱，铁器上焙过，研） 朱砂（半两，细研，水飞过） 防风（半两，去芦头） 蚕纸（一张，烧灰） 麝香（一分，细研）

右件药，捣罗为末，入研了药，都研令匀，炼蜜和圆，如黍米大。每服，以温荆芥汤下两圆，先研一圆，著新汲水和滴在鼻中得嚏为效，量儿大小，加减服之。

治小儿慢惊风，上膈多涎，精神昏闷，麝香圆方。

麝香（一分，细研） 牛黄（半两，细研） 白附子（半两，炮裂）

犀角屑（三分）　半夏（一分，汤浸七遍去滑）　蟾酥（如柳叶大，两片，于铁器上焙）　猪胆（一枚，干者）　天浆子（十枚，麸炒令黄，去壳）

右件药，捣罗为末，用面糊和圆，如黍米大。一二岁儿，每服五圆，未差频服，量儿大小，以意加减。

治小儿慢惊风，天南星煎圆方。

天南星（一两，细锉，以水二盏微火煎至半盏，去滓，重煎如膏圆诸药末）　白附子（半两，炮裂）　天麻（一两）

右件药，捣罗为末，以天南星煎和圆，如绿豆大。三五岁儿，每服以薄荷汤下二圆，五六岁儿，每服三圆，日再服，量儿大小，以意加减。

又方。

雀儿饭瓮（三枚，有虫者）　白僵蚕（三枚，微炒）　干蝎（三枚，微炒）

右件药，捣细罗为散。每服，以麻黄汤调下一字，日三服，汗出为效，三岁以上即加之。

治小儿急惊风诸方

夫小儿急惊风者，由气血不和，夙有实热，为风邪所乘，干于心络之所致也。心者神之所舍，主于血脉，若热盛则血乱，血乱则气并于血，气血相并，又被风邪所搏，故惊而不安也。其候遍身壮热，痰涎壅滞，四肢拘急，筋脉抽掣，项背强直，牙关紧急是也。

治小儿急惊风，四肢抽掣，拘急，壮热，或则口噤，天麻圆方。

天麻（一分）　雄黄（一分，细研）　乌蛇肉（一分）　蝉壳（一分）　干蝎（一分）　麝香（一分，细研）　天竹黄（一分，细研）　桂心（一分）　天南星（一分）　白芷（一分）　白附子（一分）　腻粉（一分）　半夏（一分，汤洗七遍，去滑）

右件药，并生用，捣罗为末，都研令匀，煮枣肉和圆，如绿豆大。不计时候，以薄荷汤下三圆，量儿大小，以意加减。

治小儿急惊风，遍身壮热，心多惊悸，睡卧不安，手足跳掣，胸膈多涎，犀角圆方。

犀角屑（一分） 牛黄（一分，细研） 麝香（一分，细研） 龙脑（一分，细研） 水银（一分） 天麻（一分） 天南星（一分） 天竹黄（一分，细研） 白附子（一分，炮裂） 桂心（一分） 蝉壳（一分） 乌蛇肉（一分） 干蝎（一分） 铅霜（一分） 硫黄（一分，与水银结砂子，细研）

右件药，并生用，捣罗为末，入牛黄等同研令匀，炼蜜和圆，如绿豆大。不计时候，以薄荷汤下三圆，量儿大小，临时加减。

治小儿急惊风，遍身壮热，筋脉不利，手足抽掣，口噤面青，痰涎壅滞，及疳气所攻，肌体瘦弱，定生圆方。

雀儿饭瓮（一两，内有物者） 蟾头（一两，涂酥，炙令焦黄） 猪牙皂荚（一分，去皮，涂酥，炙令焦黄，去子） 天麻[17] 藜芦（半两，去芦头） 乌蛇（半两，酒浸，去皮骨，炙令黄） 干蝎（一分，微炒） 瓜蒂（一分） 天南星（一分，炮裂） 青黛（一分，细研） 朱砂（一分，细研） 龙脑（一分，细研） 雄黄（一分，细研） 麝香（一分，细研） 腻粉（一分） 曲头棘针（一分） 蜣螂（一分，微炒，去翅足） 半夏（半分，汤洗七遍，去滑） 熊胆（一分） 牛黄（一分，细研）

右件药，捣罗为末，以猪胆汁和圆，如绿豆大。每先以温生姜汤研一圆，灌在鼻内，得嚏后以生薄荷汤下三圆，量儿大小，以意加减。

治小儿急惊风，四肢搐搦，多涎沫，身热如火，心神惊悸，发歇不定，救生丹方。

龙脑（一钱） 牛黄（一钱） 雄黄（一钱） 朱砂（一钱） 芦荟（一钱） 胡黄连（一钱，末） 麝香（一钱） 铅霜（一钱） 天竹黄（一钱） 曾青（一钱） 真珠末（一钱） 金箔（五十片） 银箔（五十片） 犀角屑（一钱） 干蝎末（一钱） 雀儿饭瓮（三七枚，内有物者）

右件药，都研为末，五月五日合和，用大活蟾十枚，于眉间各取酥少许，同研令匀，入饭和圆如弹子大，著瓷碗内用黄稍活蝎四十九枚，著碗内，令药弹圆触蠍毒，蜇入药内，候毒尽，放蠍，然后重研药弹令匀，圆如绿豆大。不计时候，以薄荷汁先研一圆，滴在鼻内，男左女右，候速[18]，即以薄荷酒服二圆，量儿大小，以意加减。

治小儿急惊风，四肢抽掣，牙关紧急，头热足寒，雄黄圆方。

雄黄（一分） 铅霜（半分） 蟾酥（半钱） 乳香（一分） 朱砂（一分） 熊胆（半分） 牛黄（一分） 蠍稍（半分，微炒） 麝香（半分） 白矾灰（半分）

右件药，都研为末，以糯米饭和圆，如绿豆大。不计时候，以温水化三圆服之，量儿大小，以意加减。

治小儿急惊风，神效蠍尾散方。

蠍尾（二十一枚，生用） 白附子尖（二七[19]枚，生用） 腻粉（一钱，研入）附子尖（二七枚，生用） 半夏底（七枚，汤洗，去滑） 天南星底（七枚，生用） 乌头尖（七枚，去皮，生用）

右件药，捣细罗为散。每服，以薄荷汤调下半字，若儿在百日内者，一字可分为四服，如要作圆，即以枣肉和圆，如绿豆大，以马蔺草汤下一圆，临时看量儿大小加减。

治小儿急惊风，返魂圆子方。

独角仙（二枚，去翅足，于瓷盒内烧，勿令烟出，研为末） 白僵蚕（半两，微炒） 白附子（半两，炮裂） 天南星（半两，炮裂） 牛黄（半两，细研） 青黛（半两，研入） 干姜（半两，炮裂） 甜葶苈（半两，炒令紫色） 乌蛇肉（半两，炙令黄） 朱砂（半两，细研，水飞过）

右件药，捣罗为末，用猪胆汁并蟾酥如豇豆大，和圆如粟米大。先以酒化一圆，滴在鼻中，即以酒或水下二圆，若不嚏，则不在下药。

治小儿急惊风，定命丹方。

蟾酥（豇豆大） 桑螵蛸（一枚） 独角仙（半钱，去皮及翅足）天浆子（七枚） 犀角屑（半两） 牛黄（半两，细研） 雄黄（半两，细研） 朱砂（半两，细研，水飞过） 天竹黄（半两，细研） 麝香（一分，细研） 青黛（半两，细研） 天南星（半两） 白附子（半两） 干蝎梢（一分） 腻粉（一分） 龙胆（半两，去苗）

右件药，并生用，捣罗为末，以豮猪胆汁和圆，如黄米粒大。每服先以温水化破一圆，吹鼻内，得嚏五七声，即以薄荷水下二圆，量儿大小，以意加减。

治小儿急惊风，壮热，筋脉拘急，腰背强硬，时发搐搦，牛黄圆方。

牛黄（一分，细研）　麝香（一分，细研）　干蝎（一分，微炒）　晚蚕蛾（一分，微炒）　蜣螂（三枚，微炙）　蚱蝉（三枚，微炙，去翅足）　波斯青黛（一分，研入）

右件药，捣罗为末，以糯米饭和圆，如麻子大，一二岁儿每服，用薄荷汤下三圆，三四岁儿，每服五圆，不计时候，量儿大小，以意加减服之。

治小儿急惊风，天浆子圆方。

天浆子（一七枚，有物者）　牛黄（一分，细研）　麝香（一分，细研）　白附子（一分，炮裂）　犀角屑（一分）　半夏（一分，汤洗七遍，去滑）　蟾酥（一钱）　猪胆（一枚，取汁）

右件药，捣罗为末，用面糊入胆汁同和圆，如黄米大。不计时候，以薄荷汤下三圆，量儿大小，以意加减。

又方。

白附子（一分，炮裂）　天南星（一分，炮裂）　天浆子（二七枚，内有物者）　干蝎（一分，微炒）　乌驴耳塞（皂荚子大，别研）

右件药，捣罗为末，研入驴耳塞令匀，用糯米饭和圆，如绿豆大。不计时候，以热酒研三圆服之，量儿大小，以意加减。

治小儿急惊风，化涎镇心，牛黄圆方。

牛黄（一分，细研）　朱砂（半两，细研，水飞过）　天浆子（三七枚，内有物者）　蝉蜕（一分，微炒）　腻粉（一分）　半夏（一分，汤洗七遍，去滑）　天南星（一分，炮裂）　麝香（一分，细研）

右件药，捣罗为末，研入牛黄等令匀，用烧粟米饭和圆，如黍米大。不计时候，以荆芥汤下五圆，量儿大小，以意加减。

治小儿急惊风，手足抽掣，白附子圆方。

白附子（一分，炮裂）　白僵蚕（一分，微炒）　乌蛇肉（三分，酒拌，炙令黄）　牛黄（一分，细研）　干蝎（半两，微炒）　麝香（一分，细研） 朱砂（半两，细研，水飞过） 甜葶苈（一分，隔纸炒令紫色） 青黛（半两，细研） 蟾酥（半钱） 蜣螂（一分，微炒，去翅足） 天浆子（三七枚，内有物者）

右件药，捣罗为末，以猪胆汁和圆，如绿豆大。每服，以冷水研一圆，滴入鼻中，候嚏一两声，便以温水研三圆服之，或吐出粘涎，得睡便差。

治小儿急惊风，身热口噤，四肢挛搐，龙脑圆方。

龙脑（细研） 雄黄（细研） 芦荟（细研） 丁香 牛黄（细研） 木香 犀角屑 铅霜（细研） 天浆子 胡黄连 蠍尾（微炒） 白花蛇（酒浸，去皮骨，炙微黄，以上各一分） 蟾酥（半分，研入）

右件药，捣罗为末，炼蜜和圆，如梧桐子大。每服，以桃心汤研下三圆，量儿大小，加减服之。

治小儿急惊风，口噤，手足抽掣，眼目直视，多吐涎沫，四肢壮热，鹤寿丹方。

天浆子（七枚，内有物者，微炒） 蝉壳（二七枚） 牛黄（一钱，细研） 青黛（一钱，细研） 地龙（三条，微炒） 蟾酥（一钱，研入） 朱砂（半两，细研，水飞过） 防风（半两，去芦头） 蚕纸（一张，烧灰） 麝香（一钱，细研） 乌蛇（半两，酒浸，去皮骨，炙令黄）

右件药，捣罗为末，炼蜜和圆，如黍粒大。不计时候，以新汲水研下三圆，量儿大小，以意加减。

治小儿急惊风，壮热吐涎，红圆子方。

朱砂（半两，细研，水飞过） 蠍尾（半两，微炒） 腻粉（一分） 巴豆（五枚，去皮心，纸裹压去油）

右件药，研为末，用面糊和圆，如黍米大。不计时候，以桃仁汤下二圆，量儿大小，加减服之。

治小儿急惊风搐搦不止，抵[20]圣圆方。

白附子（一分） 白僵蚕（一[21]分） 赤箭（一分） 半夏（一分） 天南星（一分） 腻粉（半分，研入） 蜥蜴（一分） 乌蛇肉（半两）

右件药并生用，捣罗为末，用酒薄荷汁各半盏，同熬为膏和圆，如绿豆大。不计时候，以温酒下三圆，看儿大小，加减服之。

治小儿急惊风，口噤搐搦，多涎，闷乱，蟾酥圆方。

蟾酥（半钱，研入） 干蝎（一分，微炒） 白附子（一分，炮裂） 龙脑（半钱，细研） 麝香（半钱，细研） 朱砂（二钱，细研） 青黛（一钱，细研）

右件药，捣罗为末，都研令匀，以猪胆汁和圆，如绿豆大。先用奶汁化破一圆，滴在鼻内，良久如嚏得数声，即便以薄荷汁下一圆，不嚏者难治，看儿大小，临时加减。

治小儿急惊风，痰涎口噤，手足抽掣，朱砂圆方。

朱砂（一分，细研） 犀角屑（一分） 铅霜（一分，研入） 天南星（一分，炮裂） 半夏（一分，汤洗七遍，去滑） 白附子（一分，炮裂） 细辛（一分） 桂心（一分） 白僵蚕（一分，微炒） 干蝎（一分，微炒） 乌蛇（三分，酒浸，去皮骨，炙令黄） 巴豆（七枚，去皮心，研，纸裹压去油）

右件药，捣罗为末，一半用无灰酒一中盏，熬为膏，入其余药末同和圆，如绿豆大。每服，用生姜自然汁少许，入竹沥一合，暖令温，下二圆，量儿大小，加减服之。

治小儿急惊风，心胸痰涎壅闷，口噤，手足抽掣，水银圆方。

水银（一分，入少枣肉研令星尽） 腻粉（一分） 天南星（一分，炮裂） 干蝎（一分，微炒）

右件药，捣罗为末，同研令匀，用枣肉和圆，如黍米大。不计时候，煎乳香汤下五圆，量儿大小，以意加减。

治小儿急惊风，牙关紧急，筋脉抽掣，腰背强硬，口内多涎，雄黄圆方。

雄黄（一钱，细研） 麝香（一钱，细研） 牛黄（一钱，细研） 朱砂（一钱，细研） 腻粉（二钱） 巴豆（七枚，去皮心，研，纸裹压去油） 半夏（二钱，汤洗七遍，去滑） 天浆子（十枚，内有物者微炒） 水银（一钱，用枣肉研令星尽）

右件药，都研为末，入水银膏同研令匀，炼蜜和圆，如黍米大。不计时候，以温酒下二圆，量儿大小，加减服之。

治小儿急惊风，化涎除搐搦，百灵圆方。

黑铅（一分）　水银（一分，以上二味同结作砂子，细研）　天南星（一分，炮裂）　白附子（一分，炮裂）　干蝎（一分，微炒）　天麻（一分）　蝉壳（一分，微炒）　麝香（一钱，细研）　牛黄（一分，细研）

右件药，捣罗为末，糯米饭为圆，如黍米大，不计时候，温酒下三[22]圆。

治小儿急惊风，多发搐搦，或夹食腹痛，面色变青，或大小便不通，真珠圆方。

真珠末（半两）　白附子（半两，末）　天南星（半两，炮裂）　滑石末（一分）腻粉（一分）　巴豆（三十枚，去皮，水浸三日取出曝干，研如膏）

右件药，都研令匀，以糯米饭和圆，如黄米大，百日以上儿，以葱白汤下一圆，一岁两圆，三四岁儿三圆，更量儿大小，看病虚实加减服之。

治小儿一腊后月内，急惊风，客忤，邪气发歇，搐搦，涎聚上壅，虎睛圆方。

虎睛（一对，酒浸，炙令干，先捣末）　牛黄（一分，细研）青黛（一分，细研）　麝香（半分，细研）　腻粉（一分）　干蝎（七枚，微炒）

右件药，都细研令匀，用蟾酥半钱，以新汲水少许浸化如面糊，溲前药末，圆如麻子大。初生及月内即以乳汁化一圆子，百日以上儿二圆，足一岁儿薄荷汤下三圆，更量儿大小，加减服之。

治小儿急惊风甚者，宜服追风圆方。

川乌头（一两，炮裂，去皮脐）　干蝎（一分，微炒）　白僵蚕（一分，微炒）　白附子（半分，炮裂）　干姜（半分，炮裂，锉）　天南星（半分[23]，炮裂）

右件药，捣罗为末，煮槐胶和圆，如黍粒大。不计时候，以温酒下五圆，量儿大小，以意加减。

治小儿急惊风，头热足冷，口噤面青，筋脉抽掣，多痰涎，疾状甚者，宜服宣风圆方。

巴豆（七枚，去皮心，研，纸裹压去油）　腻粉（一分，研入）　川

乌头（一分，炮裂，去皮脐）　白附子（一分，炮裂）　天南星（一分，炮裂）

右件药，捣罗为末，入巴豆腻粉同研令匀，以枣肉和圆，如黍米大。不计时候，以薄荷汤下二圆，量儿大小，以意加减。

又方。

牛黄（一分）　麝香（一分）　硫黄（半分）　青黛（一分）　巴豆（三枚，去皮心，研，纸裹压去油）

右件药，都研为末，以软饭和圆，如黍米大。不计时候，以温水下二圆，量儿大小，以意加减。

治小儿急惊风，搐搦口噤，干蝎圆方。

干蝎（一分，微炒）　真珠末（一钱）　虎睛（一对，酒浸，微炙）　铅霜（一分，微研）　腊月紫驴护干（一分，细切，炒令焦黄）

右件药，捣罗为末，用鸱枭脑髓和圆，如麻子大。不计时候，以乳汁下一圆，神效，二岁以上加圆服之。

治小儿急惊风，化痰涎，定搐搦，利脏腑，青黛圆方。

青黛（一分）　甘遂末（一钱）　腻粉（一钱）　龙脑（一钱）　蟾酥（一分）　麝香（一钱）　半夏（一分，汤洗七遍，焙干，麸炒黄色，为末）

右件药，都细研，用汤化蟾酥，和圆如粟米大。每服，以薄荷汤下二圆，微泻是效，未泻再服，量儿大小，加减服之。

治小儿急惊风，痰涎壅毒，壮热腹胀，天南星圆方。

天南星（一分，炮裂）　朱砂（一分，细研）　水银（一分，以少枣肉研令星尽）　金箔（二七片，细研）　银箔（二七片，细研）　麝香（一钱，细研）　巴豆（三枚，去皮心，研，纸裹压去油）

右件药，捣罗天南星为末，都研令匀，炼蜜和圆，如黍米大。一岁儿每服，以暖水下一圆，取下恶物为效，二岁以上加圆服之。

治小儿急惊风，青黛圆方。

青黛（一分，细研）　蛇头（一枚，涂酥，炙令黄）　半夏（半两，汤洗七遍，去滑）　白僵蚕（一两，微炒）　蟾酥（三片，如柳叶大铁器上焙）

右件药，捣罗为末，以酒煮面糊和圆，如绿豆大。不计时候，以薄荷汤化下三圆，量儿大小，临时加减。

治小儿急惊风，壮热烦乱，大便结涩，续随子圆方。

续随子（一分，去皮，别研） 青黛（一分） 芦荟（一分） 胡黄连末（一分） 麝香（一分）

右件药，都细研，以糯米饭和圆，如梧桐子大。不计时候，以薄荷汤或温水，化破一圆服，未差再服。

治小儿急惊风，兼去心间涎，朱砂圆方。

朱砂（一分） 豉（三百粒） 皂荚（一寸，炙黄焦） 砒霜（一分） 巴豆（十五粒，去皮心，研，纸裹压去油）

右件药，先研朱砂砒霜为粉，次入豉巴豆，都令细，以枣肉和圆，如黍米大。一二岁儿，每服以温水下一圆，服后得吐泻为效。

治小儿急惊风，喉中涎，吐不出，咽不入，坏涎圆方。

雄黄（一分，细研） 朱砂（一分，细研） 水银（一分，以少枣肉研令星尽） 铅霜（一分） 甘草（半分，末）

右件药，都细研，以糯米饭和圆，如黍米大。每服，以梨汁下二圆，化涎尽为度。

治小儿急惊风，化顽涎，利胸膈，水银圆方。

水银（一分，以少枣肉研令星尽） 天南星（一分，生用） 蛜蝌[24]（半两，生用，去足）

右件药，捣罗为末，以枣肉和圆，如绿豆大。不计时候，以薄荷汤下两圆，量儿大小，以意加减。

治小儿急惊风，必效碧霞丹方。

硫黄（半分） 腻粉（一钱） 青黛（一分） 巴豆（七粒，研，去油）

右件药，都研令细，用软饭和圆，如黍米大。不计时候，以薄荷汤下二圆，量儿大小，加减服之。

治小儿急惊风搐搦，坠涎擅圣圆方。

水银（半两） 麝香（半分） 天南星（一[25]两，生用）

右件药，捣天南星为末，次入水银，又以石脑油同捣，硬软得所，又入麝香捣三二百杵，圆如绿豆大。不计时候，以薄荷汤下化破一圆服之，量儿大小，加减服之。

又方。

天浆子（三枚，生用） 朱砂末（一钱） 干蝎（七枚，生用）

右捣罗为末，以软饭和圆，如粟米大。不计时候，以荆芥汤下二圆，量儿大小，加减服之。

治小儿胎风诸方

夫小儿在胎中之时，脏腑未具，神气微弱，其母或调适失宜，食饮不节，嗔怒无度，举动惊胎，或坐卧当风，或触冒寒暑，腠理开泄，风邪所伤，入于胞中，儿生之后，邪气在于脏腑，不得宣通，而又洗浴当风，包裹失度，冷触脐带，风伤四肢，乳哺不调，痰热壅积，则令壮热吐哯，睡里饶惊，心神不安，手足抽掣，身体强直，眼目反张，故号胎风，若风热不除，变成痫疾也。

治小儿胎风搐搦，筋脉拘急，牙关或时紧硬，犀角圆方。

犀角屑（半两） 白花蛇（一两，酒浸，去皮骨，炙令黄） 天南星（半两，炮裂） 白附子（半两，炮裂） 干蝎（半两，微炒） 天麻（半两） 麻黄（半两，去根节）

以上七味，捣罗为末，用无灰酒二大盏，搅令匀，于慢火上煎，旋添酒，不住手搅，以酒尽为度。

牛黄（一分） 麝香（半分） 腻粉（一分） 朱砂（一分） 虎睛（一对，微炙） 龙脑（一钱） 水银（一分，以枣瓤研令星尽）

右件药，并细研，都入酒煎膏内，看硬软，和圆如绿豆大。不计时候，以竹沥下三圆，量儿大小，加减服之。

治小儿胎风惊热，手脚急强，天竹黄散方。

天竹黄（一分，细研） 牛黄（半分，细研） 胡黄连（一分） 犀角屑（一分） 天麻（一[26]分） 蝉壳（一分，微炒）

右件药，捣细罗为散，都研令匀，不计时候，以新汲水调下一字，二岁以上加药服之。

治小儿胎风，惊热搐搦，心神烦乱，或渴，牛黄散方。

牛黄（半分，细研）　人参（半两，去芦头）　真珠末（一分）　甘草（半两，炙微赤，锉）　郁金（半两）　川大黄（半两，锉碎，微炒）　朱砂（半两，细研，水飞过）　胡黄连（半两）

右件药，捣细罗为散，都研令匀，不计时候，以蜜水调下半钱，量儿大小，以意加减服之。

治小儿胎风，心热惊痫，朱砂散方。

朱砂（一分）　牛黄（一分）　天竹黄（一分）　腻粉（一分）　麝香（半分）

右件药，都研令细[27]，每服，以竹沥调下半钱，不计时候，量儿大小，以意加减。

治小儿胎风惊热，牛黄散方。

牛黄（一分，细研）　天竹黄（半两，细研）　铅霜（半两，细研）　马牙消（一两，细研）　人参（半两，去芦头）　朱砂（一分，细研）

右件药，捣细罗为散。每服，以薄荷汤调下半钱，量儿大小，加减服之。

治小儿胎风及惊风，虎睛圆方。

虎睛（一对，酒浸，炙微黄）　天麻（一分）　干蝎（一分，微炒）　乌蛇肉（一分，炙微黄）　羌活（一分）　独活（一分）　殭蚕（一分，微炒）　麝香（一分，细研）

右件药，捣罗为末，以面糊和圆，如绿豆大。每服三圆，研破，不计时候，以薄荷汤服之。

治小儿胎风，发作抽掣，浑身急强，眼目反张，水银圆方。

水银（一两）　天麻（一两）　天南星（一两，炮裂）　白附子（一两，炮裂）　干蝎（一两，微炒）　麝香（一分，细研）　藿香（一分）　白僵蚕（一两，微炒）

右件药，捣罗为末，先用少许枣肉，研水银星尽，与诸药末同研令匀，炼蜜和圆，如绿豆大。不计时候，以薄荷酒研三圆服之，量儿大小，以意加减，得汁出立效。

治小儿胎风，手足搐搦，遍身壮热，牛黄圆方。

牛黄（一分，细研）　水银（一分，用黑铅一分同结为砂子，细研）　朱砂（一分，细研）　犀角屑（一分）　麝香（半分，细研）　蠍梢（一分，微炒）　天浆子（一分）　天南星（一分，炮裂）

右件药，捣罗为末，以糯米饭和圆，如绿豆大。不计时候，以薄荷汤化破三圆服之，量儿大小，以意加减。

治小儿胎中，久积风热，发歇，手足搐搦，多惊不睡，露蜂房圆方。

露蜂房（半分，炒令黄色）　蚕蛾（半两，微炒）　天浆子（三十枚，微炒）　天南星（半分，炮裂）　朱砂（半两，细研，水飞过）　干蝎（一分，微炒）　腻粉（一分）　牛黄（一分，细研）　水银（一分，以枣肉研令星尽）

右件药，捣罗为末，都研令匀，以炼蜜和圆，如绿豆大。不计时候，煎槐柳薄荷汤下五圆，量儿大小，以意加减。

治小儿胎风搐搦，壮热多惊，天竹黄圆方。

天竹黄（半两，细研）　天南星（半两，炮裂）　铅霜（一分，细研）　胡黄连（半两）　牛黄（一分，细研）

右件药，捣罗为末，研入牛黄等令匀，用枣肉和圆，如绿豆大。不计时候，以乳汁研破三圆服之，量儿大小，以意加减，如三岁以上，用酒及荆芥汤下。

治小儿胎风，手足抽掣，宜服牛黄圆方。

牛黄（半两）　天竹黄（半两）　羌活（一分，末）　麝香（一分）　蠍（二枚，头尾全炒）

右件药，研罗为细末，炼蜜和为圆，如麻子大。一二岁儿，不计时候，以薄荷汤下三圆，三四岁儿，每服五圆，量儿大小，以意加减。

治小儿胎风，四肢惊掣，痰涎壅滞，宜服水银圆方。

水银（半两，黑铅半两同结作砂子）　天麻（一分）　干蝎（一分，微炒）　半夏（一分，汤洗七遍，去滑）　郁金（一分）　白附子（一分，炮裂）

右件药，捣罗为末，以软饭和圆，如绿豆大。不计时候，以薄荷汤下一圆，量儿大小，加减服之。

治小儿天瘹诸方

夫小儿天瘹者，由脏腑风热，脾胃生涎，痰涎既生，心膈壅滞，邪热蕴积，不得宣通之所致也。此皆乳母食饮无恒，酒肉过度，烦毒之气，流入乳中，便即乳儿，遂令宿滞不消，心肺生热，热毒即盛，风邪所乘，风热相兼，触于心脏，则令心神惊悸，眼目翻腾，壮热不休，四肢抽掣，故谓之天瘹也。

治小儿天瘹，手脚掣动，眼目不定，有时笑啼或嗔怒，爪甲皆青，状似鬼祟，宜服龙齿散方。

龙齿（半两，细研） 钩藤（半两） 白茯苓（半两） 蝉壳（二七枚，微炒） 黄丹（一分） 甘草（一分，炙微赤，锉） 铁粉（一分，细研） 朱砂（一两，细研） 川大黄（一分，锉碎，微炒）

右件药，捣罗为末，入研了药令匀。每服一钱，以水一小盏，煎至六分，不计时候，量儿大小，分减温服。

治小儿天瘹，四肢拘急，时复搐搦，喉内多涎，夜即惊厥，宜服一字散方。

天南星（一分，炮裂） 壁鱼儿（十[28]枚） 荞面（一分，研入） 半夏（七枚，生用） 酸石榴壳（一颗）

右件药，都捣罗为末，入在石榴壳内，以盐泥封裹，于灶下慢火烧，以泥干燥为度，取出去壳焙干，捣细罗为散，如孩儿小，即用钱上一字，以乳汁调灌之，一岁以上，即用酒调一字服之，当得汗出为效矣。

治小儿天瘹，眼目㖞斜，手足惊掣，发歇不定，牛黄散方。

牛黄（半分，细研） 木香（一分） 羌活（半两） 白僵蚕（半两，生用） 朱砂（半两，细研，水飞过） 干蝎（半分，生用） 乳香（一颗，如粟子大） 独活（半两）

右件药，捣细罗为散，都研令匀，不计时候，以干槐枝煎汤，调下一字，量儿大小，加减服之。

治小儿天瘹，牙关急硬，筋脉搐掣，宜服此方。

干蝎（七枚，生用） 麝香（半分，细研） 牛黄（半分，细研） 朱砂（一分，细研） 猢狲头骨（半分，涂酥，炙黄）

右件药，捣细罗为散。不计时候，用新汲水调下半钱，极者不过三服差，量儿大小，以意加减。

治小儿天瘹及惊风，发歇不恒方。

鹳鹊粪（半分，微炒） 牛黄（半分，细研） 干蝎（五枚，微炒） 麝香（一钱）

右件药，同研为末，不计时候，新汲水调半钱服，量儿大小，加减服之。

治小儿胎风，惊风搐搦，状如天瘹，宜服散蛜蝌散方。

蛜蝌（一分，微炒） 白胶香（一分） 白芥子（三十粒） 阿魏（半分，研入） 白僵蚕（十五枚，微炒）

右件药，捣细罗为散，不计时候，以薄荷酒调下一[29]字，量儿大小，以意加减服之，良久微汗出差。

治小儿天瘹，眼目搐上，筋脉急，蚱蝉散方。

蚱蝉（一分，微炒） 干蝎（七枚，生用） 牛黄（一分，细研） 雄黄（一分，细研）

右件药，细研为散。不计时候，以薄荷汤调下一字，量儿大小，加减服之。

治小儿天瘹，多惊搐搦，眼忽戴上，吐逆夜啼，遍身如火，面色青黄，不食乳哺，并无情绪，水银圆方。

水银（一两，煮青州枣肉二十颗同研水银星尽） 天南星（半两，炮半生使半） 白僵蚕（半两，生用） 干蝎（一分，生用） 牛黄（一分） 麝香（一分） 白附子（半两，生用） 铅霜（半两）

右件药，除水银膏牛黄麝香铅霜三味，研令如粉，余四味捣罗为末，都研令匀，用水银膏和圆，如黍米大。一二岁儿，每服用薄荷汤下三圆，三四岁儿，每服五圆，不计时候，量儿大小，以意加减服之。

治小儿天瘹，牛黄圆方。

牛黄（一分） 朱砂（一分） 麝香（半分） 蜗牛（十枚，去壳）

蟾酥（三[30]分）　钩藤（一分，末）

右件药，都研令细，以糯米饭和圆，如黍米大。不计时候，先以水化破二圆，滴在鼻中，相次即以温水更下三圆，量儿大小，加减服之。

治小儿天瘹，四肢抽掣，眼目戴上，精神恍惚，皮肤干燥，身体似火，夜卧不安，心中烦躁，热渴不止，宜服保生定命丹方。

光明砂（一两，细研，水飞过）　腻粉（一分）　金箔（四十片）　牛黄（一分）　龙脑（一分）　麝香（一分）　水银（一两，煮枣肉研令星尽）

右件药，都研如粉，入水银更都研令匀，用粟米饭和圆，如麻子大。一二岁儿，每服，用新汲水研破三圆服之，三四岁儿，每服五圆，不计时候，量儿大小，以意加减服之。

治小儿天瘹，心胸痰壅，攻咽喉作呀声，发歇多惊，不得眠卧，保命丹方。

牛黄（一分，细研）　干蝎（一分，微炒）　蝉壳（一分，微炒）　白附子（一分，炮裂）　蟾酥（半分，研入）　白僵蚕（一分，微炒）　天浆子（一分，内有物者）　天麻（一分）　犀角屑（一分）　天南星（一分，炮裂）　青黛（一分，细研）　朱砂（一分，细研）　麝香（半分，细研）

右件药，捣罗为末，入牛黄等同研令匀，用豮猪胆汁和圆，如绿豆大。每服，用水少许，化二圆，滴三五点入鼻中，令嚏数声后，即冷水服一圆，日三四服，量儿大小，以意加减。

治小儿天瘹，身体壮热，筋脉拘急，时时抽掣[31]，钩藤圆方。

钩藤（半两）　天竹黄（一分，细研）　牛黄（一分，细研）　胡黄连（半两）　天麻（一分）　白附子（一分，炮裂）　干蝎（一分，微炒）　朱砂（一分，细研）　米粉（一分）　麝香（半分，细研）

右件药，捣罗为末，都研令匀，用槐胶和圆，如绿豆大。于囟门上津调摩一圆，荆芥汤下一圆，立效，二岁以上消详加之。

治小儿天瘹，眼目翻上，手足抽掣，发歇不定，天麻圆方。

天麻（一分）　朱砂（一分，细研）　白芥子（一分，微炒[32]）　龙齿（一分，细研）　麝香（半分，细研）　铅霜（一分，细研）　天浆子（二七枚）　天竹黄（一分，细研）

右件药，捣罗为末，炼蜜和圆，如黄米大。不计时候，以薄荷酒研下一圆，稍急，加至三圆或五圆，立效。

治小儿天瘹，身体发热，口内多涎，筋脉拘急，时发惊掣，蝉壳圆方。

蝉壳（一分，微炒） 乌蛇（一两，酒浸，去皮骨，炙令黄） 青黛（一分，细研） 白僵蚕（一分，微炒） 麝香（一分，细研） 白附子（一分，炮裂） 豮猪胆（一枚） 蟾酥（一钱） 蜣螂（三枚，微炒） 蚺蛇（一分，微炒）

右件药，捣罗为末，以软饭入猪胆汁同和圆，如黍米大。先将一圆，用奶汁研破，滴在鼻中，候嚏，即以薄荷汤下三圆，三岁以上加圆服之。

治小儿天瘹，心神烦乱，搐搦不定，宜服朱砂圆方。

朱砂（一分，细研） 麝香（半分，细研） 干蝎（二七枚，微炒） 白僵蚕（一分，微炒） 胡黄连（一分） 熊胆（一分） 牛黄（半分，细研）

右件药，捣罗为末，同研令匀，以粟米饭和圆，如绿豆大。不计时候，以金银汤下三圆，量儿大小，增减服之。

治小儿天瘹，多涎，及搐搦不定，擅圣归命丹方。

锡恡[33]脂（一两，细研，水淘黑水令尽） 牛黄（半分） 水银（一分，以少枣瓤研令星尽） 麝香（半[34]分）

右件药，都细研，用软粳米饭和圆，如黍米大。不计时候，以新汲水下二圆，量儿大小，增减服之。

治小儿天瘹，多涎搐搦，发歇不定方。

干蝎（半两，微炒） 羌活（半两） 麝香（一钱，细研） 铅霜（半两，细研） 蟾酥（半钱，研入）

右件药，捣细罗为末，同研令匀，炼蜜和圆，如绿豆大。不计时候，以乳汁研破两圆服之，更量儿大小，以意加减。

又方。

天竹黄（一分，细研） 朱砂（一分） 干蝎（一分，微炒） 白附子（一分，炮炒[35]）

右件药，捣罗为末，同研令匀，以炼蜜和圆，如绿豆大。不计时候，以淡竹沥研下二圆，量儿大小，临时加减。

治小儿天瘹，惊风搐搦，牙关急闭，口吐涎，玄参圆方。

玄参（半两）　干蝎（一分，微炒）　水银（半两）

右件药，捣罗为末，以枣瓤研水银星尽，内少炼了蜜，入药末，和圆如绿豆大。三岁已下儿，用薄荷汤研破三圆服之，三岁以上，即加圆数服之。

又方。

天竹黄（一分）　雄黄（一分）　阿魏（半分）　燕脂（一分）

右件药，同研为末，以醋一茶碗，煎成膏，入蚺蛇天麻乌蛇末各半分，和圆如米粒大。不计时候，以温酒下三[36]圆，乳汁下亦得，量儿大小，加减服之。

治小儿天瘹，口噤戴目，手足搐搦不定，天南星圆方。

天南星（一分）　天雄（一分）　白附子（一分）　半夏（一分，汤洗七遍，去滑）　水银（一分，于铫子内先熔黑锡半分后下水银结为砂子，细研）

右件药，生捣罗为末，用槐胶和圆，如黄米大。一岁一圆，二岁二圆，不计时候，以温薄荷汤酒下。

治小儿天瘹，脏腑风热壅滞，四肢抽掣，大小便不利，腻粉圆方。

腻粉（半分）　巴豆霜（半分）　郁金（一分，末）　地龙（一分，末）　马牙消（一分）　麝香（半分，细研）

右件药，都研令细，以糯米饭和圆，如绿豆大。一岁一圆，以薄荷汤下，三岁以上，即服二[37]圆。

又方。

巴豆霜（一分）　干蝎（半两，微炒）　藿香（半两）　白僵蚕（半两，微炒）

右件药，捣罗为末，以面糊和圆，如绿豆大。三岁儿，以金银犀角煎汤下一圆，如不动静，更服二圆，下恶物炲[38]煤及瓜汁相似，便差，量儿大小，加减服之。

治小儿天瘹，及急惊风搐搦，白僵蚕散方。

白僵蚕（二枚，微炒）　蝍蟉（一枚，微炒）　莨菪子（十粒，炒令黄）

右件药，捣细罗为散，用温酒调，注入口中令睡，汗出即差，如睡多不用惊起，如一二岁儿患急，即顿服之，稍慢，即分为三服。

治小儿天瘹，脏腑壅滞，壮热搐搦，宜服保生圆方。

巴豆（七枚，生用，去皮心）　天南星（一枚，炮裂）　蚺蛇（五枚，生用）

右件药，晴朗时初夜，于北极下露之一宿，明旦捣罗为末，取豉四十九粒，口内含不语，脱却皮烂研，和圆如黍米大。随年圆数，以温水下。

又方。

五灵脂（一两）　白附子（一分）　天南星（一分，生用）

右件药，捣罗为末，以头醋一升，熬成膏，后入蜗牛末二钱，麝香末一钱，和圆如绿豆大。每服，一岁一圆，以奶汁研破服之，如无奶汁，即以金银汤下，入口差。

治小儿天瘹，眼目搐上，并口手掣动，宜服此方。

壁鱼儿（一十五枚，干者十枚，湿者五枚）

右奶汁相和，研烂，更入奶汁，同灌入口，立效。

治小儿天瘹，备急涂顶膏方。

川乌头末（一钱）　芸苔子末（三钱）

右件药，取新汲水调涂，贴在顶上立验。

治小儿壮热欲发痫诸方

夫小儿未发痫之前，痫欲发之候，或壮热连滞，或摇头弄口，或眼目抽掣，如此是欲发痫，宜早疗之也。

治小儿未满百日，聚口吐沫，此欲作痫候，腹内有冷热癖实，宜服牛黄散方。

牛黄（一分，细研）　川大黄（三分，锉碎，微炒）　柴胡（一分半，去苗）　细辛（一分）　黄芩（一分）　当归（一分，锉，微炒）　甘草（一分，炙微赤，锉）　蚱蝉（三枚，微炙）　防风（一分，去芦

头）　蛲蛝（三分，微炙）

右件药，捣细罗为散。每服一钱，以水一小盏，煎至五分，和[39]滓，不计时候，量儿大小，加减温服。

治小儿心腹结实，身体壮热，四肢不利，心神多惊，欲发痫者，茯神散方。

茯神（一两半）　川升麻（一两）　玄参（一两半）　秦艽（一两，去苗）　寒水石（二两）　龙胆（一两，去芦头）　川芒硝（二两）　川大黄（三两，锉碎，微炒）

右件药，捣粗罗为散。每服一钱，以水一小盏，煎至五分，去滓，分温二服，早晨午后各一服，更量儿大小，以意加减。

治小儿壮热发痫，或时时四肢抽掣，多吐白沫，宜服钩藤散方。

钩藤（半两）　人参（一分，去芦头）　子芩（一分）　蚱蝉（三枚，微炙）　犀角屑（一分）　甘草（半两，炙微赤，锉）　川升麻（半两）　石膏（半两）　川大黄（一分，锉碎，微炒）

右件药，捣粗罗为散。每服一钱，以水一小盏，煎至五分，去滓，入竹沥半合、牛黄末一字，看儿大小，分减服之。

治小儿壮热发痫，心神惊悸，多啼，或吐白沫，龙齿散方。

龙齿（一两）　钩藤（三分）　川升麻（三分）　子芩（三分）　防风（三分，去芦头）　犀角屑（三分）　麦门冬（一两，去心，焙）　川芒硝（一两）

右件药，捣粗罗为散。每服一钱，以水一小盏，入竹叶七片，煎至五分，去滓，分作二服，日四服，量儿大小，以意加减。

治小儿壮热欲发痫，宜服退热清凉散方。

白药（一分）　甘草（一分，炙微赤，锉）　郁金（一分）　黄芩（一分）　天竹药[40]（一分，细研）　朱砂（半两，细研，水飞过）　麝香（半分，细研）

右件药，捣细罗为散。都研令匀，不计时候，以温水调下半钱，量儿大小加减。

治小儿头额体背俱热，大便秘涩，眼赤心闷，乍睡乍惊，精神昏浊，与人不相主，当欲作痫状，蓝叶散方。

蓝叶（半两）　人参（半两，去芦头）　知母（半两）　钩藤（三

分）　玄参（三分）　川升麻（三分）　葛根（三分，锉）　子芩（一分）　犀角屑（一分）　射干（一分）

右件药，捣细罗为散。五[41]岁儿，以竹沥半合，调半钱服，日三服，量儿大小，以意加减服之，若未辨合前药，可服玄参、生犀、升麻、葛根、竹沥、生姜汁、大豆汁、地黄汁，皆可单服，又取少蚯蚓粪，水调服之良。

治小儿惊热入心，拟成痫疾，面色不定，啼泪不出，发热作时，不吃乳食，大便秘涩，眼翻露白，手足逆冷，牛黄圆方。

牛黄（一分，细研）　川大黄（一分，锉碎，微炒）　独活（一分）　川升麻（半两）　琥珀（半两）　绿豆粉（半两）　大麻仁（半两）

右件药，捣罗为末，炼蜜和圆，如梧桐子大。不计时候，以熟水研一圆服之，至五七岁，加金银箔各五片，药两圆，研化下服之。

治小儿欲发痫，极热不已，生葛汁饮子方。

生葛根汁（一合）　竹沥（一合）　牛黄（如杏仁大，细研）

右件药相和，每服半合，量儿大小，加减服之。

治小儿欲发痫，壮热如火，洗浴石膏汤方。

石膏（五两）　菖蒲（二两）　雷圆（三两）

右件药，捣碎，以水煮取三升，适寒温浴儿，并洗头面佳。

治小儿一切痫诸方

夫痫者，小儿恶病也，十岁以上为癫，十岁以下为痫，其发之状，或口眼相引，而目睛上戴，或手足瘛纵，或背强直，或颈项反折，诸方说痫，名证不同，大较其发之源，皆因三种，三种者，风痫，惊痫，食痫是也。风痫者，因衣厚汗出，而风入为之，惊痫者，因惊怖大啼乃发，食痫者，因乳哺不节所成。然小儿气血微弱，易为伤动，因此三种，变作诸痫。凡诸痫正发，手足掣缩，慎勿捉持之，捉则令曲戾不随也。凡少小有痫病者，有痓病者，皆由脏气不平故也，新生即痫者，是五脏不收敛，血气不聚，五脉不流故也，多令不育，其一月四十日以上至期岁[42]而痫者，皆由五脉不流，骨法不成，亦由乳养失所，风邪所中也，病先身热瘛疭惊啼唤，而后发痫成病，脉浮者为阳痫，内在六腑，外在肌肤，犹易治。病先身冷，不惊掣，不啼唤，仍成病，发时脉沉者为阴痫，内在五脏，及在骨髓，极难治也。病发身软时醒者，谓之痫也，身强直，反张如弓，不时醒者，谓之痉也。凡脉浮之与沉，以别其病在阴阳表里耳，其浮沉复有大小滑涩虚实迟快，诸证各依脉形为治也。凡痫病者，小儿之恶病也，或有不及求医而致困者也，然气发于内，必先有候，常宜审察其精采，其候手白肉际脉黑者痫候，鱼际脉赤者热，脉青大者寒，青细为平也，鼻口干燥，大小便不利是痫候，眼不明，上视喜阳是痫候，耳后完骨上青络盛，卧不净是痫候，清旦大脉刺之令血出也，小儿发逆上啼笑面脂色不变，是痫候也，鼻口青时小惊，是痫候，鼻热小便难是痫候，目闭青时小惊是痫候，身热头恒汗出是痫候，身热吐哯[43]而鸣是痫候，身热目时直视是痫候，卧惕惕而惊手足振摇是痫候，卧梦笑手足动摇是痫候，意气下而忘怒是痫候，痰咽乳不利是痫候，目瞳子卒大异常是痫候，喜久目上视是痫候，身热小便难是痫候，身热目视不精是痫候，吐利不止瘚痛时起是痫候，以上二十条，皆诸痫之初发候也。

又有五脏痫，及六畜痫，肝痫之为病，面青目反视，手足动摇，心痫之为病，面赤心下有热，短气息微，脾痫之为病，面黄腹大喜泄，肺痫之为病，面目白口中沫出，肾痫之为病，面黑俯仰直视如尸，膈痫之为病，目睛反上，四肢不举，大小肠痫之为病，四肢不动摇，马痫之为病，张口摇头马鸣，欲反折，牛痫之为病，目正视，腹胀满，鸡痫之为病，延颈及折喜惊目摇，羊痫之为病，扬目吐舌，猪痫之为病，喜吐沫，犬痫之为病，两手屈如拳。凡诸痫在阳属腑，则易治，在阴属脏，反入骨髓则难治。若久而不愈者，必见困矣。

治小儿五种痫，手足动摇，眼目反视，口吐涎沫，心神喜惊，身体壮热，朱砂散方。

朱砂（一分，细研）　白蔹（一分）　杏仁（一分，汤浸去皮心双仁，麸炒微黄）　露蜂房（一分）　桂心（半两）　牛黄（一分，细研）

右件药，捣细罗为散，入研了药令匀。每服，以乳汁调下一字，日五服，量儿大小，加减服之。

治小儿二十五种风痫，无时发动，宜服天麻散方。

天麻（三分） 防葵（三分） 牛黄（一分，细研） 真珠末（三分） 天竹黄（三分，细研） 威灵仙（三分） 蜣螂（三分，微炒） 川芒硝（三分）

右件药，捣细罗为散，更研乳入，每有疾之时，取鸡冠血三两滴子，新汲水一合，打散令均，调下半钱，更随儿大小，以意加减。

治小儿二十四种惊痫，壮热，掣手足，呕逆，夜啼，睡卧不安，惊痫，虎睛圆方。

虎睛（一对，微炙，细研） 牛黄（半两，细研） 栀子仁（半两） 白茯苓（半两） 人参（一两，去芦头） 黄芩（一两） 生犀角屑（一两） 钩藤（一两） 蛇蜕皮（一分，微炙） 川大黄（一两，锉碎，微炒）

右件药，捣罗为末，细研令匀，炼蜜和圆，如梧桐子大。一二岁儿每服，以熟水研破一圆服之，三四岁儿，每服二圆，以粥饮下亦得，更随儿大小，以意加减。

治小儿二十四种惊痫，壮热，抽掣手足，呕吐夜啼，睡卧不安，虎睛圆方。

虎睛（一对，微炙，细研） 牛黄（一分，细研） 人参（半两，去芦头） 白茯苓（一分） 川大黄（一分，锉碎，微炒） 蛇蜕皮（五寸，微炙）

右件药，捣罗为末，炼蜜和圆，如绿豆大。一二岁儿，每服以乳汁化破二圆服，三四岁儿，薄荷汤化破五圆服，更看儿大小，以意加减。

治小儿二十四种诸惊痫，眼口牵掣，嚼舌反拗[44]，牛黄散方。

牛黄（一分，细研） 钩藤（一两半） 石膏（一两半，细研） 甘草（一两，炙微赤，锉） 蛇蜕皮（半分，炙令黄色） 白蔹（一两）

右件药，捣罗为散。每服一钱，以水一小盏，煎至五分，去滓，入牛黄一字，不计时候，量儿大小，分减温服。

治小儿诸痫，惊惕掣疭，及中客忤，宜服牛黄圆方。

牛黄（半两，细研） 人参（半两，去芦头） 细辛（半两） 蚱蝉（七枚，去翅足，微炙） 川大黄（一两，锉碎，微炒） 赤芍药（半两）　当归（半两，锉，微炒）　蛇蜕皮（五寸，炙令黄色）　甘草（三分，炙微赤，锉）　栝楼根（半两）　防风（半两，去芦头）　麝香（一分，细研）　巴豆（三十枚，去皮心，研如膏）

右件药，捣罗为末，入巴豆研令匀，炼蜜和捣三二百杵，圆如麻子大。初生一月至百日儿，每服一圆，一岁至三岁服二圆，四岁至五岁儿，每服三圆，并用薄荷汤下，令快利为度。

治小儿诸痫，蛇蜕皮散方。

蛇蜕皮（五寸，微炙令黄）　细辛（半两）　甘草（半两，炙微赤，锉）　钩藤（半两）　黄芪（半两）　川大黄（一两，锉碎，微炒）　蚱蝉（四枚，炙令黄，去头足）　牛黄（一分，细研）

右件药，捣细罗为散。每服一钱，以水一小盏，煎至五分，去滓，量儿大小，加减服之。

治小儿未满月及出月，壮热发痫，宜服钩藤散方。

钩藤皮（一分）　蚱蝉（二两，微炙）　柴胡（半两，去苗）　川升麻（半两）　蛇蜕皮（五寸，微炙）　甘草（一分，炙微赤，锉）　石膏（三分，细研）　黄芩（半两）　川大黄（半两，锉碎，微炒）

右件药，捣粗罗为散。每服一钱，以水一小盏，煎至五分，去滓，入竹沥半合，更煎三两沸，量儿大小，加减温服。

治小儿初生百日内发痫，蚱蝉散方。

蚱蝉（三分，微炒）　黄芩（半两）　赤芍药（三分）　细辛（半两）　钩藤（半分[45]）　蛇蜕皮（五寸，炙令黄色）　黄芪（半两，锉）　甘草（半两，炙微赤，锉）　牛黄（一分，细研）　麝香（一分，细研）　川大黄（一两，锉碎，微炒）

右件药，捣粗罗为散。每服一钱，以水一小盏，煎至五分，去滓，量儿大小，分减温温服之。

治小儿百日内发痫，连发不醒，及胎中带风，体冷面青，身体反张，麻黄散方。

麻黄（一分，去根节）　甘草（一分，炙微赤，锉）　羌活（三分[46]）　柴胡（三分，去苗）　川大黄（一两，锉碎，微炒）　川升麻（一两）　子芩（一两）　枳壳（半两，麸微黄，去瓤）　葛根（半两，锉）　蛇蜕皮（五寸，炙令黄色） 石膏（一两半，细研） 钩藤（一分） 蚱蝉（二七枚，微炙[47]） 杏仁（半两，汤浸去皮心双仁，麸炒微黄）

右件药，捣粗罗为散。每服一钱，以水一小盏，煎至五分，去滓，更入竹沥半合，煎三两沸，量儿大小，加减服之。

治小儿百日已来，至三四岁，肝心风热，发惊痫连纵，身体如火，犀角散方。

犀角屑（一两） 钩藤（一两） 黄芩（一两） 川升麻（一两） 麦门冬（一两半，去心，焙） 龙齿（二两）

右件药，捣粗罗为散。每服一钱，用水一小盏，入竹叶七片，煎至五分，去滓，量儿大小，加减温服，

治小儿一岁至四岁，壮热，大惊发痫，石膏散方。

石膏（一两，细研） 蚱蝉（二枚，微炙） 柴胡（一两半，去苗） 川升麻（三分） 钩藤（三分） 子芩（一两） 知母（一两） 栀子仁（半两） 龙齿（一两） 赤芍药（半两） 麻黄（三分，去根节） 葛根（一两，锉） 甘草（一分，炙微赤，锉） 川大黄（一两，锉碎，微炒）

右件药，捣粗罗为散。每服一钱，以水一小盏，煎至五分，去滓，入竹沥一合，更煎一两沸，量儿大小，加减温服。

治小儿四五岁，忽急[48]惊痫，钩藤散方。

钩藤（半两） 犀角屑（一分） 牛黄（一分，细研） 虎睛（一对，微炙） 防风（一分，去芦头） 栀子仁（半两） 石膏（半两，细研，水飞过） 蚱蝉（一枚，微炙） 独活（一分） 人参（一分，去芦头）

右件药，捣细罗为散。每服一钱，水一中盏，煎至五分，去滓，分为二服，如人行二三里进一服，更量儿大小，以意加减。

治小儿诸痫，宜用固囟大黄膏方。

川大黄（三分） 雄黄（一[49]分） 丹参（一分） 黄芩（一分） 生商陆（一两） 雷圆（半两） 猪脂（一斤） 附子（半两，去皮脐，生用）

右件药，捣碎，以猪脂先入锅中，以文火熬令熔，以绵滤过，然后下

药，煎令七上七下，去滓，细研雄黄下膏中，搅令至凝，于瓷器中盛。每用少许，热炙手，摩儿囟及掌中背胁，皆使遍讫，以蛤粉之。

治小儿痫，及百病伤寒，雷圆膏方。

雷圆（一分） 甘草（一两[50]） 防风（一两，去芦头） 白术（三分） 桔梗（二分，去芦头） 莽草（一两） 川升麻（一两）

右件药，捣罗为末，以猪膏一片，先入铛，慢火煎令熔，后下药末，以柳蓖不住手搅成膏，绵滤入瓷盒盛之，每有患者，摩其顶及背上。

治小儿风痫诸方

夫小儿风痫者，由乳养失理，血气不和，风邪所中，或衣厚汗出，腠理开张，当风解脱，风邪因兹而入。初得之时，先屈指如数，乃发掣缩是也，又病先身热，瘛疭惊啼，或笑而发痫。脉浮者为阳痫，内在六腑，外在肌肤，犹得易治，病先身冷，不惊瘛，不啼笑，而乃发痫。脉沉者为阴痫，内在五脏，及在骨髓，极者难治。病发时，身软，时醒者谓之痫，身强直反张如弓，不时醒者谓之痉。诊其心脉满大，肝脉小急，瘛疭筋挛，尺寸脉俱浮，直上直下，此者督脉必腰背强，不得俯仰。小儿风痫，三部脉紧急，其痫可治，小儿脉多似雀啄，若紧者必发痫，诸痫发，手足抽掣，慎勿持捉之，则令曲戾不随也。

治小儿风痫，筋脉抽掣，夜卧惊悸，四肢烦躁，皮肤壮热，天竹黄散方。

天竹黄（一分，细研） 牛黄（一分，细研） 知母（一分） 赤芍药（一分） 犀角屑（一分） 钩藤（一分） 玄参（一分） 桔梗（一分，去芦头） 龙骨（一分） 川大黄（一分，锉碎，微炒） 白僵蚕（一分，微炒） 茯神（一分） 蜣螂（七枚，去足，微炒） 槟榔（一枚，纸裹，微煨）

右件药，捣细罗为散。每服，以薄荷汤调下半钱，一日五服，随儿大小，以意加减。

治小儿风痫，胸中痰涎，白鲜皮散方。

白鲜皮（半两） 细辛（半两） 蚱蝉（二枚，微炙） 钩藤（半两） 川大黄（三分，锉碎，微炒） 蛇蜕皮（五寸，炙令黄色） 甘草（三分，炙微赤，锉） 牛黄（半分，细研）

右件药，捣粗罗为散。每服一钱，以水一小盏，煎至五分，去滓，入牛黄末少许，量儿大小，加减温服。

治小儿心脏久积风热，发痫，或遍身壮热，多饶痰涎，睡即惊悸，手足抽掣，水银圆方。

水银（半两） 黑铅（半两，同水银于铫子内慢火结砂子，细研） 干蝎（二十一枚，头尾全者，微炒） 半夏（一分，汤洗七遍，去滑） 白附子（一分，炮裂） 天麻（一分） 郁金（一分） 麝香（一分，细研）

右件药，捣罗为末，都研令匀，用糯米饭和圆，如麻子大。每服，以薄荷汤下三圆，量儿大小，以意加减。

治小儿风痫，发动无时，壮热心烦，筋脉拘急，牛黄散方。

牛黄（一[51]分，细研） 木香（一分） 乳香（一分） 朱砂（一分，细研） 白僵蚕（一分，微炒） 干蝎（七枚，微炒） 羌活（半两）

右件药，捣细罗为散。不计时候，以温竹沥半合，调下半钱，量儿大小，以意加减。

治小儿风痫，并心热多惊，七宝镇心圆方。

虎睛（一对，酒浸，微炙用） 金箔（五十片） 银箔（五十片） 朱砂（半两，细研，水飞过） 雄黄（半两） 琥珀（半两） 真珠（半两） 龙齿（一分） 麝香（一分）

右件药，都细研如面，以枣肉和圆，如绿豆大。每服，以井华水下三圆，日三服，量儿大小，以意加减。

治小儿风痫，精神昏闷，遍身壮热，不得睡卧，茯神散方。

茯神（一分） 木通（一[52]分，锉） 人参（一分，去芦头） 川升麻（一分） 子芩（一分） 龙齿（三分） 犀角屑（一分） 铁粉（三分） 蜣螂（三枚，微炒，去翅足）

右件药，捣粗罗为散。每服一钱，以水一小盏，煎至五分，去滓，入竹沥半合，不计时候，量儿大小，分减温服。

治小儿心脏壅热，变为风痫，身体壮热，惊悸不安，心神烦闷，多啼少睡，犀角散方。

犀角屑（三分） 羌活（三分） 川升麻（三分） 茯神（半两） 白鲜皮（半两） 葛根（半两，锉） 柴胡（三分，去苗） 蛇蜕皮灰（一分） 蚱蝉（三枚，微炒，去翅足） 石膏（二两，细研） 甘草（一分，炙微赤，锉） 钩藤（半两） 麦门冬（一两半，去心，焙） 川大黄（一两，锉碎，微炒） 子芩（一两）

右件药，捣粗罗为散。每服一钱，以水一小盏，煎至五分，去滓，量儿大小，以意加减服之。

治小儿风痫，自三岁已来，至十岁不差，发时，口中白沫，大小便不觉，虎睛圆方。

虎睛（一对，酒浸，炙令黄） 朱砂（半两，细研，水飞过） 麻黄（半两，去根节） 钩藤（半两） 铁粉（三分） 防风（三分，去芦头） 子芩（三分） 川大黄（三分，锉碎，微炒） 龙齿（一两，细研） 银屑（三分，细研） 栀子仁（三分） 羌活（三分） 柴胡（半两，去苗） 白鲜皮（半两） 川升麻（半两） 雷圆（半两） 沙参（半两，去芦头） 细辛（一分） 石膏（一两，细研，水飞过） 牛黄（半两，细研） 蚱蝉（四枚，微炙，去足翅）

右件药，捣罗为末，炼蜜和捣三五百杵，圆如绿豆大。三岁已下，以薄荷汤下三圆，日三服，三岁以上，以意加减服之。

治小儿风痫，及一切惊热，蛇蜕皮散方。

蛇蜕皮（五寸，烧灰） 细辛（半两） 钩藤（半两） 黄芪（半两，锉） 川大黄（一两，锉碎，微炒） 蚱蝉（四枚，微炙，去翅足） 甘草（半两，炙微赤，锉） 铅霜（半两，细研）

右件药，捣粗罗为散。每服一钱，以水一小盏，煎至五分，去滓，入牛黄末一字，放温，量儿大小，临时加减服之。

治小儿风痫及天瘹，宜服雄黄散方。

雄黄（半钱） 朱砂（一分） 牛黄（半分） 熊胆（半钱） 天麻（一分，末） 晚蚕蛾（半分） 天竹黄（半分） 麝香（一钱） 铅霜

（一分） 马牙消（半两）

右件药，同研如粉，常以不津器贮之，每服，用温水调下半钱，量儿大小，以意加减服之。

治小儿风痫，发即迷闷，手足抽掣，口内多涎，良久不醒，牛黄圆方。

牛黄（一分，细研） 天南星（半两） 白附子（半两） 白僵蚕（半两） 干蝎（一分） 蝉壳（一分） 天麻（半两） 麝香（一分，细研）半夏（一分，汤洗七遍，去滑）

右件药，并生用，捣罗为末，又以水银一两，煮枣三七枚，去皮核，与水银同研令星尽，入煎药末和圆，如绿豆大。如隔日发者每服煎牛乳汁下三圆，日三服，如惊风，即煎荆芥汤下二圆。

治小儿风痫，手脚抽掣，翻眼吐沫，久患不可者，宜服黑金丹方。

黑铅（半两） 水银（半两） 天南星（半两，炮裂，捣罗为末）

右件药，先铅为汁，次下水银，结为砂子，细研，与天南星末和匀，以糯米饭和圆，如绿豆大。每一岁儿以乳汁研一圆服之，儿稍大以意加之。

治小儿风痫，睡中惊叫，两眼翻露，及脐风撮口天瘹惊风，并服此牛黄散方。

牛黄（一分） 天竹黄（半两） 马牙消（一两） 铅霜（一分）

右件药，细研为散。不计时候，以熟水调下半钱，量儿大小，以意加减。

治小儿心热风痫，发歇不定方。

天灵盖（一分，涂酥，炙微黄） 黄连（一分，去须）

右件药，捣粗罗为散。每服一钱，水一小盏，煎取五分，去滓，温服，量儿大小，以意加减。

治小儿风痫秘验方。

右取蠮三十枚，取一大石榴，割头作瓮子，去却子，内蠮于中盖之，以纸筋黄泥裹，初炙干，渐烧令通赤，良久，去皮放冷，取其中焦黑者，细研成散。每服，以乳汁调下一字，儿稍大，以防风汤调下半钱。

治小儿风痫，化涎水银圆方。

水银（一两） 生黑豆末（二钱）

右以枣瓤同研令星尽，圆如绿豆大。一岁儿每服，以乳汁下一圆，良久吐出粘涎，神效，儿稍大加圆服之。

治小儿热痫诸方

夫小儿热痫者，由气血不和，内有积热之所致也。凡小儿骨木轻软，肠胃细微，易为伤动，若乳食不恒，脏腑壅滞，蕴积生热，不得宣通，热极甚者则发痫也。其状，口眼相牵，手足抽掣，口中吐沫，鼻里作声，颈项反张，腰背强直，身体壮热，或叫或啼者，是热痫之候也。

治小儿风壅气盛，心胸痰滞，壮热发痫，钩藤散方。

钩藤（一分） 蚱蝉（二枚，微炒，去翅足） 川升麻（半两） 子芩（半两） 麦门冬（半两，去心，焙） 蛇蜕皮（五寸，烧灰） 川大黄（半两，锉碎，微炒） 石膏（一两） 甘草（半两，炙微赤，锉）

右件药，捣粗罗为散。每服一钱，以水一小盏，煎至五分，去滓，入竹沥半合，量儿大小，加减服之。

治小儿热痫，皮肉壮热，烦躁头痛，宜服茯神散方。

茯神（三分） 白鲜皮（半两） 羚羊角屑（半两） 钩藤（三分） 甘草（三分，炙微赤，锉） 川升麻（三分） 石膏（三两） 龙齿（一两） 犀角屑（二分） 蚱蝉（三枚，微炒，去翅足）

右件药，捣粗罗为散。每服一钱，以水一小盏，煎至五分，去滓，量儿大小，加减温温服之。

治小儿百日已来，至三四岁，发热痫，瘛疭，身体如火，宜服白鲜皮散方。

白鲜皮（三分） 黄芩（三分） 川升麻（三分） 地骨皮（三分） 钩藤（三分） 犀角屑（三分） 麦门冬（一两，去心，焙） 胡黄连（三分） 龙齿（一两） 甘草（一分，炙微赤，锉）

右件药，捣粗罗为散。每服一钱，以水一小盏，煎至五分，去滓，入牛黄末一字，量儿大小，加减温服。

治小儿热痫，呕逆烦闷，体热，子芩散方。

子芩（半两）　赤茯苓（三分）　川升麻（三分）　人参（半两，去芦头）　犀角屑（半两）　钩藤（半两）　甘草（半两，炙微赤，锉）

右件药，捣粗罗为散。每服一钱，以水一小盏，煎至五分，去滓，量儿大小加减服。

治小儿热痫，时时戴上眼，吐沫，钩藤散方。

钩藤（三分）　蚱蝉（二枚，微炒，去翅足）　人参（半两，去芦头）　子芩（半两）　牛黄（半两，细研）　川大黄（半两，锉碎，微炒）

右件药，捣粗罗为散。每服一钱，以水一小盏，煎至五分，去滓，入牛黄一字，量儿大小，加减温服。

治小儿体热，呕吐发痫，麦门冬散方。

麦门冬（一两，去心，焙）　钩藤（半两）　黄芩（三分）　赤芍药（三分）　川升麻（三分）　茯神（三分）　川大黄（三分，锉碎，微炒）

右件药，捣罗为散。每服一钱，以水一小盏，煎至五分，去滓温服，更量儿大小，加减服之。

治小儿热痫，面赤心躁，犀角散方。

犀角屑（半两）　钩藤（半两）　玄参（半两）　蚱蝉（半两，微炒，去翅足）　甘草（半两，炙微赤，锉）　川升麻（半两）　黄芩（半两）　栀子仁（半两）　麦门冬（一两，去心，焙）

右件药，捣罗为散。每服一钱，以水一小盏，入苦竹叶七片，煎至五分，去滓温服，更量儿大小，以意加减。

治小儿热痫不知人，迷闷，嚼舌仰目，栀子散方。

栀子仁（半两）　子芩（一两）　龙齿（二两）　石膏（二两）　钩藤（一两）　吴蓝（一两）　川大黄（三两，锉碎，微炒）

右件药，捣罗为散。每服一钱，以水一小盏，煎至五分，去滓温服，更量儿大小，以意加减。

治小儿热过，迷闷发痫，升麻散方。

川升麻（一两）　钩藤（一两）　使君子（一两）　子芩（一两）

石膏（二两）　龙齿（二两）　朴硝（一两）　柴胡（三分，去苗）　赤芍药（三分）　川大黄（三分，锉碎，微炒）

右件药，捣罗为散。每服一钱，水一小盏，煎至五分，去滓，温服，更量儿大小，加减服之。

治小儿热痫，四肢抽掣，每日数发，宜服此除热镇心，紫石英散方。

紫石英（一两，细研，水飞过）　滑石（一两）　白石脂（一两）　石膏（一两，细研，水飞过）　寒水石（一两）　川大黄（半两，锉碎，微炒）　朱砂（半两，细研，水飞过）　龙齿（二两，细研）　甘草（半两，炙微赤，锉）　犀角屑（半两）　牡蛎粉（一分）

右件药，捣细罗为散。每服，以温薄荷汤调下半钱，量儿大小，加减服之。

治小儿热痫，发歇不定，眼目直视，身体壮热，吐沫，心神迷闷，牛黄圆方。

牛黄（半两，研）　蚱蝉（三枚，微炒，去翅足）　龙齿（二两，细研）　栀子仁（三[53]分）　川升麻（三分）　犀角屑（三分）　胡黄连（三分）　石膏（二两，细研，水飞过）　钩藤（三分）　金箔（五十片，细研）　银箔（五十片，细研）　龙胆（三分，去芦头）　川大黄（三分，锉碎，微炒）　杏仁（三分，汤浸去皮心双仁，麸炒微黄）

右件药，捣罗为末，入研了药，同研令匀，炼蜜和捣三二百杵，圆如绿豆大。每服，以竹沥研五圆服之，量儿大小，以意加减。

治小儿热痫，摇头吐舌，四肢抽掣，心神惊悸，虎睛圆方。

虎睛（一对，酒浸，微炙用）　牛黄（半两，细研）　麝香（一分，细研）　钩藤（半两）　犀角屑（三分）　茯神（半两）　人参（半两，去芦头）　朱砂（一两，细研，水飞过）　川大黄（一两，锉碎，微炒）

右件药，捣罗为末，入研了药，同研令匀，炼蜜和圆，如绿豆大。一岁儿，以金银汤研化一圆服之，日三服，儿稍大加圆数服之。

治小儿惊痫诸方

夫小儿惊痫者，起于惊怖大啼，精神伤动得之，气脉不定，因惊而发作成痫也。初觉儿欲惊，急持抱之，惊即自止，故养小儿，常须慎惊，勿闻大声，每持抱之，时常当安徐，勿令有怖，雷鸣时常塞儿耳，并作余细声以乱之，惊痫当按图灸之，或摩膏治之，不可大下，何者？惊痫心气不足，下之内虚，则甚难治。凡诸痫正发，手足掣缩，慎不可捉持，则令曲戾不随也。

治小儿忽得惊痫，壮热口燥，钩藤散方。

钩藤（三分） 白茯苓（三分） 黄芩（三分） 川升麻（三分） 白鲜皮（三分） 龙齿（一两） 玄参（一两） 石膏（一两） 寒水石（一两）

右件药，捣粗罗为散。每服一钱，以水一小盏，煎至五分，去滓，入竹沥半合，搅令匀，重煎一两沸，分温二服，更量儿大小，以意加减。

治小儿惊痫，发无时候，牛黄散方。

牛黄（一分，细研） 赤芍药（一分） 露蜂房（一分） 黄芩（一分） 人参（一分，去芦头） 葛根（一分，锉） 甘草（一分，炙微赤，锉） 蚱蝉（一分，去翅足，微炒） 芎䓖（一分） 川芒硝（一分） 蜣螂（一分，微炙） 桂心（一分） 当归（半两，锉，微炒） 石膏（半两） 蛇蜕皮（五寸，炙黄） 川大黄（半两，锉碎，微炒） 杏仁（一分，汤浸去皮心双仁，麸炒微黄）

右件药，捣罗为散。每服一钱，水一小[54]盏，煎至五分，去滓，温服，更量儿大小，以意加减。

治小儿惊痫，发作不定，蛇蜕皮散方。

蛇蜕皮（五寸，炙黄） 蚱蝉（十枚，去翅足，微炙） 蜣螂（三枚，去翅足，微炙） 麻黄（半两，去根节） 人参（三分，去芦头） 甘草（半两，炙微赤，锉） 当归（半两，锉，微炒） 川大黄（一两，锉碎，微炒） 细辛（半两） 黄芪（半两，锉）

右件药，捣罗为散。每服一钱，以水一小盏，煎至五分，去滓，入牛黄二豆许，挍[55]令匀，温服，更量儿大小，以意加减。

治小儿风热惊痫，手足掣缩，日数发者，紫石英散方。

紫石英（一两） 寒水石（一两） 龙骨（半两） 牡蛎粉（半两） 滑石（一两） 赤石脂（半两） 蓝叶（一分） 川大黄（一两，锉碎，

微炒）　石膏（一两）　白石脂（半两）　桂心（半两）　甘草（半两，炙微赤，锉）

右件药，捣罗为散。每服一钱，以水一小盏，煎至五分，去滓，量儿大小，分减温服。

治小儿惊痫，仰目嚼舌，精神昏闷，宜服钩藤散方。

钩藤（半两）　龙齿（一两）　石膏（三分）　栀子仁（一分）　子芩（半两）　川大黄（半两，锉碎，微炒）　麦门冬（三分，去心，焙）

右件药，捣粗罗为散。每服一钱，水一小盏，煎至五分，去滓，量儿大小，分减，不计时候温服。

治小儿惊痫，邪气发即吐涎，迷闷难醒，白鲜皮散方。

白鲜皮（一两）　犀角屑（三分）　钩藤（一两）　子芩（三分）　龙齿（一两）　蚱蝉（半两，去翅足，微炒）

右件药，捣粗罗为散。每服一钱，以水一小盏，入澹竹叶七片，煎至五分，去滓，量儿大小，加减服之。

治小儿惊痫，壮热心躁，发歇不定，宜服牛黄散方。

牛黄（一分）　马牙消（三分）　铁粉（三分）　龙齿（三分）

右件药，捣细研为散。每于乳食后，以熟水调下半钱，量儿大小，以意加减。

治小儿心肺积热，发惊痫，烦闷吐逆，心神昏迷，痰涎壅滞，朱砂圆方。

朱砂（一分，细研）　牛黄（一分，细研）　干蝎（一分，微炒）　腻粉（一钱）　蚕蛾（一分，微炒）　铅霜（一分，细研）　麝香（半钱，细研）　龙脑（半钱，细研）　天浆子（二七枚，内有物者，微炒）

右件药，捣罗为末，都研令匀，炼蜜和圆，如黍米大。每服，以薄荷汤化五圆服，量儿大小，以意加减。

治小儿惊痫，多涎，体热，犀角圆方。

犀角屑（半两）　天竹黄（半两，细研）　朱砂（一两，细研，水飞过）　天麻（半两）　白附子（半两，炮裂）　铅霜（半两，细研）

右件药，捣罗为末，入研了药，更研令匀，以软饭和圆，如绿豆大。每服，煎竹叶汤研下五圆，看儿大小，加减圆数服之。

治小儿惊痫，镇心圆方。

金箔（五十片，细研） 银箔（五十片，细研） 水银（半两，以少枣肉研令星尽） 牛黄（一分，细研） 川大黄（三分，锉碎，微炒） 远志（一分，去心） 防葵（半两） 汉防己（一分） 白蔹（一分） 铁粉（半两，细研） 紫石英（半两，细研，水飞过） 真珠末（半两） 雄黄（半两，细研） 人参（半两，去芦头） 白芍药（半两） 茯神（三分）

右件药，捣罗为末，入金银箔等，都研令匀，炼蜜和圆，如绿豆大。每服，以薄荷汤研下三圆服，看儿大小，以意加减服之。

治小儿惊痫，壮热，心神不定，犀角圆方。

犀角屑（半两） 朱砂（一分，细研） 天竹黄（一分，细研） 麝香（半两，细研） 牛黄（一分，细研） 天南星（半分，炮裂） 干蝎（一分，微炒）

右件药，捣罗为末，水浸蒸饼和圆，如绿豆大。每服，以薄荷汤下三圆，日三四服，量儿大小，以意加减。

治小儿惊痫，邪气，皮肉壮热，呕吐心烦，不得安睡，虎睛圆方。

虎睛（一对，细研） 牛黄（一分） 麝香（一分，细研） 川升麻（半两） 钩藤（半两） 甘草（半两，炙微赤，锉） 犀角屑（半两） 天竹黄（一[56]分，细研） 栀子仁（半两） 川大黄（一两，锉碎，微炒） 蚱蝉（三枚，去翅足，微炙） 蜣螂（三枚，去翅足，微炙） 蛇蜕皮（五寸，烧灰）

右件药，捣罗为末，炼蜜和圆，如绿豆大。三岁儿，以粥饮研三圆服之，量儿大小，以意加减。

治小儿惊痫，频发不定，至宝圆方。

金银箔（各五十片，细研） 川升麻（一两） 子芩（一两） 犀角屑（一两） 蜣蜋（三枚，去翅足，微炒） 栀子仁（一两） 龙齿（二两，细研） 麦门冬（一两，去心，焙） 川大黄（一两，锉碎，微炒） 铁粉（二两，细研） 朱砂（一两，细研，水飞过）

右件药，捣罗为末，入研了药，同研令匀，炼蜜和圆，如麻子大。每服，煎竹叶汤研下五圆，更量儿大小，加减服之。

治小儿惊痫烦热，眠卧不安，龙脑圆方。

龙脑（半分，细研） 朱砂（一两，细研，水飞过） 粉霜（半两，细研） 铁粉（二两，细研） 人参（三分，去芦头） 龙齿（二两）

右件药，捣罗为末，入研了药，同研令匀，炼蜜和圆，如麻子大。不计时候，以粥饮下五圆，更看儿大小，以意加减。

治小儿惊痫发热，搐搦不定，铅霜圆方。

铅霜（半两，细研） 铁粉（一两，细研） 朱砂（一两，细研，水飞过） 麝香（半分，细研） 马牙消（半两） 人参（三分，去芦头） 羌活（一分） 芎䓖（一分） 白茯苓（一分） 牛黄（一分，细研） 干蝎（一分，微炒） 龙胆（一分，去芦头） 川大黄（三分，锉碎，微炒）

右件药，捣罗为末，入研了药，同研令匀，炼蜜和圆，如绿豆大。每服不计时候，以荆芥薄荷汤下五圆，量儿大小，以意加减服之。

治小儿惊痫，蛇黄圆方。

蛇黄（三枚，大者，细研） 麝香（半分，细研） 银箔（五十片，细研） 郁金（三分，为末） 金箔（五十片，细研）

右件药，同研令匀，以粳米饭和圆，如绿豆大。每服，用磨刀水煎一两沸，如人体下三圆，更看儿大小，以意加减。

治小儿惊痫，体热羸瘦，钩藤煎方。

钩藤（一分） 子芩（半两） 知母（半两） 寒水石（三分） 川升麻（半两） 沙参（一分[57]，去芦头） 蚱蝉（三枚，去翅足，微炙） 蜣螂（二枚，去翅足，微炙） 甘草（半两，炙微赤，锉）

右件药，捣罗为末，入蜜五两，以慢火煎炼为膏，每以熟水调一杏仁大服，日三服，量儿大小，以意加减。

治小儿惊痫，频频发动，经久不差，肌体瘦弱，蚱蝉煎方。

蚱蝉（三枚，去翅足，微炒） 麻黄（一分，去根节） 钩藤（一分） 柴胡（半两，去苗） 白芍药（半两） 石膏（一两） 子芩（一两） 知母（半两） 龙齿（一两） 犀角屑（半两） 沙参（半两，去芦头） 甘草（半两，炙微赤，锉） 蛇蜕皮（五寸，烧灰） 生姜汁（一合） 牛黄（一分，细研） 蜜（一合） 生地黄汁（五合） 杏仁

（半两，汤浸去皮心双仁，研作膏）

右件药，蛇蜕皮以上，并细锉，先以水二大盏，煎至一盏，去滓，入竹沥一小盏，又煎五七沸，内杏仁蜜姜汁地黄汁，以慢火煎搅不停手，约十余沸，放冷，于瓷盒中盛，入牛黄搅令匀。每一合，分为三服，更量儿大小加减。

治小儿发惊痫，体瘦烦热，犀角煎方。

犀角屑（一两）　子芩（三分）　知母（一两）　川升麻（一两）　人参（三分，去芦头）　蚱蝉（二枚，去翅足，微炒）　蛇蜕皮（三寸，微炙）　柴胡（半两，去苗）　钩藤（三分）　甘草（半两，炙微赤，锉）

右件药，捣罗为末，用水二盏，入银锅中，以文火煎取六分，去滓，入蜜二合，竹沥一小[58]盏，再煎如饧。每服，抄半钱，以温水调化服之，更量儿大小，以意加减。

治小儿惊痫，四肢抽掣，及反张，目睛上视，色青大叫，声不转者，宜服寒水石散方。

寒水石（半两）　紫石英（半两）　石膏（半两）　龙齿（一两）　贝齿（半两）

右件药，捣碎，以水二大盏，煎至一盏，去滓，量儿大小，分减服之。

治小儿惊痫极妙方。

铁粉（一分）　石膏（一分）　牡蛎粉（一分）　黄丹（半两）

右件药，细研为散，以井华水调下半钱，量儿大小，加减服之。

治小儿惊痫不识人，迷闷，嚼舌仰目者，宜服此方。

牛黄一豇豆大，细研，以蜜水调，顿服之。

治小儿惊痫掣疭方。

虎睛细研，水调灌之，量儿大小，加减服之。

又方。

熊胆两豆大，研和乳汁，及竹沥服之。

又方。

鸡子黄和乳汁，量儿大小服之，不过三两枚自定。

治小儿卒得惊痫方。

右刺取白犬血半合服，量儿大小与服，又涂身上亦良。

又方。

右以水银，酸枣许大，好藤纸两重滤捩，透出纸外，方与儿服，一服令尽，大效。

又方。

右蛇黄，以温水磨服之。

治小儿惊痫，连发不醒，体羸反张，不堪服药，麻黄拭体汤方。

麻黄（三两，去根节） 葛根（三[59]两） 金（一两） 蛇蜕皮（一条）[60] 雷圆（三两） 石膏（五两，末）

右件药，细锉，用水七升，煎取一升，去滓，以软布浸，拭儿身上即效。

治小儿惊痫，除热丹参摩膏方。

丹参（半两） 雷圆（半两） 猪膏（二两）

右件药，细锉，猪膏入银器中，先煎，然后内诸药，煎七上七下，膏成，绵滤去滓，用瓷盒中盛。以摩儿身，日三用之。

治小儿食痫诸方

夫小儿食痫者，由脏腑壅滞，内有积热，因其哺乳过度，气血不调之所致也。此皆乳母食饮无恒，恚怒不节，烦毒之气，在于胸中，便即乳儿，致使结滞不消，邪热蕴积，肠胃否塞，不得宣通，则令壮热多惊，四肢抽掣，故发痫也。

治小儿食痫，四肢抽掣，壮热惊悸，乳食不消，痰涎壅滞，发歇不定，宜服代赭圆方。

代赭（一分，细研） 马牙消（一分） 金箔（二十片，细研） 银箔（二十片，细研） 水银（一分，以少枣瓤研令星尽） 巴豆（七枚，去皮心，研，纸裹压去油） 腻粉（半分，研入） 天浆子（二七[61]枚，内有物者，炒） 川大黄（一分，锉碎，微炒） 蟾酥（一钱，研入） 朱

砂（一分，细研） 蠍梢（四十九枚，微炒） 龙脑（半钱，细研） 麝香（半分，细研）

右件药，捣罗为末，炼蜜和圆，如黍粒大。每服，以薄荷汤下二圆，日三服，量儿大小，以意加减。

治小儿食痫，及惊风百病，虎睛圆方。

虎睛（一对，微炙取仁） 牛黄（一分，微研） 真珠末（一分） 朱砂（一分，细研） 甘草（一分，煨黄） 赤芍药（一分） 赤茯苓（一分） 甘草（一分，炙微赤，锉） 牡蛎（一分，炒黄） 麝香（半分，细研） 犀角屑（半两） 巴豆（半两，去皮心，研，纸裹压去油） 杏仁（一分，汤浸去皮心双仁，麸炒微黄）

右件药，捣罗为末，用糯米饭和圆，如绿豆大。每服，以荆芥汤下二圆，量儿大小，以意加减。

治小儿食痫，朱砂圆方。

朱砂（一两，细研，水飞过） 川大黄（半两，锉碎，微炒） 桂心（一分） 牛黄（一分，细研） 云母粉（一分） 半夏（一分，汤洗七遍，去滑） 黄连（一分，去须） 雄黄（一分，细研） 雷圆（一[62]分） 代赭（一分） 真珠末（一分） 干姜（一分，炮裂，锉） 矾石（半两，细研） 巴豆（一分，去皮心，膜炒黄）

右件药，捣罗为末，炼蜜和圆，如黍米大。百日内小儿，以乳汁下两圆，三岁至七[63]岁，以粥饮下五圆，量儿大小，加减服之。

治小儿食痫喘息，粗真珠圆方。

真珠末（一分） 天竹黄（一分） 雄黄（一分） 巴豆（一分，去皮心，压去油） 麝香（一分） 丁头代赭（一分，捣罗为末） 杏仁（一分，汤浸去皮心双仁，研如膏）

右件药，都细研令匀，炼蜜和圆，如黄米[64]大，一二岁儿，每服，以温水下五圆，量儿大小，以意加减。

治小儿食痫，乳癖积聚，壮热，心神多惊，牛黄圆方。

牛黄（一分，细研） 麝香（半分[65]，细研） 朱砂（一分，细研） 真珠末（一分） 铅霜（一分，细研） 犀角屑（一分） 牡蛎粉（一分）甘草（一分，炙微赤，锉） 巴豆（七枚，去皮心，研，纸裹压去

油）　杏仁（一分，汤浸去皮心双仁，研如膏）

右件药，捣罗为末，入牛黄等，同研令匀，炼蜜和圆，如麻子大。三岁儿以金银薄荷汤下二圆，量儿大小，以意加减。

治小儿七岁已下，食痫，壮热，无辜痃癖，雄黄圆方。

雄黄（半两，细研）　朱砂（半两，细研，水飞过）　麝香（半两，细研）　牛黄（半两，细研）　石膏（半两，细研，水飞过）　蕤仁（半两，汤浸，去皮尖）　牡蛎粉（半两）　巴豆（半两，去皮心，膜压去油）　甘遂（一分，煨微黄）

右件药，捣罗为末，炼蜜和圆，如黍米大。每服，以粥饮下三圆，如利三两度[66]，勿怪，更随儿大小，加减服之。

治小儿食痫，化聚滞奶食，坠涎利大肠，真珠圆方。

真珠（一分，末）　天竹黄（一分，细研）　朱砂（一分，细研）　代赭（半两）　雄黄（半两，细研）　蜣螂（半两，微炙）　麝香（半两，细研）　巴豆（十粒，用油煎令褐色，与杏仁研）　杏仁（半两，汤浸去皮心双仁，麸炒微黄）

右件药，都研为末，炼蜜和圆，如绿豆大。每服，以生姜汤下二圆，量儿大小，以意加减。

治小儿食痫，心胸痰滞，大小便常多秘涩，防葵圆方。

防葵（半两，末）　牛黄（半分）　巴豆（二十枚，取霜）　滑石（半两）　腻粉（一分）　蛇蜕皮（一条，烧灰）　朱砂（一分）　麝香（半分）

右件药，同细研，以糯米饭和圆，如黍米大。每服，以粥饮下二圆，量儿大小，增减服之。

治小儿食痫，乳食不消，心腹壅滞，四肢惊掣，宜服此方。

朱砂（一分）　五灵脂（一分）　巴豆（五枚，去皮心，研，纸裹压去油）

右件药，细研如粉，用烧粟米饭和圆，如黄米大。一二岁儿每服，用温水下二圆，以吐利为妙，量儿大小，以意加减。

治小儿乳食不消，心腹结实，壮热烦闷，摇头反目，口吐涎沫，名为食痫，铅霜圆方。

铅霜（一分）　腻粉（一分）　巴豆（五粒，去皮心，研，纸裹压去油）

右件药，都研为末，以糯米饭和圆，如粟米大。每服，以通草薄荷汤下一圆，三岁以上，加圆服之。

治小儿食痫，坠痰涎，金箔圆方。

金箔（五片，细研）　腻粉（三钱）　甘遂（一分，煨微黄，捣为末）

右件药，相和研令匀，以枣瓤和作剂子，以五片金箔裹上，更著湿纸裹，煻灰火煨匀热，候冷，取研，圆如绿豆大。每服，以人参汤下二圆，量儿大小，以意加减。

治小儿癫痫诸方

夫小儿癫痫者，由风邪热毒，伤于手少阴之经故也。心为帝王，神之所舍，其脏坚固，不受外邪，若风热蕴积乘于心，则令恍惚不安，精神离散，荣卫气乱，阴阳相并，故发癫痫也。又云，小儿在胎之时，其母卒有大惊，积气并居，则令子癫痫也。

治小儿心脏积热，时发癫痫，吐呕涎沫，作声迷闷，铁粉圆方。

铁粉（一两，细研）　铅霜（一分，细研）　天麻（三分）　水银（半两）　龙齿（一两，细研）　天南星（一分）　朱砂（半两，细研，水飞过）　麝香（一分，细研）　黑铅（半两，与水银结为砂子，细研）

右件药，捣罗为末，都研令匀，以炼蜜和圆，如绿豆大。每服，以竹沥研化五圆服之，量儿大小，以意加减。

治小儿癫痫，发动无时，心闷吐沫，雄黄圆方。

雄黄（半两，细研）　朱砂（半两，细研，水飞过）　铁粉（半两，

细研） 豮猪胆（一枚） 熊胆（一分） 鲤鱼胆（七[67]枚） 乌牛胆（半枚） 青羊胆（二枚） 麝香（一钱，细研）

右以诸般胆汁，相和令匀，即入诸药末，和圆如绿豆大。每服，以金银汤下五圆，量儿大小，以意加减。

治小儿五岁至七岁，发癫痫[68]，无时发动，口出白沫，遗失大小便不觉，虎睛圆方。

虎睛（一对，细研） 朱砂（半两，细研，水飞过） 露蜂房（半两，微炙） 麻黄（半两，去根节） 子芩（半两） 钩藤（半两） 防葵（一两） 川大黄（一两，锉碎，微炒） 龙齿（一两，细研） 栀子仁（一两） 银箔（三十片，细研） 麝香（一分，细研） 羌活（三分） 柴胡（三分，去苗） 白鲜皮（三分） 川升麻（三分） 雷圆（三分） 沙参（三分，去芦头） 石膏（一两，细研，水飞过） 牛黄（一分，细研） 蚱蝉（一两，去翅足，微炙） 蛇蜕皮（一分，锉，微炒） 天麻（半两） 甘草（半两，炙微赤，锉）

右件药，捣罗为末，炼蜜和捣三二百杵，圆如绿豆大。每服，以粥饮下五圆，量儿大小，加减服之。

治小儿癫痫[68]瘛疭，发歇无时，地龙散方。

干地龙（半两，微炒） 虎睛（一对，微炙） 人参（一分，去芦头）

以上三味，同捣罗为末。

金箔（三十片） 银箔（三十片） 朱砂（一分） 雄黄（一分） 天竹黄（一分） 代赭（一分） 铅霜（一分） 铁粉（一分）

右件药，都细研，入前三味，再研令匀，每服，以温水调下半钱，更看儿大小加减。

治小儿癫痫，至大不差，或发，即口出白沫，并大小便出不知，虎睛圆方。

虎睛（一对，酒浸一宿，微炙，细研） 朱砂（一两，细研，水飞过） 铁粉（一两） 露蜂房（半两，微炙） 羌活（半两） 钩藤（半两） 牛黄（半分[69]细研） 蚱蝉（四枚，去翅足，微炙） 防葵（半两） 麻黄（半两，去根节） 龙齿（一两，细研） 川升麻（半两） 细辛（一分） 石膏（一两[70]，细研，水飞过）

右件药，捣罗为末，都研令匀，炼蜜和圆，如麻子大。每服，以温水下五圆，更量儿大小，加减服之。

治小儿癫痫，连年不差方。

铅（二两） 硫黄（一两） 水银（二两） 铁粉（一两）

右先将铅于铛子中令消，即下硫黄，炒不住手，就铛研搅，持[71]硫黄烟气似息，入水银又搅，次下铁粉，以武火烧，少时将出，一夜露地出大毒后，研令极细，即以粟米饭和圆，如绿豆大。每于食后以金银汤下五圆，量儿大小，以意加减。

治小儿癫痫等疾方。

光明朱砂（二两，颗块者）

右以金箔，随朱砂颗块大小各裹之，用磁石末，入固济了瓶子中，实筑中心，留一坑子，即以朱砂置坑子内，上更以磁石末覆之，瓶子口，更以铅一片，可瓶口大小盖之，以文火养七日，火常令铅以筯刺得入，养一七日后，去铅，大火断之，候冷，出于乳钵中细研，即置于通油钵子内，上以马牙消末遍覆之，即置饭甑中，蒸一炊久，其朱砂化成水，有患者食后，以温水调下半钱，量儿大小，以意加减服之。

治小儿癫痫欲发，即精神不足，眼目不明，瘛疭恶声，嚼舌吐沫，雌黄圆方。

雌黄（一两，细研，炒令褐色） 黄丹（一两，炒令褐色） 麝香（一分）

右件药，相和细研如粉，用牛乳一升，慢火熬成膏，可圆即圆如绿豆大。每服，以温水下三圆，日三服，量儿大小，以意加减服之。

治小儿癫痫，发歇不定，朱砂圆方。

朱砂（一两，细研，水飞过） 铅霜（一两） 铁粉（一两） 马牙消（一两）

右件药，细研如面，以枣肉和圆，如绿豆大。每于食后，以熟水下三圆，量儿大小，以意加减。

治小儿患痫病差后复发诸方

夫小儿痫发之状，或口眼相引，目睛上摇，或手足瘛疭，或脊强直，或头项反折，或屈指如数，皆由当风取凉，哺乳失节之所为也。其差之后，而更发者，是余势未尽，小儿血气软弱，或因乳食不节，或风冷不调，或更惊动，因而重发，如此者多成常疹。凡诸痫正发，手足掣缩，慎勿持之，捉则令曲戾不随也。

治小儿诸痫复发，不问风之与热，发作多少般数[72]，并宜服紫金散方。

紫金粉（一两半，名赤乌脚） 麻黄（三分，去根节） 石膏（一两，细研，水飞过） 寒水石（一两） 地骨皮（一两） 赤石脂（一两） 秦艽（半两，去苗） 牛黄（半两，细研） 乌蛇肉（半两，炙令黄） 虎睛（一对，微炙） 防风（半两，去芦头） 黄芩（半两） 牡蛎粉（三分） 赤芍药（半两） 葛粉（半两） 羌活（一分半） 当归（一分，锉，微炒） 朴硝（一两半） 甘草（半两，炙微赤，锉） 川大黄（三分，锉碎，微炒） 桂心（一分[73]半）

右件药，捣细罗为散，都研令匀。每服，煎竹叶汤调下半钱，更量儿大小，以意加减服之。

治小儿惊痫复发，眩闷倒蹶，或汤火不避，及除百病，铅丹圆方。

铅丹（半两） 朱砂（半两，细研，水飞过） 铁粉（半两） 细辛（一分） 独活（一分） 牛黄（一分，细研） 雄黄（一分，细研） 蜣螂（五枚，微炙） 露蜂房（一分，炙黄） 人参（一分，去芦头） 汉防己（一分） 蛇蜕皮（五寸，炙令黄色） 桂心（一分） 甘草（一分，炙微赤，锉） 鸡头（一枚，去毛，炙令黄） 赤茯苓（一两） 川椒（一分，去目及闭口者，微炒去汗）

右件药，捣罗为末，炼蜜和捣三二百杵，圆如绿豆大。每服，以粥饮下五圆，量儿大小，以意加减。

治小儿诸痫复发，使断根源，天浆子圆方。

天浆子（十四枚，去壳，别捣） 芎䓖（半两） 蚱蝉（半两，去翅足，微炒）　川大黄（一两半，锉碎，微炒）　蜣螂（三枚，去翅足，微炙）　知母（半两）　牛黄（一分，细研）　人参（半两，去芦头）　生干地黄（半两）　虻虫（三枚，炒黄）　桂心（半两）　蛴螬（三分，微炒）

右件药，捣罗为末，炼蜜和捣三二百杵，圆如绿豆大。每服，以粥饮下三圆，日三服，更量儿大小，以意加减。

治小儿风痫，至长不除，天阴即发动，食饮坚强，亦发百脉挛缩，行步不正，言语不便者，服之令不复发，茵芋圆方。

茵芋叶（半两）　黄丹（半两）　秦艽（半两，去苗）　钩藤（半两）　石膏（一[74]两，细研，水飞过）　杜衡（半两）　防葵[75]（半两）　松萝（一分）　菖蒲（一分）　蜣螂（五枚，微黄）　甘草（三分，炙微赤，锉）

右件药，捣罗为末，炼蜜和捣三二百杵，圆如黍米大。每服，以粥饮下五圆，量儿大小，加减服之。

治小儿惊痫，发动经年，不断根源，鸱[76]头圆方。

鸱[76]头（一枚，臭者，炙令黄色）　蜣蜋（七枚，去翅足，微炙）　桂心（半两）　赤芍药（半两）　蚱蝉（十枚，微炙）　蛇蜕皮（五寸，炙黄）　茯神（半两）　露蜂房（半两，炙黄）　甘草（半两，炙微赤，锉）　当归（半两，锉，微炒）　芎䓖（半两）　丹参（半两）　麝香（一分，细研）　牛黄（半两，细研）　莨菪子（半两，炒令黑）

右件药，捣罗为末，炼蜜和捣三二百杵，圆如绿豆大。每服，以温水下五圆，看儿大小，加减服之。

【校注】

① 由：日本抄本作“内”字。

② 咒：日本抄本作“儿”字，义长可从。

③ 二：日本抄本作“一”。

④ 脑：日本抄本作“骨”字。

⑤ 三：日本抄本作“二”。

⑥ 分：日本抄本作“两”字。

⑦ 哼：日本抄本作“啼”字。

⑧ 三：日本抄本作“二”。

⑨ 三：日本抄本作“一二”。

⑩ 三：日本抄本作“二”。

⑪ 天瘸：小儿病，狂病。

⑫ 一分：其下日本抄本有“细研”二字。

⑬ 生用：日本抄本作“炮裂”字。

⑭ 肠：日本抄本作“脂”字。

⑮ 玉：日本抄本作“正”字。

⑯ 二七：日本抄本作“六十”。

⑰ 天麻：其下日本抄本有“一分”二字。

⑱ 速：据文义疑为“嚏”字。

⑲ 七：日本抄本作“十”。

⑳ 抵：日本抄本作“抆”字。

㉑ 一：日本抄本作“二”。

㉒ 三：日本抄本作“二”。

㉓ 分：日本抄本作“两”字。

㉔ 蛜蝌：日本抄本作“蟾螂”二字。

㉕ 一：日本抄本作“半”字。

㉖ 一：日本抄本作“二”。

㉗ 令细：其下日本抄本有“匀”字。

㉘ 十：日本抄本作“半”字。

㉙ 一：日本抄本作“三”。

㉚ 三：日本抄本作“半”字。

㉛ 抽掣：日本抄本作“相击”二字。

㉜ 微炒：日本抄本作“细研”二字。

㉝ 恡：同“吝”。

㉞ 半：日本抄本作“三”。

㉟ 炒：日本抄本作“裂”字。

㊱ 三：日本抄本作“二”。

㊲ 二：日本抄本作“三”。

㊳ 炱（tái 抬）：古同“炲”。烟气凝积而成的黑灰（俗称“烟子”或“煤子”）：煤～。松～（松烟）。

㊴ 和：据文义疑为“去”字。

㊵ 药：日本抄本作“黄”字。

㊶ 五：日本抄本作“三”。

㊷ 期岁：即一周岁。期：“朞”的异体字。

㊸ 哯（xiàn 现）：不作呕而吐，亦泛指呕吐。

㊹ 拗：日本抄本作“柳”字。

㊺ 分：日本抄本作“两”字。

㊻ 分：日本抄本作“两”字。

㊼ 微炙：日本抄本作“微炒炙”三字。

㊽ 急：日本抄本作“患”字。

㊾ 一：日本抄本作“二”。

㊿ 两：日本抄本作“分”字。

㊶ 一：日本抄本作“三”。

52 一：日本抄本作“三”。

53 三：日本抄本作“二”。

54 小：日本抄本作“大”字。

55 挍：据文义疑为“搅”字。

56 一：日本抄本作“二”。

57 分：日本抄本作“两”字。

58 小：日本抄本作“大”字。

59 三：日本抄本作“半”字。

60 蛇蜕皮（一条）：此五字底本脱文，据日本抄本补。

61 二七：日本抄本作“三”。

62 一：日本抄本作“二”。

63 七：日本抄本作“三”。

64 黄米：日本抄本作“麻米”二字。

65 分：日本抄本作“两”字。

⑥⑥ 度：日本抄本作“行”字。

⑥⑦ 七：日本抄本作“二”。

⑥⑧ 癫痫：日本抄本作“痫癫”二字。

⑥⑨ 分：日本抄本作“两”字。

⑦⓪ 两：日本抄本作“分”字。

⑦① 持：日本抄本作“待”字，义长可从。

⑦② 数：日本抄本作“般”字。

⑦③ 分：日本抄本作“两”字。

⑦④ 一：日本抄本作“半”字。

⑦⑤ 葵：日本抄本作“风”字。

⑦⑥ 鴸：日本抄本作“鵐”字。

卷第八十六

小儿五疳论

夫小儿讬质胞胎，成形气血，诞生之后，骨肉轻软，肠胃细微，哺乳须是合宜，脏腑自然调适。若乳母寒温失理，动止乖违，饮食无恒，甘肥过度，喜怒气乱，醉饱伤劳，便即乳儿，致成疳也。又小儿百日以后，五岁以前，乳食渐多，不择生冷，好食肥腻，恣食甘酸，脏腑不和，并生疳气。凡五疳者，一曰肝疳，其候摇头揉目，白膜遮睛，流汗遍身，合面而卧，目中涩痒，肉色青黄，发竖头焦，筋青脑热，腹中积聚，下痢频多，久而不痊，转甚羸瘦，此是肝疳，亦名风疳也。二曰心疳，其候，浑身壮热，吐利无恒，颊赤面黄，胸膈烦满，鼻干心躁，口舌生疮，痢久不愈，多下脓血，有时盗汗，或乃虚惊，此是心疳，亦名惊肝也。三曰脾疳，其候，腹多筋脉，喘促气粗，乳食不多，心腹胀满，多啼咳逆，面色萎黄，骨立毛焦，形枯力劣，胸膈壅闷，水谷不消，口鼻常干，好吃泥土，情意不悦，爱暗憎明，肠胃不和，痢多酸臭，此是脾疳，亦名食疳也。四曰肺疳，其候，咳嗽气逆，皮毛干焦，饶涕多啼，咽喉不利，揉鼻咬甲，壮热憎寒，口鼻生疮，唇边赤痒，腹内气胀，乳食渐稀，大肠不调，频频泄痢，粪中米出，皮上粟生，此是肺疳，亦名气疳也。五曰肾疳，其候，肌骨消瘦，齿龈生疮，寒热作时，口鼻干燥，脑热如火，脚冷如冰，吐逆既增，乳食减少，泻痢频并，下部开张，肛门不收，疳疮痒痛，此是肾疳，亦名急疳也。今以一方同疗之，故曰五疳也。

小儿五疳可治候论

凡小儿疳在内，眼涩腹胀，痢色无常，或如泔淀，日渐羸瘦，此候可疗。若鼻下赤烂，自揉其鼻，头上有疮，生痂痛痒，渐渐引绕于两耳，时时目赤，头发稀疏，脑皮光紧，头大项细，肌体羸瘦，亦可治也。若唇口被蚀，齿断[①]作五色，或尽峭黑，舌下有白疮，上腭[②]有窍子，口中时有臭气，齿断[③]渐染欲烂，必可治也。若下部开张，有时赤烂，痒不可忍，下痢无恒，亦可治也。若疳蚀脊膂，十指痒，自咬指甲，发竖作穗，脊骨如锯，有时腹胀，有时下痢，若急治之，无不差也。

小儿五疳不可治候论

凡小儿肝脏疳，若目睛带青脉，左胁下硬，多吐涎沫，眼角左右有黑气所冲，不可治也。心脏疳，若爱惊啼，常好饮水，便食辛味，耳边有脉，舌上有黑靥者，不可治也。脾脏疳，若肚大唇无血色，人中平满，下痢无度，水谷不消，好吃泥土，皮枯骨露，不可治也。肺脏疳，若咳逆气促，多吐白沫，身上有斑，生如粟米大，色若黑者，不可治也。肾脏疳，若爱食酸醎[④]，饮水无度，小便如乳，牙齿青黑，耳脑干燥，肩竖骨枯，不可治也。又五疳有五绝候，一衬著脚中，指底不觉疼，二抱著手足，垂亸无力，三病未退，遍身不暖，四脏腑泻青涎，及沫不止，五顷[⑤]筋舒展无力，如此之候皆不可治也。凡医用药，切在审详也。

治小儿五疳诸方

治小儿五疳，头热眼涩，胸高脚细，头大腹胀，面黄鼻干，惊悸盗汗，肌肉羸瘦，寒热不定，宜服金蟾圆方。

干蟾（一枚，大者，涂酥，炙令焦黄） 胡黄连（一分） 地龙（半两，微炒） 朱砂（一分，细研） 蛇蜕皮（一分） 雄黄（一分，细研） 天竹黄（一分，细研） 蝉壳（一分，微炒） 麝香（半分，细研） 莨菪子（半合，水淘去浮者，水煮令牙出，候干炒令黄黑色）

右件药，捣罗为末，都研令匀，以糯米饭和圆，如绿豆大。每服，以粥饮下三圆，量儿大小，加减服之。

治小儿五疳，面色黄瘦，身体壮热，虽吃乳食，不能消化，眼目涩痛，胸膈痰涎，爱食酸咸，常多泻痢。胡黄连圆方。

胡黄连 母丁香 黄连（去须，微炒） 芦荟（细研） 熊胆（以上各半两） 蟾头（一枚，涂酥，炙焦黄） 麝香（一分，细研）

右件药，捣罗为末，用牛胆和圆，如绿豆大。若小儿心脏疳，煎芜荑甘草汤下三圆，食疳泻血或赤白者，以新汲水下三圆，吐逆不止及水泻，生姜汤下三圆，眼疳，羊子肝血和酒，看多少，微煎过下三圆，量儿大小，以意加减服之。

治小儿五疳，头大项细，心腹胀满，皮肤干皴，毛发焦黄，鼻下赤烂，口舌生疮，泻利不止，日渐羸瘦，四灵圆方。

大蟾（一枚，去却四足，擘开腹，去肠肚入胡黄连末一两，在腹内以线缝合，用湿纸三两重裹，以泥四面固济令干，微火出阴气便以炭火三斤烧令通赤，即住，待冷去泥及纸灰，捣细罗为末，更入后药） 芦荟 麝香 熊胆 （以上各一分）

右件药，同研令细，以面糊和圆，如麻子大。每服，以粥饮或奶汁下三圆，日三服，三岁以上加圆服之。

治小儿五疳，乳食不成肌肤，心腹胀满，或时下痢，壮热昏沉，眼涩口干，爱吃生冷，毛发干竖，揉鼻多嚏，日渐羸瘦，五疳圆方。

青黛（细研）　雄黄（细研）　麝香（细研）　芦荟（细研）　熊胆（研入）　胡黄连　黄连（去须）　龙胆（去芦头）　苦楝根　白鳝鱼（炙令焦黄）　虾蟆灰　蜗牛（炒令微黄）　夜明砂（微炒）　蟾头（一枚，炙令黄焦）　五倍子　青橘皮（汤浸，去白瓤，焙）　天浆子（内有物者，微炒，以上各一分）

右件药，捣罗为末，都研令匀，用粳米饭和圆，如绿豆大。每服，以粥饮下三圆，日三服，量儿大小，以意加减。

治小儿五疳，面色萎瘁，头热发干，胃气不和，心腹满闷，宿食不消，或时下痢，瘦弱无力，宜常服使君子圆方。

使君子　丁香　没石子　熊胆（细研）　胡黄连　夜明砂（微炒）　青黛（细研）　黄连（微炒，去须）　肉豆蔻（去壳）　芦荟（细研，以上各一分）　龙脑（一钱，细研）　蟾头（一枚，炙令黄焦）　麝香（一钱，细研）

右件药，捣罗为末，烧粟米饭和圆，如绿豆大。每服，以粥饮或新汲水下五圆，日三服，三岁以上加圆服之。

治小儿五疳，羸瘦，毛发干黄，吃食不恒，雄黄圆方。

雄黄（细研）　麝香（细研）　黄连（去须）　胡黄连　芦荟（细研，以上各一分）　朱砂（半两，细研，水飞过）　蟾头（一枚，炙令黄焦）

右件药，捣罗为末，都研令匀，以猪胆汁和圆，如绿豆大。每一岁一圆，以新汲水下，日三服。

治小儿五疳，毛发干竖，枯瘦烦热，肚大脚细，蟾头圆方。

蟾头（一枚，炙令黄焦）　青黛（细研）　龙脑（细研）　巴豆（去皮心，研，纸裹压去油）　干蝎（微炒）　白附子（炮裂）　腻粉（研入，以上各半分）　牛黄（细研）　麝香（细研）　天竹黄（细研）　雄黄（细研）　朱砂（细研，以上各一分）

右件药，捣罗为末，入青黛等，同研令匀，以水浸蒸饼和圆，如绿豆大。每一岁，以粥饮下一圆。

治小儿五疳，寒热腹胀，四肢瘦弱，煞疳圆方。

青黛（二钱） 蝉壳（五枚，微炒） 朱砂（一钱，细研） 雄黄（一钱，细研） 胡黄连（一分） 瓜蒂（二七枚） 田父（一枚，炙令黄） 蛇蜕皮灰（一钱） 腻粉（一钱，研入） 熊胆（一钱，细研） 芦荟（一钱，细研） 麝香（一钱，细研） 蟾酥（两皂荚子许大，研入）

右件药，捣罗为末，都研令匀，熬豮猪胆汁，浸蒸饼和圆，如黄米大。每服，以薄荷汤化破三圆服，量儿大小，以意加减。

治小儿五疳，形体羸瘦，蛇蜕皮圆方。

蛇蜕皮（一条，烧灰） 麝香（半分，细研） 蚱蝉（四枚，微炒，去翅足） 夜明砂（一分，微炒） 地龙（一分，微炒） 干蟾（一枚，炙令黄焦） 青黛（一分，细研）

右件药，捣罗为末，以糯米饭和圆，如绿豆大。每服，以粥饮下五圆，日三服，量儿大小，加减服之。

治小儿五疳，烦热羸瘦，不欲乳食，青黛圆方。

青黛（三分，细研） 麝香（一分，细研） 诃黎勒皮（三分） 芦荟（一分） 熊胆（一分，细研） 朱砂（一分，细研）

右件药，捣罗为末，都研令匀，以粳米饭和圆，如绿豆大。每服，以沙糖水下三圆，日三服，三岁儿以上加圆服之。

治小儿五疳，百病无辜，一切痢，肌肤羸瘦，牛黄圆方。

牛黄（一分，细研） 代赭（半两，细研） 赤石脂（半两，细研） 牡蛎粉（一分） 人参（一分，去芦头） 虎睛（一对，酒浸一宿，微炙） 杏仁（一分，汤浸去皮尖双仁，研如泥） 巴豆（十枚，去皮心，研，纸裹压去油） 朱砂（一分，细研）

右件药，除杏仁巴豆外，捣罗为末，都研令匀，炼蜜和圆，如绿豆大。每一岁，以冷水下一圆。

治小儿五疳，惊热，保童圆方。

青黛（细研） 干蟾头（炙微焦黄） 黄连（去须） 芦荟（细研） 熊胆（研入，以上各半两） 夜明砂（微炒） 蜗牛壳（微炒） 使君子 地龙（微炒） 牛黄（细研） 蝉壳（微炒，以上各一分） 龙脑（一

钱，细研） 朱砂（一钱，细研） 麝香（一分，细研）

右件药，捣罗为末，入研了药令匀，以糯米饭和圆，如绿豆大。每服，以粥饮下三圆，量儿大小，加减服之。

治小儿五疳，面黄发枯，头热盗汗，卧则合面，饥即食土，疳虫蚀于口鼻，泻痢日夜无恒，肌体羸瘦无力，芦荟圆方。

芦荟（半两，细研） 朱砂（半两，细研，水飞过） 麝香（半分，细研） 龙脑（半两，细研） 胡黄连（半两） 牛黄（细研） 蝉壳（微炒） 蜗牛壳（微炒） 夜明砂（微炒） 蜣螂（微炒，去翅足） 熊胆（研入） 蚺蛇胆 倒钩棘针 瓜蒂（以上各一分） 蟾酥（一钱，研入）

右件药，捣罗为末，都研令匀，炼蜜和圆，如绿豆大。每服，以奶汁研一圆，点入鼻中后，以桃柳汤洗儿，以青衣盖裹，候有虫子自出，即以粥饮下三圆，日三服，三岁以上儿，加圆服之。

治小儿五疳能充肌肤，悦泽颜色，宜常服此保生圆方。

干虾蟆（一枚，于小罐子内以瓦子盖口勿令透气，烧灰） 蜣螂（微炒，去翅足） 母丁香 麝香（细研） 夜明砂（微炒） 甜葶苈（隔纸炒令紫色） 苦葫芦子 胡黄连 熊胆（细研，以上各半两）

右件药，捣罗为末，以软粟米饭和圆，如绿豆大。每服，以粥饮下三圆，量儿大小，以意加减。

又方。

鲤鱼胆（二枚） 蝟[⑥]胆（三枚） 狗胆（一枚） 乌贼鱼骨（一分，炙令黄） 白附子（一分，炮裂）

右件药，先捣乌贼鱼骨，并白附子为末相和，内入诸胆中，候干，捣细罗为散。每服，以暖水调下半钱服之，量儿大小，以意加减。

治小儿五疳，不生肌肉，酒煎干蟾圆方。

干蟾（一枚，用无灰酒一升煎其酒半升已来，却去蟾骨更煎令熟，以后于乳钵内并酒一时，研令如膏，次用后药） 肉豆蔻（二两，去壳） 槟榔（一枚[⑦]） 甘草（一寸，炙微赤，锉） 乳香（半两，研入） 朱砂（一钱[⑧]，细研） 麻黄（半两，去根节） 腻粉（一钱，研入） 胡黄连（半两） 黄连（半两，去须） 丁香（一分） 芦荟（一分，研入）

麝香（一钱，细研）　牛黄（一钱，细研）

右件药，捣罗为末，都研令匀，入蟾膏内和圆，如绿豆大。每服，以粥饮下五圆，日三四服。

治小儿五疳，羸瘦，足[9]命牛黄圆方。

牛黄　朱砂　雄黄　麝香　龙脑（以上各一钱）　瓜蒂（三十枚，为末）　丁香（一分，末）　蟾酥（半分）

右件药，同细研，用温水浸蟾酥和圆，如黍米粒大。每服，先以温水化二圆，滴两鼻中，令嚏五七声，再以温水下三圆，日三服。

治小儿五疳羸瘦，蛇蜕圆方。

蛇蜕皮（一分）　干蟾（半两）　干地龙（一分）　蜗牛（一分）

以上四味，入瓷盒子内，以泥封闭，使炭火烧令通赤，即住，候冷取出，研罗为末，更入黄丹一钱微炒同研。

丁香末（半钱）　阿魏（半钱，细研）　朱砂（一分，细研）

右件药，同研令匀，以蒸饼和圆，如麻子大。每于空心，以熟水下二圆，量儿大小，加减服之。

治小儿五疳，金粟圆方。

谷精草（寒食前后花出时收，令干，一两）　白蔷薇根（花出时收用，一两）　丁香末（一两）　虾蟆（一两，雄者，炙为末）

右件药，取上二味，端四日用水一斗宿浸，端午日煎至二升，去滓澄清，重于小铛中煎成膏，后入丁香虾蟆末令匀，和圆如黍米大。在怀抱每服半圆，一二岁一圆，七岁二圆，十岁三圆，才服药后，以桃柳汤于盆中，从头淋浴之，候汤冷以衣拭干，青衣盖，不得冲风，恐虫不出，如睡最佳，良久如醉，疳虫于头面背膂，如汗津，如蚁子，或如麸片，并微细色白稀者，七日内差，不再服，如色黄赤，当隔日更依前法服，虫黑者不用服药，此方入朱砂为金粟圆，入青黛为青金圆，入麝香为万盛圆。

治小儿五疳，齿焦，四肢黄瘦，百晬[10]后至十五岁以前，并宜服此五蟾圆方。

干蟾（五个，大者，细锉，和骨用好酒五升文火煎至二升，滤去骨，于砂盆内研，以绢滤去滓，入熟蜜四两于重汤内，煮令成膏）　胡黄连（二两）　黄连（二两，去须）　白芜荑（二两，轻炒，去皮）

右件药，捣罗为末，入前煎内和圆，如麻子大。每服，用人参汤下三圆，乳汁下亦得，量儿大小，加减服之。

治小儿五疳，麝香圆方。

麝香　熊胆　蚺蛇胆　牛黄　赤小豆（为末，以上各一分）　蟾酥（如柳叶，二片）

右件药，同研如粉，用瓜蒂半两，煮取汁，和圆如麻子大。一二岁，每服空心，以粥饮下三圆，量儿大小，以意加减。

治小儿一切疳诸方

夫小儿疳疾者，其状多端，虽轻重有殊，形证各异，而细穷根本，主疗皆同，由乳哺乖宜，寒温失节，脏腑受病，气血不荣，故成疳也。其五疳及诸疳等，令以一方同疗之，故谓一切疳也。

治小儿一切疳，腹肚胀满，手脚枯细，眼目口鼻生疮，身体壮热，痢下泔淀，日渐羸瘦，面无光泽，青黛散方。

青黛（细研）　雄黄（细研）　朱砂（细研，水飞过）　石盐（细研）　白矾（烧令汁尽）　熏陆香（研入，以上各一两）　麝香（细研）　蚺蛇胆（研入）　细辛　黄连（去须）　青矾（烧令通赤）　黄矾（烧令通赤）　盐绿　黄柏（锉）　苦参（锉）　桂心　杏仁（汤浸去皮尖双仁，麸炒微黄）　干姜（炮裂，锉）　藜芦（去芦头，以上各半分）　莨菪子（水淘去浮者，水煮令牙出，焙干，炒令黑黄色）　附子（炮裂，去皮脐）　熊胆（研入）　石胆（细研，以上各一分）　虾蟆（一枚，涂酥，炙微焦）

右件药，捣细罗为散，同研令匀，如疳在内，三岁每服，以井华水一合调下半钱，一岁一字，三岁以上临时加之，若口内疳疮，以蒜一片，研和少许散，每夜涂之，须臾自然流引涎出，若鼻内有疮，用蒜如皂荚子大，研和少散，内入鼻中，若外有疳疮，以猪脂和散涂之，立差。

治小儿一切疳，五胆圆方。

龙胆（去芦头）　虎胆　熊胆　猪胆　芦荟（亦名象胆）　麝香　白矾灰　荆芥（以上各一分）

右件药，都碾为末，先取东引石榴根半斤[11]碎锉，以水三大碗，煮至半碗，去滓，以慢火煎如膏，下诸药末，又熬令可圆，即圆如绿豆大，用瓷器中收，如患者疳有虫者，或揩鼻揩眼，手剜指甲及下部者，取一圆以荆芥汤化为汁，候儿睡后，点少许于鼻中脑上十脂下部中，虫闻气皆化为水。

治小儿一切疳，肌肤消瘦，泻痢不止，口鼻生疮，腹胀脚细，水谷不化，白矾圆方。

白矾灰　虾蟆灰　密陀僧（烧醋焠三遍）　乌贼鱼骨（炙令焦黄，以上各一分）　麝香（半两）

右件药，都研为末，炼蜜和圆，如绿豆大。每服，以温水下三圆，日三服，量儿大小，增减服之。

治小儿一切疳，面肿项细，腹肚胀满，四肢羸瘦，身上生疮，鼻流清涕，头发稀疏，日渐尩弱，夜明砂圆方。

夜明砂（微炒）　芦荟（细研）　熊胆（细研）　朱砂（细研）　蜣螂（微炒，去翅足）　蛇蜕皮（烧灰）　蝉壳（微炒）　青黛（细研，以上各半两）　蟾头（一枚，炙黄焦[12]）　麝香（一分，细研）　牛黄（一分，细研）

右件药，捣细罗为散，以糯米内在猪胆中，水煮熟，取出糯米，和圆如黍米[13]大。每服，以薄荷汤下五圆，量儿大小，加减服之。

治小儿一切疳，青金圆方。

虾蟆（三分，涂酥，炙黄焦）　鹤虱（半两）　黄连（去须）　腽肭脐（酒刷，炙微黄）　麝香（细研）　夜明砂（微炒）　砒霜（以熟绢裹，取生猪肉半斤重裹，炙猪肉熟，取出）　芦荟　（以上各一分）

右件药，捣罗为末，研入麝香令匀，煮枣肉和圆，如梧桐子大。三岁已下，以粥饮研破一圆服，三岁以上相度加圆服之。

治小儿一切疳，青金丹，一名还命保生丹，神秘，百发百中极验方。

雌蟾（三枚，仍以端午日午时取之，用绳子系双脚，稍宽得所，勿令损伤，以胡黄连一寸许当心以线系，一半令入蟾口中，须系令定倒，取之以生铜器盛取蟾涎至黄昏却解放，勿令伤损，只取其涎，其蟾肚下有斑点者是雄，不堪用，白净者是雌蟾也）　青黛　芦荟　人粪　蝉壳　猪牙皂荚　雄黄（以上各一分）

右件药，用瓷瓶一个，内药入瓶中，密盖瓶口，黄泥固济，候干，以炭火烧之令通赤，去火待冷，打破瓶取药，细研为末，用蟾涎并麝香一分，和研令匀，圆如绿豆大，用生铜合子盛之。如有小儿患一切疳，先令暖浆水浴，以软帛子拭干后，便以温水下五圆，量儿大小，加减服之。若药干，便以乳汁浸，化破与服，须臾似醉勿怪，此是药力，如蟾涎较少，和药较硬，即更添入乳汁相和，同研为妙。

治小儿一切疳，抵圣圆方。

麝香（细研）　熊胆（细研）　朱砂（细研）　瓜蒂　蚺蛇胆（以上各一分）　蟾头（一枚，炙令焦黄）　牛黄（半分，细研）　赤小豆（半分，炒熟）

右件药，捣罗为末，都研令匀，炼蜜和圆，如绿豆大。每服，以粥饮下三圆，如儿小，即以乳汁化破与服，量儿大小，以意加减服之。

治小儿一切疳，神效使君子圆方。

使君子　没石子　木香　胡黄连　黄连（去须）　天灵盖（涂酥，炙令黄）　熊胆（细研）　芦荟（细研）　诃梨勒皮　阿胶（捣碎，炒令黄燥）　仙灵脾（以上各半两）　麝香（一分，细研）

右件药，捣罗为末，用水浸蒸饼和圆，如麻子大。每服，以粥饮下三圆，日三服，随儿大小，加减用之。

治小儿一切疳，长肌肉丁香圆方。

母丁香（二七枚）　胡黄连（半两）　黄连（半两，去须）　朱砂（一分，细研）　麝香（一分，细研）　芜荑（一分）　猪胆（五枚，取汁）　牛黄（一分，细研）　虾蟆（一枚，用酒二升烂煮，去骨，入猪胆汁更煎成膏）

右件药，捣罗为末，入诸药于虾蟆膏内，和圆如粟米大。空心粥饮下五圆，日晚再服。

治小儿一切疳，胡黄连圆方。

胡黄连　芦荟（细研）　麒麟竭　地龙（微炒）　熊胆（研入，以上各半两）　蟾酥（半钱）

右件药，捣罗为末，用面糊和圆，如黄米大。空心，以粥饮下三圆，晚后再服。

治小儿一切疳，肌体干瘦，发竖毛焦，心神烦热，熊胆圆方。

熊胆（研入）　蜗牛（炒令微黄）　黑狗胆　黄连（去须）　胡黄连　丁香　麝香（细研）　沉香　水银（以枣肉少许研令星尽）　鲤鱼胆　青黛（以上各一分）

右件药，捣罗为末，都研令匀，炼蜜和圆，如黄米大。不计时候，以冷水下五圆，粥饮下亦得，量儿大小，加减服之。

治小儿一切疳，日渐黄瘦，无间远近皆效，龙胆散方。

龙胆（去芦头）　木香　熊胆（研入）　蜗牛（炒黄）　芦荟（细研）　夜明砂（微炒）　地龙（微炒）　麝香（细研，以上各一分）　青黛（细研，半两）　朱砂（半两）　干蟾头（一枚，炙令焦黄）

右件药，捣罗为末，每服，以粥饮调下半钱，量儿大小，以意加减，更吹少许入鼻中，虫子自出，黄白色可医，黑色难疗。

治小儿一切疳，头发成穗，面目萎黄，鼻痒口干，爱食泥土，心腹虚胀，肚有青筋，四肢壮热，芦荟圆方。

芦荟（半两，细研）　麝香（一分，细研）　胡黄连（一分）　丁香（半两）　木香（一分）　牛黄（一分，细研）　龙脑（一钱，细研）　熊胆（半钱，细研）　狗胆（一枚）　牛蒡子（一分）　猪胆（一枚）　鸡胆（十枚）　蟾头（一枚，涂酥，炙微黄）　蛔胆[14]（七枚）

右件药，捣罗为末，用猪胆汁和圆，如麻子大。每服，以冷水下一圆，二岁以上，加圆数服之。

治小儿一切疳，蜗牛圆方。

蜗牛（四十九枚）　蛇蜕皮（二条）　干蟾（一枚，截取前脚已前用之，以上三味都烧为灰，细研）　芦荟（一分，细研）　熊胆（一分，研入）　夜明砂（一分，微研）　瓜蒂（二七枚）　黄连（一分，去须）　麝香（半钱，细研）

右件药，捣罗为末，都研令匀，用豮猪胆汁和圆，如绿豆大。每服，以温水下三圆，量儿大小，加减服之。

治小儿一切疳，体瘦皮干，毛发焦黄，心热烦渴，煞疳保童圆方。

青黛（半两） 熊胆（一分） 黑狗胆（一枚） 麝香（半两） 芦荟（一分） 鲤鱼胆（五枚） 蟾头灰（一分） 蜗牛（一分，炒令黄，为末） 水银（一分，以少枣肉研令星尽）

右件药，以青黛等细研，次下诸胆，研令匀，入炼了蜜和圆，如黄米大。每服，以冷水下五圆，量儿大小，加减服之。

治小儿一切疳，田父圆方。

田父（一枚，涂酥，炙） 蛇蜕皮（一条） 母丁香（二十枚） 夜明砂（一分，微炒） 干膝（半两，捣碎，炒令烟出） 朱砂（半两，细研） 麝香（一分，细研）

右件药，捣罗为末，先取半两，用醋一中盏，熬成膏，后入余药，和圆如黍米大。每服，以粥饮下三圆，量儿大小，以意加减。

治小儿一切疳，青黛圆方。

青黛（一分） 龙胆 麝香 腻粉 蟾酥（以上各半钱）

右件药，并都研令细，用水浸蒸饼和圆，如绿豆大。每服，以温水下三圆，量儿大小，加减服之。

治小儿一切疳，心腹虚胀，爱食泥土，四肢壮热，壁宫圆方。

壁宫（一枚，去头脚尾，面裹煨熟） 熊胆（一钱，研入） 麝香（半钱，细研） 黄连（一钱，去须）

右件药，捣罗为末，蟾酥和圆，如黍米大。每服，研猪肝汁下五圆，量儿大小，以意加减。

治小儿一切疳，日渐羸瘦方。

蜗牛壳（二十枚）

右件药，净洗，曝令干，内酥蜜于壳中，于瓷盏内盛，以纸糊头，炊饭上蒸之，下饙[15]时即坐在甑中，装饭又蒸之，候饭熟，即堪细研如水淀，即渐渐与吃，令二日内尽之。

治小儿一切疳，手脚枯细，腹肚胀满，萎黄羸瘦，不欲乳食，宜服此方。

干虾蟆（一枚，大者）

右以酒喷令湿，地上一夜令胀，内莨菪子二两，在虾蟆腹中，封口，入瓶子内烧令烟尽，放小取出，捣罗为末，入腻粉一钱，以软饭和圆，如绿豆大。每服，以粥饮下三圆，量儿大小，以意加减。

治小儿风疳诸方

夫小儿风疳者，由肝脏壅热，乳食不调之所致也，是以孩子十旬之内，三岁之间，气血未调，骨木轻软，凡于动静，易为所伤，若乳母昧于寒暄，失于调适，滋味不节，喜怒无恒，或外中风寒，内怀惊恐，便即乳儿，邪气未除，伤儿脏腑，致成风疳也，其状，摇头揉目，眼赤多睡，脑热发焦，百脉拘急，渐渐黄瘦者，是其候也。

治小儿风疳，日渐羸瘦，多睡壮热，面色青黄，或时吐乳，龙脑散方。

龙脑（细研）　黄连（去须）　蚺螂（微炒）　天麻　熊胆（研入）　麝香（细研）　牛黄（细研）　蜗牛（炒令微黄）　蚺蛇胆（研入）　蓝叶　川大黄（锉，微炒）　雄黄（细研）　五灵脂　马兜铃　朱砂（细研，以上各一分）

右件药，捣细罗为散，入研了药令匀。每服，以温水调下半钱，量儿大小，以意加减。

治小儿风疳，剜鼻揉眼，不知痒处，胡黄连圆方。

胡黄连　人参（去芦头）　地龙（微炒）　代赭（细研）　赤石脂（以上各半两）　蜗牛肉（二七枚）　大蜣螂（五枚，去翅足，微炒）　猪牙皂荚（二梃，去黑皮，涂酥，炙焦黄，去子）　青黛（研入）　木香　蟾酥（研入）　黄连（去须）　槟榔　朱砂（细研）　麝香（细研）　天麻　当归（锉，微炒）　犀角屑　干蝎（微炒）　蝉壳（微炒）　芦荟（细研）　羌活　使君子　白芜荑　驴胎耳　蛤蚧（头尾全者，涂酥，炙微黄）　牛黄（细研，以上各一分）

右件药，捣罗为末，入研了药令匀，以猪胆汁和圆，如绿豆大。每于空心，以粥饮下三圆，量儿大小，以意加减。

治小儿一切风疳搐搦，牛黄圆方。

牛黄（细研） 黄连（去须） 桂心 白附子（炮裂） 川大黄（锉，微炒） 腻粉（研入） 人参（去芦头） 茯神 朱砂（细研） 雄黄（细研） 龙脑（细研，以上各一分） 巴豆（三十枚，去皮心，研，纸裹压去油）

右件药，捣罗为末，都研令匀，以栝楼瓤和圆，如绿豆大。浓煎葱白汤下三圆，取下恶物为度，量儿大小，以意加减。

治小儿肝肺风热，心脾壅滞，体瘦壮热，致成风疳，宜常服解风热，杀疳芦荟圆方。

芦荟（细研） 天竹黄（细研） 胡黄连 蚺蛇胆（研入） 蛇蜕皮灰 使君子 天麻 丁香 黄连（去须） 青黛（细研） 木香 朱砂（细研，以上各一分） 牛黄（一钱，细研） 白龙脑（一钱，细研） 蝉壳（半分，微炒） 麝香（半分，细研）

右件药，捣罗为末，入研了药令匀，炼蜜和圆，如绿豆大。每日空心及近晚，以粥饮下三圆，量儿大小，临时加减。

治小儿一切风疳，日渐羸瘦，体热心惊，摇头揉鼻，四肢烦躁，皮肤黄黑，毛发干枯，日久不差，蝉壳圆方。

蝉壳（一分，微炒） 干蝎（半分，微炒） 朱砂（一分，细研） 麝香（一分，细研） 雄黄（一分，细研） 青黛（半两，细研） 龙脑（半分，细研） 腻粉（一钱，细研） 蜣螂（五枚，去翅足，炒微黄） 牛黄（半分，细研） 乌蛇（三分，酒浸，去骨，炙令微黄） 蟾头（一枚，涂酥，炙微黄） 甜葶苈（一分，隔纸炒令紫色） 巴豆（十枚，去皮心，研，纸裹压去油）

右件药，捣罗为末，入研了药令匀，用猪胆汁和圆，如黄米大。每服，以粥饮下三圆，量儿大小，以意加减。

治小儿风疳，身体壮热，或时吐逆，心神烦躁，胡黄连圆方。

胡黄连 芦荟（细研） 天竹黄（细研） 犀角屑 燕脂（研入） 羚羊角屑（以上各半两） 麝香（细研） 干蝎（微炒） 白僵蚕（微炒） 天浆子（微炒） 牛黄（细研） 朱砂（细研） 雄黄（细研，以上各一分） 蟾酥（一钱，研入）

右件药，捣罗为末，都研令匀，以猪胆汁浸蒸饼和圆，如麻子大。每服，以粥饮下三圆，不计时候，量儿大小，以意加减。

治小儿风疳羸瘦，蛇蜕皮圆方。

蛇蜕皮（烧灰，一分） 芦荟（一分，细研） 蜣螂（七枚，去翅足，微炒） 蟾头（一枚，炙令黄） 蝉壳（一分，微炒） 朱砂（一分，细研） 天浆子（七枚，微炒） 干蝎（一分，微炒） 青黛（半两，细研） 天南星（一分，炮裂）

右件药，捣罗为末，用独头蒜烧熟，并醋饮和圆，如绿豆大。每服空心，以粥饮下三圆，量儿大小加减。

治小儿风疳，肌体多热，烦渴心躁，夜不得眠卧，芦荟圆方。

芦荟（细研） 天麻 胡黄连（以上各半两） 麝香（细研） 铁粉（细研） 水银 干蝎（微炒） 熊胆（细研） 雄黄（细研） 朱砂（细研，以上各一分）

右件药，捣罗为末，以枣肉研水银星尽，都和圆，如绿豆大。每服，以温水下三圆，量儿大小，以意加减。

治小儿风疳，鼻口多痒，肌体羸瘦，摇头揉目，昏昏多睡，夜明砂圆方。

夜明砂（微炒） 白附子（炮裂） 白僵蚕（微炒） 牛黄（细研） 干蝎（微炒） 麝香（细研） 朱砂（细研） 甜葶苈（隔纸炒令紫色） 青黛（细研，以上各一分） 乌蛇（三分，酒浸，去骨，炙令微黄） 蟾酥（半分） 雀儿饭瓮（二七枚）

右件药，捣罗为末，用猪胆汁和圆，如绿豆大。每服，以粥饮下三圆，量儿大小，增减服之。

治小儿惊疳诸方

夫小儿惊疳者，由心脏实热之所致也，凡小儿襁褓之内，气血未调，脏腑细微，骨木轻软，因其哺乳不时，致生壅滞，内有积热，不得宣通，心神多惊，睡卧不稳，胸膈烦闷，口舌生疮，颊赤面黄，发黄烦躁，多渴吃水不止，乳食渐微，久而不痊，体瘦壮热，故名惊疳也。

治小儿惊疳，体热黄瘦，真珠散方。

真珠末（半两） 金箔（五十片，细研） 银箔（五十片，细研） 没石子（一枚） 犀角屑 羚羊角屑 天竹黄（细研） 胡黄连 甘草（炙微赤，锉） 川大黄（锉，微炒） 当归（锉，微炒） 朱砂 雄黄（细研） 牛黄（细研） 麝香（细研，以上各一分）

右件药，捣细罗为散。以茵陈汤调下半钱，日三服，量儿大小，增减服之。

治小儿惊疳，心神烦躁，体热瘦瘁，眠卧不安，龙脑圆方。

龙脑（一钱，细研） 麝香（半分，细研） 牛黄（一钱，细研） 雄黄（一钱，细研） 天竹黄（一分，细研） 胡黄连（一分） 芦荟（一钱，细研） 熊胆（一钱，细研） 青黛（一钱，细研） 腻粉（半分，细研） 蟾酥（半分，细研） 朱砂（一分，细研） 蜗牛（三七枚，微炒） 雀儿饭瓮（一分）

右件药，捣罗为末，同研令匀，以水浸蒸饼和圆，如绿豆大。不计时候，以薄荷汤下三圆，量儿大小，以意加减。

治小儿热过惊疳，青黛圆方。

青黛（半两，细研） 干蝎（五枚，微炒） 白附子（炮裂） 天竹黄（细研） 胡黄连 芦荟（细研） 牛黄（细研） 地龙（微炒） 麝香（细研，以上各一分）

右件药，捣罗为末，用夜明砂半两，糯米中炒，米熟为度，去米，入汤，细研夜明砂为糊，入诸药末同研令匀，圆如绿豆大，三岁已下儿，以淡生姜汤下三圆，以上加五圆，不得多服。

治小儿惊疳久不差，芦荟圆方。

芦荟（半两，细研） 龙齿（三分，细研） 麝香（细研） 黄连（去须） 熊胆（细研） 蛇蜕皮灰 蜣螂（去翅，炙，微炒） 蝉壳（微炒） 蜗牛（炒令微黄） 地龙（微炒） 田父（炙令微黄，以上各一分）

右件药，捣罗为末，炼蜜和圆，如绿豆大。每服，以粥饮下五圆，更量儿大小，增减服之。

治小儿惊疳，心热搐搦，胸膈多涎，不食，龙脑圆方。

龙脑（一钱，细研） 麝香（一钱，细研） 蟾酥（半钱[16]，研入） 金箔（十四片，细研） 腻粉（半钱，研入） 天竹黄（细研） 犀角屑 胡黄连 甜葶苈（隔纸炒令紫色） 干蝎（微炒，以上各半两） 牛黄（细研） 雄黄（细研） 熊胆（细研） 芦荟（细研） 天浆子（微炒） 真珠子（研入） 朱砂（细研） 青黛（细研） 田父（炙微黄） 土蜂窠（以上各一分）

右件药，捣罗为末，以糯米饭和圆，如绿豆大。每服，以薄荷汤下三圆，汁出并吐出涎为效，三岁以上加圆服之。

治小儿惊疳，肌肤羸瘦，心神烦热，口鼻疳䘌，宜服青黛圆方。

青黛（细研） 牛黄（细研） 麝香（细研） 芦荟（细研） 朱砂（细研） 雄黄（细研） 犀角屑 真珠末 琥珀末 胡黄连（以上各一分） 蟾酥（一杏仁大，研入） 夜明砂（半分，微炒） 瓜蒂（半分） 龙脑（半钱[17]，细研） 干蟾（一枚，烧灰） 蝉壳（七枚，微炒） 虎睛（一对，酒浸一宿，微炙） 母丁香（十枚） 蜣螂（二枚，用大麦面作饼子，裹烧灰）

右件药，捣罗为末，都研令匀，以猪胆汁和圆，如黍米大。每用奶汁化破二[18]圆，一圆滴儿鼻中，一圆灌入口内，立效。

治小儿惊疳，眼热涩，多睡，心悸不安，肌肉黄瘦，虎睛圆方。

虎睛（一对，酒浸，炙令黄） 犀角屑（半两） 子芩（一两） 川大黄（一两，锉，微炒） 山栀子（半两，去皮） 麝香（一分，细研） 天竹黄（半两，细研） 巴豆（一分，去皮心，研，纸裹压去油） 龙胆（三分，去芦头） 黄矾（三分，烧令赤） 真珠子（一分，研入） 牛黄（一分，细研）

右件药，捣罗为末，都研令匀，炼蜜和圆，如麻子大。每服，以奶汁下三圆，量儿大小，加减服之。

治小儿惊疳，乳食留滞，身热脑干，睡中惊悸，天竹黄圆方。

天竹黄（细研） 干蝎（微炒） 雄黄（细研） 熊胆（细研） 麝香（细研） 犀角屑 朱砂（细研） 胡黄连 芦荟（细研） 丁香（以上各一分） 龙脑（一钱，细研） 蟾酥（一杏仁大，研入） 巴豆（三

粒，去皮心，研，纸裹压去油）

右件药，捣罗为末，入研了药令匀，用糯米饭和圆，如绿豆大。每服空心，以温水下三圆。

治小儿惊疳，壮热，及睡中多汗，心神烦躁，多惊，铁粉圆方。

铁粉（三分，细研） 麝香（一钱，细研） 朱砂（细研） 天竹黄（细研） 青黛（细研） 蛇黄（细研） 使君子（末） 黄连（去须，末） 熊胆（细研，以上各一分）

右件药，都研令匀，以粟米饭和圆，如麻子大。一二岁每服，用粥饮下三圆，三四岁儿，每服五圆，日二三服。

治小儿惊疳，遍体生疮，使君子圆方。

使君子（十枚） 田父（三枚，炙微黄） 雄黄（一分，细研） 麝香（一分，细研） 黄连（半两，去须） 朱砂（一分，细研）

右件药，捣罗为末，入研了药令匀，以糯米饭和圆，如绿豆大。一岁以粥饮下一圆，日三服。

治小儿惊疳，遍身壮热，痰涎不利，青黛圆方。

青黛（半两） 龙脑 腻粉 麝香 蟾酥 晚蚕蛾（微炒，以上各半分） 白僵蚕（一分，末）

右件药，都细研为末，炼蜜和圆，如黍米大。每服，以薄荷汤调腻粉半字，化破二圆服，得吐泻出涎粘恶物为度，量儿大小，以意加减。

治小儿惊疳，心悸壮热，手足抽掣，牛黄圆方。

牛黄（细研） 雄黄（细研） 天竹黄（细研） 朱砂（细研） 犀角屑 蝉壳（微炒） 干蝎（微炒，以上各一分） 蜗牛（三七枚，炒令黄） 天浆子（二七枚）

右件药，捣罗为末，都研令匀，炼蜜和圆，如绿豆大。每服，以薄荷汤下五圆，看儿大小，临时增减。

治小儿惊疳，身体壮热，发歇不定，腹中壅闷，宜服腻粉圆方。

腻粉（一钱） 麝香（一钱，细研） 蟾酥（半钱） 牛黄（一分，细研） 朱砂（一分，细研） 巴豆（二十枚，用油一小盏于铫子内煎，候熟即一个个抛入油内，爆者掂入水内总了控出去黑皮及油用）

右件药，并须精好，都研令匀，用水浸蒸饼和圆，如黄米大。每服，以粥饮下一圆，日二服，稍利为效。

治小儿惊疳，退上焦热，胡黄连圆方。

胡黄连（一分，末） 天竹黄（半两） 芦荟（半钱） 熊胆（半钱） 腻粉（半钱） 麝香 牛黄 雄黄 朱砂 龙脑（以上各一钱）

右件药，都细研如粉，用软饭和圆，如粟粒大。每服，以粥饮下五圆，日三服。

治小儿惊疳兼诸疾，常服万寿圆方。

人参（去芦头） 白茯苓 青橘皮（汤浸，去白瓤，焙） 犀角屑 朱砂（细研，水飞过，以上各半两） 木香（三分） 川大黄（锉，微炒） 当归（锉，微炒） 牛黄（细研） 麝香（细研，以上各一分）

右件药，捣罗为末，入研了药令匀，以烧饭和圆，如黍粒大。每服，以温水下五圆，日三服。

治小儿惊疳，腹中有癖气，夜啼不止，牛黄圆方。

牛黄（细研） 人参（去芦头） 柏子仁 茯神 赤芍药 羌活（以上各一分） 柴胡（去苗） 川大黄（锉，微炒） 蛇蜕皮（烧灰） 大麻仁 鳖甲（涂醋，炙令黄，去裙襕） 槟榔（以上各半两） 蚱蝉（二七枚，去翅足，微炒）

右件药，捣罗为末，都研令匀，炼蜜和圆，如绿豆大。每服，于乳食前，以粥饮下一圆。

治小儿食疳诸方

夫小儿食疳者，由脾胃不调，乳食过度，伤于脏腑之所致也。是以小儿百日之内，肠胃尚微，哺乳犹少，三岁之外，气血渐盛，乳食则多，其乳母须在调适寒温，知其撙节，减省五味，令气血和平，则孩孺无病也。若饮食不节，生冷过多，积滞不消，在于肠胃，致成食疳也，其壮[19]面色微黄，肌体羸瘦，腹大脚细，毛发干焦，鼻口常干，好吃泥土，脑中大热，肚上青筋，口舌生疮，水谷不化，下痢无度，渐渐困羸者，是其候也。

治小儿食疳气，长肌肤，益颜色，化宿食，治腹胀，利气调中，能破积聚，槟榔圆方。

槟榔　朱砂（细研）　阿魏（面裹煨，面熟为度）　代赭（细研）　乳香（研入）　木香　五灵脂　麝香（细研）　肉豆蔻（去壳，以上各一分）　蟾头（一枚，炙黄色）　巴豆（七枚，去皮心，研，纸裹压去油）

右件药，捣罗为末，同研令匀，以面糊和圆，如黍米大。每服，以温生姜汤下二圆，量儿大小，以意加减。

治小儿食疳，腹中多痛，大肠或痢，鼻痒干瘦，时有体热，木香圆方。

木香　麝香（细研）　胡黄连　芦荟（细研）　蟾头（炙令焦黄）　香墨　青黛（细研）　雄黄（细研）　熊胆（以上各一分）　使君子（半两）

右件药，捣罗为末，炼蜜和圆，如绿豆大。每服，以粥饮下五圆，量儿大小，以意加减。

治小儿食疳，水谷不消，心腹胀满，好吃泥土，肌体瘦弱，诃黎勒圆方。

诃黎勒皮（三分）　肉豆蔻（一枚去壳）　青黛（细研）　麝香（细研）　芦荟（细研）　熊胆（研入）　朱砂（细研，以上各一分）

右件药，捣罗为末，都研令匀，用酒煮粳米饭和圆，如黍粒大。每服，以粥饮下三圆，日三服，量儿大小，以意增减。

治小儿食疳，腹胀体瘦，宿食不消，多啼壮热，代赭圆方。

代赭（一分，细研）　赤石脂（一[20]分）　朱砂（一分，细研）　巴豆（十枚，去心皮[21]，研，纸裹压去油）　杏仁（二七枚，铜针穿灯上燎作声为度，别研）

右件药，并须新好，入乳钵同研令匀，用饭和圆，如枣[22]大。每服，以粥饮下一圆，乳汁亦得，量儿大小，以意加减服之。

治小儿食疳，心腹虚胀，妨闷，或时热渴，大黄圆方。

川大黄（锉，微炒）　黄连（去须）　桂心　代赭（细研，以上各一两）　朱砂（一分，细研）　木香（半两）　麝香（一分，细研）　肉豆蔻（二颗，去壳）　杏仁（半两，酒浸去皮尖双仁，麸炒黄，研如膏）　巴豆（一分，去皮心，研，纸裹压去油）

右件药，捣罗为末，入巴豆杏仁，都研令匀，炼蜜和圆，如麻子大。

每服，以粥饮下三圆，量儿大小，加减服之。

治小儿食疳，腹胀，桃花散方。

桃花（一分） 干蟾（涂酥，炙令黄） 青黛（细研） 赤芍药 肉豆蔻（去壳） 紫笋[23]茶（以上各半两）

右件药，捣细罗为散。每服，以温粥饮调下半钱，看儿大小，临时加减。

治小儿食疳，不欲乳食，羸瘦，抵圣散方。

蟾（一枚，涂酥，炙微黄） 蜣螂（一分，去翅足，微炒） 麦蘖（一分，微炒） 神曲（一分，炒微黄）

右件药，捣细罗为散。每服，以粥饮调下半钱，量儿大小，加减服之。

治小儿气疳诸方

夫小儿气疳者，由乳食不调，内有壅热，伤于肺也，肺主于气，其气不荣，则皮毛枯燥，咳逆上气，多涕交流，壮热增[24]寒，揉鼻咬甲，唇边赤痒，鼻内生疮，脑热多啼，腹胁胀满，乳食减少，下痢无恒，皮上粟生，粪中米出，渐渐羸瘦，故曰气疳也。

治小儿气疳，壮热增[24]寒，腹胀下痢，皮肤干燥，眼涩揉鼻，乳食难化，日渐羸瘦，麝香圆方。

麝香（半钱，细研） 赤茯苓（一钱） 熊胆（半钱，研入） 胡黄连（一分） 槟榔（一枚） 芦荟（一分，细研） 京三棱（一分，微炮[25]） 当归（半分，锉，微炒） 木香（半分） 桂心（一分） 川大黄（一分，锉，微炒）

右件药，捣罗为末，炼蜜和圆，如绿豆大。每服，乳食前，以温粥饮下五圆，量儿大小，以意加减。

治小儿气疳，毛发干竖，口无津液，或时下痢，多渴，不欲乳食，芦荟圆方。

芦荟（细研） 牛黄（细研） 青黛（细研） 蝉壳（微炒） 熊胆

（细研） 人参（去芦头） 黄连（去须） 雄黄（细研） 麝香（细研） 蜣螂（去翅足，微炒，以上各一分） 虾蟆（一枚，涂酥，炙微焦） 诃黎勒皮（三分）

右件药，捣罗为末，都研令匀，以软饭和圆，如绿豆大。每一岁，以暖水下三圆，常服令儿悦泽无病，量儿大小，以意加减。

治小儿气疳，头发干坚[26]，心腹胀满，肌体黄瘦，乳哺不消，麝香圆方。

麝香（一分，细研） 胡黄连（半[27]两） 芦荟（细研） 肉豆蔻（去壳） 槟榔 夜明砂（微炒） 青橘皮（汤浸，去白瓤，焙） 朱砂（细研，以上各一分） 干蟾（一枚，涂酥，炙微黄）

右件药，捣罗为末，都研令匀，以枣肉和圆，如绿豆大。每一岁，以粥饮下三圆，日三服。

治小儿气疳，能益颜色，长肌肤，消积滞，煞疳虫，宜常服朱砂圆方。

朱砂（细研） 麝香（细研） 熊胆（细研） 芦荟（细研） 蜗牛（炒令微黄） 使君子 五灵脂 胡黄连（以上各一分）

右件药，捣罗为末，都研令匀，以烧饭和圆，如绿豆大。每服，以粥饮下五圆，量儿大小，以意加减服之。

治小儿气疳，渐瘦无力，五灵脂圆方。

五灵脂 蟾酥（涂酥，炙微黄） 蝉壳（微炒） 夜明砂（微炒） 蜗牛（湿者） 青黛（细研，以上各一分） 麝香（半分，细研） 雄黄（半分，细研）

右件药，捣罗为末，入研了药令匀，用糯米饭并蜗牛和圆，如绿豆大。每一岁，以温茶下一圆，后用藿香汤洗儿，后以青热衣盖，令虫尽出。

治小儿气疳，腹胀烦热，大便难，槟榔圆方。

槟榔（半两） 木香（半两） 续随子（一分） 青黛（半两，细研） 麝香（半两，细研） 蟾头（一枚，涂酥，炙令焦黄）

右件药，捣罗为末，入研了药令匀，炼蜜和圆，如绿豆大。每服，以温水下三圆，看儿大小，临时增减。

治小儿气疳，腹内有积恶滞结之物，宜先服搜病青黛圆方。

青黛（一分） 槟榔（一枚） 木香（一分） 麝香（半分，细研）

黄连（一两，去须） 巴豆（半两） 川大黄（半两，锉，微炒） 鳖甲（半两，涂醋炙令黄，去裙襕） 肉豆蔻（一枚，去壳）

右件药，先取黄连巴豆二味，以淡浆水三碗，煮令水尽，候干，取出巴豆，去皮心，研如膏，纸裹压去油，其黄连曝干，然后与诸药都捣罗为末，用猪胆汁和圆，如麻子大。一二岁儿，每服空心，以粥饮下二圆，三四岁儿，每服三圆至四圆，每隔三日一服，量儿大小，加减服之。取下恶物为效，次宜服诃黎勒圆补之。

取下恶物后，宜服诃黎勒圆方。

诃黎勒皮 草豆蔻（去皮） 人参（去芦头） 白术 陈橘皮（汤浸，去白瓤，焙） 白茯苓（以上各半两） 丁香（一分） 甘草（一分，炙微赤，锉）

右件药，捣罗为末，炼蜜和圆，如麻子大。一二岁每服，以粥饮下三圆，三四岁每服五圆，空心午后各一服，量儿大小，以意加减。

治小儿气疳，腹胀时痛，体瘦，代赭圆方。

代赭（细研） 川大黄（锉，微炒） 桂心 萆薢（锉） 朱砂（细研） 当归（锉，微炒） 木香（以上各半两） 麝香（半分，细研） 巴豆（一分，去皮心，研，纸裹压去油）

右件药，捣罗为末，入研了药令匀，炼蜜和圆，如黄米大。一二岁儿每服，用粥饮下三圆，三四岁儿，每服五圆，空心午后各一服，量儿大小，以意加减。

治小儿气疳，不欲乳食，时复腹痛，木香圆方。

木香 胡黄连 当归（锉，微炒） 诃黎勒（只用皮，以上各半两） 青橘皮（一分，汤浸去白瓤，焙） 麝香（一钱，细研）

右件药，捣罗为末，用粟米饭和圆，如绿豆大。每服，不计时候，以粥饮下三圆，量儿大小，以意加减。

治小儿急疳诸方

夫小儿急疳者，由乳食不调，甘肥过度之所致也。甘味入于脾而动于虫，但虫因甘而动，伤于脏腑，若上蚀齿龈则生疮出血，齿色紫黑，下蚀肠胃，则下痢无恒，肛门开张，生疮赤烂，皮焦毛立，乳食不消，肌体羸瘦，若不早疗，便生膏肓，故曰急疳也。

治小儿急疳，羸瘦下痢，口内生疮，杀虫，雄黄圆方。

雄黄（细研）　芦荟（细研）　青黛（细研）　朱砂（细研）　龙胆（去芦头）　黄柏（微炙，锉）　黄矾（烧令通赤）　当归（锉，微炒）　白矾（烧令汁尽）　细辛　莨菪子（水淘去浮者，水煮芽出，炒令黄）　甘草（炙微赤，锉，以上各一分）　麝香（一钱，细研）　蚱蝉（三七枚，微炒，去翅足）　干蝎（一枚，涂酥，炙令黄）[28]　干蟾（一枚，涂酥，炙令黄）

右件药，捣罗为末，入研了药令匀，以面糊和圆，如绿豆大。不计时候，以粥饮下五圆，量儿大小，以意加减。

治小儿急疳虫蚀，口内及齿龈作疮，宜敷熊胆散方。

熊胆（细研）　甜葶苈（微炒）　莨菪子（炒令微黑）　虾蟆灰　人粪灰　白矾灰　麝香（细研）　雄黄（细研）　芦荟（细研）　硫黄（细研，以上各一分）

右件药，捣罗为散，都研令匀，如有疮处，宜薄敷之，如鼻痒，即取少许逐日吹鼻中，三两遍，以差为度。

治小儿急疳痒，随爪作疮，瞬息大如钱，或在头面口齿中，宜敷蚺蛇胆散方。

蚺蛇胆（三大豆许）　黄矾　白矾灰　芦荟　麝香　（以上各一钱）

右件药，细研为散，若头面身上有疮，以清泔洗，裛干，敷一大豆许，良久水出即止，重者不过三度，如在口齿中，宜频贴之。

治小儿急疳，虫食口内作疮，四肢瘦弱，腹大筋粗，蟾灰圆方。

蟾灰　人粪灰　地龙（微炒，末）　蜗牛壳（微炒）　狗头灰　麝香　兰香根灰（以上各一分）

右件药，同细研为散，用浆水调在纸上，时用贴疮，如鼻中有疮，以绵子裹药安在鼻内，如疳入腹内，水浸蒸饼和圆，如绿豆大。不计时候，以粥饮下五圆，日三服，量儿大小，以意加减。

治小儿急疳疮，累医未效，蜗牛灰散方。

蜗牛灰　白狗粪灰　蜣螂灰　白矾灰　人粪灰　芦荟　虾蟆灰　兰香

萆灰　蚺蛇胆　蜘蛛灰　地龙灰　（以上各一分）

右件药，同细研如粉，以苇管斜批，吹少许入鼻中，如齿龈上有疮，即蜜和涂于纸上贴之，下部有疮即内之。

治小儿急疳，口鼻生疮，时痒不止，宜用此方。

大麻子（一升，于竹筒中烧取膏）　虾蟆灰（一分）　麝香（一分）　人粪灰（一分）　盐绿（半分）

右件药，细研如粉，以麻子膏和圆绿豆大。内入两鼻并口中，须以水更互点之，日夜各一度点，如下部有疮，即一日两度内之。

治小儿急疳，口生白疮，诸疳并主之方。

熊胆　蚺蛇胆　芦荟　龙脑　牛黄　麝香（以上各一分）

右件药细研，以井华水一小盏，搅和令匀，瓷器盛，重汤缓火煎，数以篦搅，盏四畔勿令药干著盏，欲吹鼻时，先七日，孩子及乳母断生冷，浆豆，诸荤辛，热面鱼肉等，兼少食盐，然后取二豆许，渐渐吹鼻，及涂口疮上。

治小儿走马疳疮，宜涂粉霜散方。

粉霜（一两）　天南星（末，一分）　黄丹（半两，炒紫色）　麝香（半两）　定粉（一分）

右件药相和，研令细，先用盐浆水洗过，以纸撚子揾药，扫在疮上，每日三四度差。

治小儿急疳，瘦弱生疮，宜服天灵盖圆方。

天灵盖（一两）　砒霜（半分）　胡黄连（半两）　人粪（半两）　莨菪子（一分）

右件药，都以黄泥裹，烧令通赤，去泥放冷，取药，入麝香半分，同研为末，以面糊和圆，如黍米大。不计时候，以乳汁研下一圆，一岁一圆，三岁以上不得加服。

治小儿急疳，虫蚀唇口，及齿龈烂疼[29]痛方。

砒霜　人粪灰　麝香　腻粉（以上各半分）　铜绿　胡桐律　虾蟆灰（以上各一分）

右件药，都研令细，先用盐浆水洗过，后用药少许贴之。

治小儿急疳，虫[30]口鼻及下部生疮方。

干蟾（一两，半两为末，半两烧灰） 销金银甘埚（一两） 银末（二[31]大豆许） 人粪灰（一两） 麝香（一两）

右件药，捣罗为细散，有虫蚀处，即著药粉之，三七日以来，勿食一切肥腻[32]。

治小儿急疳，口鼻及下部，皆赤烂方。

大蒜（二两） 甜葶苈（半两） 干虾蟆（一两） 干地龙（一[33]枚） 乱发灰（一分）

右件药，细锉相和，入竹筒中，置瓦内，以煻灰火烧之，取沥，少少涂儿口鼻顶[34]，及谷道等处。

治小儿急疳，口中肿起，鼻内生疮方。

人乳汁（一合） 黄矾（一枣大） 白矾灰（一枣大） 青矾（一枣大） 石胆（一豇豆大） 川升麻末（半分）

右件药，都细研，以绵裹内乳汁中，浸经一宿，看汁有味，即用涂于口里，如鼻中有疮，滴入少许，若有肿处，先以三棱针刺破，除去上血，然后即涂此药。

治小儿急疳，虫蚀却口鼻牙齿方。

砒霜（一分） 麝香（一分）

右件药，先将砒霜去纸上炒过，后入麝香，同研令细，用鸡羽掠[35]在疮上，日三二度用之。

又方。

青矾（半两，烧通赤） 黄矾（半两，烧通赤） 白矾（半两，烧令汁尽） 麝香（一分）

右件药相和，细研如粉，有疳疮处，时用少许贴之。

又方。

精白羊肉（二两） 芜荑仁（半两） 豉（一合） 川椒（二七粒，去目） 酱豆（一匙）

右件药相和，烂研令细，每取一枣大敷疮上，日三易之。

治小儿急疳疮，神效方。

蔓菁花（盛时并根拔取，阴干）

右件根茎一握，去头尾，以大麦面并酱汁，和作团裹之，于炭火中烧令烟尽，取出候冷，入麝香一钱，同研为末，每贴时先以米泔净洗，取帛拭干，后可敷药，若儿小，恐痛甚，以意少少敷之，不过三数遍差，口鼻及下部疮悉治之。

又方。

右嚼油麻令烂敷疮上，立效。

又方。

上以蚺蛇胆细研，水调涂之。

治小儿无辜疳诸方

夫小儿无辜疳者，其候，面黄发直，时时壮热，饮食不生肌肤，积经日月，遂致死者，谓之无辜，言天有鸟名无辜，昼伏夜游，洗浴小儿衣褥，露之经于宿，或遇此鸟从上飞过，而将衣褥与小卧，便令小儿著此病，又云无辜，脑后有核如弹圆，捏之皮下转者是也，凡小儿有此物，如禽兽舌下有噤虫，若不速去，当损其命，此核初生软而不痛，中有虫如米粉，得热气渐长大，大则筋结定，定即虫随血气流散，所有停留，子母相生，侵蚀脏腑，肌肉作疮，或大便泻脓血，致使小儿渐渐黄瘦，头大发坚[36]，手足细弱，从兹夭折也。

治小儿无辜疳，项细肚大，毛发干坚[36]作穗，鳖甲散方。

鳖甲（三分，涂醋炙令黄，去裙襕）　槟榔（三颗）　沉香　漏芦　牛蒡子（微炒）　使君子　赤芍药　诃黎勒皮　甘草（炙微赤，锉，以上各半两）

右件药，捣罗为散。每服一钱，以水一小盏，煎至五分，去滓，不计时候，量儿大小，加减温服。

治小儿无辜疳气，寒热积滞不化，腹肚胀痛，人中白散方。

人中白（一分）　芦荟（半两）　麝香（半分）　虾蟆（半两，涂酥，炙焦）

右件药，细研为散。每日空心及晚后，用熟水调下半钱，服后当下恶物，量儿大小，加减服之。

治小儿无辜疳，脑干腹胀，筋急，四肢消瘦，宜服益脑地榆散方。

地榆（一两半，锉） 蜗牛壳（一两，炒微黄） 青黛（一两，细研） 麝香（细研） 人粪灰 兰香根 蚺蛇胆（研入） 龙脑（细研，以上各一分）

右件药，捣细罗为散，不计时候，以粥饮调下一字，更量儿大小，加减服之。

治小儿一切无辜疳，黄瘦，腹痛或痢，有虫，冷之与热悉主之，朱砂圆方。

朱砂（一分，细研） 雄黄（一分，细研） 干蟾（一枚，涂酥，炙令黄） 菖蒲（一两） 漏芦（一两） 麝香（一两，细研）

右件药，捣罗为末，都研令匀，用粟米饭和圆，如麻子大。每服，以粥饮化下二圆，空心午后各一服，随儿大小，以意加减。

治小儿无辜疳，及诸惊热，牛黄圆方。

牛黄（细研） 麝香（细研） 朱砂（细研） 真珠（细研） 牡蛎（烧为粉，以上各一分） 虎睛（一对，酒浸，炙微黄） 杏仁（半两，酒浸去皮尖双仁，麸炒微黄） 巴豆（半两，去皮心，研，纸裹压去油） 甘遂（半两，煨令黄） 赤茯苓（三分） 赤芍药（三分） 甘草（半两，炙微赤，锉）

右件药，捣罗为末，都研令匀，用蒸饼和圆，如麻子大。百日内每服，以乳汁下一圆，二岁以粥饮下三圆，量儿大小，以意加减。

治小儿无辜疳，宜常服蝉壳灰散方。

蝉壳灰 淀花 蛇蜕皮灰 干蝎（二十一枚，微炒） 附子（去皮脐，生用） 朱砂（细研） 麝香（细研，以上各一分）

右件药，捣罗为末，都研令匀，以熟[37]水浸寒食蒸饼和圆，如麻子大。每服，以粥饮调下五圆，如麻子大，量儿大小，以意加减。

治小儿无辜疳，腹中癖起，四肢瘦弱，宜常服鳖甲圆方。

鳖甲（一两，涂醋炙令黄，去裙襕） 黄连（一两，去须） 桔梗（一两，去芦头） 夜明砂（一两，微炒） 诃黎勒（二枚，一生，一熟煨） 麝香（一分，细研） 蝎虎（一枚，雄者，微炙）

右件药，捣罗为末，炼蜜和圆，如绿豆大。每服，以粥饮下五圆，日三服，量儿大小，加减服之。

治小儿无辜疳方。

干虾蟆（三枚，涂酥，炙黄焦）　苣藤（半两，微炒）

右件药，捣罗为末，入少许五味和为剂，内入羊肠中，两头坚系，于麸碗中安之，上以麸覆之，却将碗合，蒸一饮久，去麸取药，并羊肠细切，捣如膏，更入炼蜜和圆，如绿豆大。每服，以粥饮下七圆，日二服，量儿大小，以意加减。

治小儿无辜疳，脑热发干坚[38]，吹鼻散方。

硝石（三分）　熊胆（一分[39]）　麝香（一大豆许）

右件药相和，细研为散，取一小豆许，吹两鼻中，得黄水出为效。

治小儿无辜疳，或闪癖，或头发干燥，生疮瘰疬，四肢黄瘦，食物不成肌肤，精神失绪，大黄圆煎方。

川大黄（五两）

右件药，捣罗为末，以米头醋二升，相和药末，置铜碗中，于大铛内著水，浮于水中，以炭火煮之，又以竹篦搅药，候堪圆，乃圆如麻子大，于瓷器中蜜贮，一二岁儿，空心及晚后，以粥饮下二圆，三四岁儿，每服三圆，量儿大小，以意加减，当下青黄脓为验，若不下，稍增之，以差为度。

治小儿冷热无辜疳，或时惊热，或时夜啼，大便青黄白汁，头热身热，头发作穗，四肢黄瘦，不多食物，决明子圆方。

马蹄决明子（二两）

右捣罗为末，炼蜜和圆，如麻子大。每于食后，以熟水下三圆，更量儿大小，加减服之。

治小儿无辜疳，肚胀或时泻痢，冷热不调，宜服漏芦散方。

漏芦（一两）

右捣细罗为散，每以猪肝一两，散子一钱，盐少许，斟酌以水煮，空心顿服，粥饮下之。

又方。

地胆草

右捣罗为末，每服，以羊肉二两，药末一钱，入盐少许，以水煮熟，空腹顿服。

治小儿无辜疳针烙法并诸方

凡小儿无辜疳，头干发竖，身无滋润，头露骨出，脑热腹胀，鼻中多痒，好食酱肉，数渴饮水，则多为痢，痢如泔色，背冷腹热，腹中有块，渐加黄瘦，或有邪鬼之作，亦是闪癖之类，脑后两边皮中，有筋肉结作小核，如杏子大，多时不除，即流入腹中，遂成前状，须有烙破结子者，或有灸其结子者，又有割皮挑出结子者，稍胜于灸，然病者至深，小儿忍痛不任，恐动其脉，往往变为痫疾，今参详最妙者是烙，烙亦[40]更无别法，但看小儿病状相似，有结子者，速依此法烙之。

右以一铁针尖利者，烧针头似火色，看核子大小，作一纸环子束定，无辜仍须捏定，以针当中烙之，可深二豆许，即贴沉香膏。

治小儿针无辜核后，宜炼沉香膏贴之方。

沉香（一两，锉）　黄丹（六两）

右件药，以清麻油一升，先下沉香煎，候香焦黑，漉出，下黄丹，不住手搅，以慢火煎之，候滴于纸上如黑锡[41]，无油旁引，即成膏，每贴法，以篦子于烂帛上摊膏，令稍薄贴之，一日一换，勿令风吹著针处，为妙。

治小儿针后，宜服压惊茯神散方。

茯神（半两）　川升麻（半两）　犀角屑（半两）　代赭（细研）　钩藤　川大黄（锉碎，微炒，以上各一分）

右件药，捣粗罗为散。每服一钱，以水一小盏，煎至四分，去滓放温，渐渐服之。

治小儿无辜针烙后，宜服消肿利气压惊，犀角散方。

犀角屑　琥珀（细研）　芦荟（细研）　木香　酸石榴皮　诃黎勒皮（以上各半两）　龙齿（三分，细研）　黄连（去须）　麝香（细研）　槟榔　干姜（炮裂，锉，以上各一分）

右件药，捣细罗为散。每服，以粥饮调下半钱，日三服，看儿大小，以意加减。

治小儿无辜针烙后，宜服青金丹方。

巴豆（一两，去皮心）　硫黄（一两）　苦楝根皮（二两）　酸石榴根皮（二两，锉）

右件药，于铁鼎子内，满著水，煮七昼夜，如水耗，即旋添热水，日满即去楝根石榴根，取巴豆并硫黄同研，更入桂心槟榔木香细辛末各一分，马牙消橘皮干姜蓝花末各半分，同研令匀，用饭和圆，如麻子大。每日空心，以温水下二圆，当得溏痢为效，三岁以下日服一圆。

又方。

青黛（半两）

右细研为散，每服，以水磨犀角汤下半钱，空心午后各一服，量儿大小，以意加减。

【校注】

① 断：据文义疑为“龈”字。

② 齶：同“腭”。

③ 断：据文义疑为“龈”字。

④ 皶：日本抄本作“醋”字。

⑤ 顷：日本抄本作“项”字。

⑥ 蝟：同“猬”。

⑦ 枚：日本抄本作“两”字。

⑧ 钱：日本抄本作“两”字。

⑨ 足：日本抄本作“定”字。

⑩ 百晬（zuì　最）：小儿诞生满百日举行的贺宴。宋孟元老《东京梦华录·育子》：“生子百日，置会，谓之百晬。”

⑪ 斤：日本抄本作“升”字。

⑫ 焦：日本抄本作“熟”字。

⑬ 黍米：日本抄本作“绿豆”字。

⑭ 胆：日本抄本作“皮”字。

⑮ 饙（fēn　纷）：蒸饭。

⑯ 钱：日本抄本作“分”字。

⑰ 钱：日本抄本作“分”字。

⑱ 二：日本抄本作“三”。

⑲ 壮：据文义疑为“状”字。

⑳ 一：日本抄本作“三”。

㉑ 心皮：日本抄本作“皮心”二字。

㉒ 枣：日本抄本作“粟米”二字。

㉓ 箬：同“篛”。日本抄本作“萻”字。

㉔ 增：日本抄本作“憎”字。

㉕ 微炮：日本抄本作“细研”二字。

㉖ 坚：据文义疑为“竖”字。

㉗ 半：日本抄本作“一”。

㉘ 干蝎（一枚，涂酥炙令黄）：此九字底本无，据日本抄本补。

㉙ 疼：日本抄本作“疮”字。

㉚ 虫：据文义其下疑有“蚀”字。

㉛ 二：日本抄本作“一”。

㉜ 肥腻：日本抄本作“腻肥”二字。

㉝ 一：日本抄本作“二”。

㉞ 项：日本抄本作“项”字。

㉟ 掠：日本抄本作“抹”字。

㊱ 坚：据文义疑为“竖”字。

㊲ 熟：日本抄本作“热”字。

㊳ 坚：据文义疑为“竖”字。

㊴ 分：日本抄本作“两”字。

㊵ 亦：其下日本抄本有“是”字。

㊶ 锡：日本抄本作“饧”字。

卷第八十七

治小儿奶痱诸方

夫乳下孩儿，有于痱气者，由乳母恣食生冷油腻甘酸之物，传气乳中，或食交奶，伤儿脏腑，随致寒热不调，肌体羸瘦，哺乳渐少，面色青黄，口中生疮，或时吐呕，昏昏多睡，毛发干焦，因其食乳成痱，故谓之奶痱也。

治小儿奶痱，腹大黄瘦，或时吐乳，壮热下痢，干蟾圆方。

干蟾（一枚，涂酥，炙微焦）　木香（半分）　肉豆蔻（二颗，去壳）　雄黄（半分，细研）　丁香（半分）　熊胆（半分，细研）　胡黄连（一分）　朱砂（一分，细研）　青黛（一分，细研）　麝香（一分，细研）　赤石脂（一分）　代赭（一分）

右件药，捣罗为末，都研令匀，炼蜜和圆，如黍米大。一岁儿以粥饮下二圆，早晨一服，申时再服，量儿大小，以意加减。

治小儿奶痱，羸瘦，壮热多睡，牛黄圆方。

牛黄（一分，细研）　雄黄（一分，细研）　熊胆（一分，细研）　朱砂（一分，细研）　麝香（一分，细研）　丁香（一分）　龙脑（半分，细研）　甘松（一分）　胡黄连（一分）　腻粉（一分，细研）　芦荟（一分，细研）　巴豆（半分，去皮心，研，纸裹压去油）　水银（半两，以少枣肉研令星尽）

右件药，捣罗为末，都研令匀，以黑狗胆汁和圆，如黄米大。每服，以粥饮下三圆，量儿大小，以意加减。

治小儿奶疳，肚胀，四肢瘦弱，不欲乳食，朱砂圆方。

朱砂（一分，细研） 雄黄（一分，细研） 夜明砂（半两，细研） 黄连（半两，去须） 鳖甲（半两，涂酥，炙焦黄，去裙襴） 干虾蟆（半两，涂酥，炙令焦黄） 槟榔（一分）

右件药，捣罗为末，以糯米饭和圆，如黍米大。每服，以粥饮下七圆，日三服，量儿大小，以意加减。

治小儿奶疳，体瘦烦热，毛发干瘁，乳食减少，蟾头散方。

蟾头（一枚，烧灰） 蛇蜕皮灰（一分） 蝉壳（一分，微炒，去足） 蜗牛子（三七枚，炒微黄） 麝香（一钱） 青黛（半两）

右件药，都细研为散。每服，以粥饮调下半钱，日三服，量儿大小，加减服之。

治小儿奶疳，腹大筋青，发稀体瘦，宜服此方。

肉豆蔻（一颗，去壳） 麝香（一钱，细研） 朱砂（一分，细研） 五灵脂（一两） 田父（一分，炙微黄） 夜明砂（一分，细研） 地龙（一分，微炒） 蜣螂（一分，微炒，去翅足） 白矾灰（一分）

右件药，捣罗为末，都研令匀，以软饭和圆，如绿豆大。不计时候，以温水下五圆，量儿大小，以意加减。

治小儿奶疳，腹胀吐乳，渐渐羸瘦，使君子圆方。

使君子（一分） 诃黎勒皮（一分） 槟榔（一分） 朱砂（一分，细研） 麝香（一分，细研） 熊胆（一分，细研） 丁香末（一分） 蟾酥（半分，研入） 夜明砂（一分，微炒）

右件药，捣罗为末，都研令匀，以软饭和圆，如黍米大。每一岁儿，以粥饮下二圆，量儿大小，加减服之。

治小儿奶疳，壮热体瘦，胡黄连圆方。

胡黄连（半两） 虾蟆（一枚，涂酥，炙焦黄） 蛇蜕皮灰（一分） 麝香（一分，细研） 牛黄（半分，细研） 使君子（一分）

右件药，捣罗为末，以面糊和圆，如绿豆大。每服，以粥饮下五圆，日三四服，量儿大小，以意加减。

治小儿奶疳，黄瘦体热心烦方。

青黛（半分） 蟾酥（半两） 熊胆（一分） 黄连末（半两） 牛黄（一分）

右件药，都研如粉，以猪胆汁和圆，如绿豆大。每服，以粥饮下五圆，日三服，量儿大小，加减服之。

治小儿奶疳，羸瘦，食乳不生肌肉方。

朱砂（一分，细研） 麝香（一分，细研） 芦荟（一分，细研） 使君子（一枚） 五灵脂（一分） 胡黄连（一分）

右件药，捣罗为末，都研令匀，以烧饭和圆，如绿豆大。每服，以粥饮下五圆，量儿大小，以意加减。

治小儿干疳诸方

夫小儿干疳者，由乳食不调，心脾积热之所致也。其候，身体壮热，或即增[①]寒，舌涩口干，睡多盗汗，皮肤枯燥，发竖毛焦，乳食虽多，肌肉消瘦，四肢无力，好睡昏昏，日往月来，转加尫瘁，故号干疳也。

治小儿干疳，心脏烦热，眼目赤涩，皮肤干燥，夜多盗汗，羸瘦不能乳食，天竹黄散方。

天竹黄（半两） 牛黄（一分，细研） 雄黄（一分，细研） 朱砂（一分，细研） 芦荟（一分，细研） 蟾头（一分，炙令焦黄） 龙脑（一钱，细研） 麝香（一分，细研） 胡黄连（一分） 犀角屑（一分） 木香（一分） 钩藤（一分） 甘草（一分，炙微赤，锉）

右件药，捣细罗为散，都研令匀。每服，以温水调下半钱服，日三服，量儿大小，以意加减。

治小儿干疳，体瘦烦热，睡卧不安，宜服此方。

牛黄（一分，细研） 雄黄（一分，细研） 天竹黄（一分） 芦荟（一分，细研） 胡黄连（半两） 麝香（一钱，细研） 丁香（一分） 黄连（一分，去须） 熊胆（一分，研入） 蟾酥（半钱，研入） 蛇蜕皮灰（一分） 青黛（一分，细研） 犀角屑（一分） 天浆子（一分，微炒）

右件药，捣罗为末，更研令匀，以炼蜜和圆，如绿豆大。每服，以粥[2]饮下三圆，日三服，量儿大小，以意加减。

治小儿干疳，肌体羸瘦，皮毛干焦，发歇寒热，昏昏多睡，青黛圆方。

青黛（三分，细研） 牛黄（细研） 芦荟（细研） 胡黄连 朱砂（细研） 麝香（细研） 蛇蜕皮灰 龙胆（去头芦） 蟾（一枚，涂酥，炙微黄） 雄黄（细研） 蝉壳（微炒，以上各一分）

右件药，捣罗为末，都研令匀，用面糊和圆，如黍米大。每服，以粥饮下三圆，日三服，量儿大小，临时增减。

治小儿干疳，面青目涩，脑热鼻疮，眼生障膜，毛发焦黄，肌肤羸瘦，蜗牛圆方。

蜗牛（三分，烧灰） 谷精草（三分，烧灰） 夜明砂（三分，微炒） 干蟾（一两，涂酥，炙令焦黄） 瓜蒂末（半两） 雄黄（一分） 麝香（一分）

右件药，都研为末，用蒸饼和圆，如绿豆大。每服，以粥饮下三圆，日三服，量儿大小，加减服之。

治小儿干疳，烦渴壮热，皮肤枯燥，日渐羸瘦，牛黄圆方。

牛黄（半钱，细研） 雄黄（一分，细研） 甘草（半分，炙微赤，锉） 龙脑（一钱，细研） 麝香（一钱，细研） 黄连（一分，去须） 芦荟（一分） 天竹黄（一分）

右件药，捣罗为末，都研令匀，用糯米饭和圆，如绿豆大。每一岁以粥饮下一圆，日三服。

治小儿干疳，瘦弱不能乳食，发竖脑干，肌体柴瘦，胡黄连圆方。

胡黄连末（半两） 朱砂（三分） 麝香（一分） 蛇蜕皮（一条，烧灰） 波斯青黛（三分） 蟾酥（一杏仁大） 芦荟（三分）

右件药，都研为末，用猪胆一枚，取法酒一盏，和药末，都于铫子内熬如膏，圆如绿豆大。五岁至七岁，以粥饮下五圆，日三服，三岁已下三圆。

治小儿干疳，乳食不成肌肤，日渐羸瘦，身体壮热，毛发干枯，四肢无力，蟾酥圆方。

蟾酥（一分） 猪胆（二枚） 青黛（三分） 龙脑（三分） 朱砂（三分，细研） 麝香（一分） 蝉壳（一分，微炒，去足） 干地龙

（一分，微炒）　蛇蜕皮灰（一分）

右件药，除蟾酥外，细研，以猪胆化蟾酥和圆，如粟米粒大。每服，以温水下五圆，研吹鼻内，量儿大小，以意加减。

治小儿干疳，日久不差，骨立形枯，诸治无效，青黛散方。

青黛（一分）　麝香（二分）　芦荟（一分）　朱砂（一分）　地龙（一分，微炒）　夜明砂（一分，微炒）　干虾蟆灰（一分）　熊胆（一分）

右件药，都细研为散。每服半钱，空心，以粥饮调下，更用少许药，吹入鼻中，后以桃枝汤，看冷热浴儿，衣盖，有虫子出为效也。

治小儿干疳，面色萎黄，肌体羸瘦，宜服此方。

芦荟（一[3]分）　龙胆（一分，去芦头）　青黛（半两，细研）　胡黄连（一分）　牛黄（一分，细研）　麝香（一钱，细研）

右件药，捣罗为末，都研令匀，以蒸饼和圆，如黄米大。每服，以粥饮下五圆，量儿大小，以意加减。

治小儿干疳，体热羸瘦，心神烦躁，少得眠卧，宜服牛黄圆方。

牛黄（半两，细研）　朱砂（半两，细研，水飞过）　子芩（半两）　犀角屑（半两）　麝香（一分，细研）

右件药，捣罗为末，都研令匀，以糯米饭和圆，如麻子大。每服，用粥饮下三圆，量儿大小，增减服之。

治小儿内疳诸方

夫小儿内疳者，由乳哺无恒，伤于脏腑之所致也。其候，乳食不消，心腹虚胀，眼目涩痒，体热皮枯，肠胃不调，痢下五色，渐渐羸瘦，虫食肛[4]肠，日月弥深，痢转不止，故号内疳也。

治小儿内疳，乳食不调，心腹胀满，肌肤羸瘦，下痢无恒，木香圆方。

木香（一分）　赤石脂（半两）　蝉壳（一分，微炒，去足）　麝香（一分，细研）　肉豆蔻（一颗，去壳）　黄连（一分，去须）　黄丹

（一分，微炒）　田父（半两，炙微黄）　熊胆（一分，研入）　夜明砂（一分，微炒）　干蟾（一分，涂酥，炙微焦[5]）

右件药，捣罗为末，用水浸蒸饼，圆如麻子大。每服，以温粥饮下二圆，量儿大小，以意加减。

治小儿内疳，四肢羸瘦，腹胀鼻痒，皮肤干燥，下痢不恒，芦荟圆方。

芦荟（一分，细研）　雄黄（一分，细研）　麝香（一钱，细研）　没石子（一分）　蛇蜕皮灰（一分）　黄连（半两，去须）　蝉壳（一分，微炒，去足）　蟾酥（一钱，研入）　丁香（一分）　熊胆（一分，研入）

右件药，捣罗为末，炼蜜和圆，如黄米粒大。每服，以粥饮下三圆，日三服，别研一圆，吹入鼻中，量儿大小，以意加减。

治小儿内疳，下痢不止，体瘦食少，腹痛羸弱，杀疳圆方。

蜗牛壳（一分）　麝香（一分，细研）　芦荟（一分，细研）　雄黄（一分，细研）　肉豆蔻（半两，去壳）　母丁香（一分）　黄连（半两，去须，微炒）　鹤虱（一分）　定粉（半两，微炒）　白矾灰（一分）　密陀僧（一分，细研）　没药（一分）　艾叶（半两，炒令黄）　地龙（一分，微炒）　熊胆（一分，研入）　蟾酥（一钱，研入）

右件药，捣罗为末，以面糊和圆，如绿豆大。不计时候，以粥饮下三圆，量儿大小，以意加减。

治小儿内疳，下痢不止，肌体消瘦，诸治未差，宜服麝香散方。

麝香（一分，细研）　黄丹（一两，微炒）　定粉（一两，微炒）　蛇蜕皮灰（一分）　夜明砂（一分，微炒）　芦荟（一分，细研）　蜗牛壳（一分）　诃黎勒皮（半两，煨，用皮）　黄连（一分，去须，微炒）　没石子（一分）

右件药，捣细罗为散，都研令匀。每服，以粥饮调下半钱，早晨午后各一服，看儿大小，加减服之。

治小儿内疳，体瘦下痢，丁香散方。

丁香（一分）　朱砂（一分，细研）　当归（一分，锉，微炒）　犀角屑（半两）　牛黄（一分，细研）　蚺蛇胆（一分，研入）　白马齏（一分，酒浸，炙黄色）

右件药，捣细罗为散，都研令匀。每服，以粥饮调下半钱，日三服，量儿大小，以意加减。

治小儿内疳，下痢不止，昏沉多睡，胡粉圆方。

胡粉（半两，微炒）　黄连末（一分，微炒）　青黛（半两，细研）　麝香（一钱）

右件药，同研令细，以猪胆一枚，取汁和圆，如黄米粒大。不计时候，以粥饮下五圆，量儿大小，以意加减。

又方。

丁香末（一两）　牛黄（一分）　雄黄（一分）　黄连末（一分，细研）　蟾酥（半分）

右件药，同研令细，以猪胆汁和圆，如粟米粒大。不计时候，以薄荷汤下五圆，量儿大小，以意加减。

治小儿脑疳诸方

夫小儿在胎之时，其母挟于风热，生下之后，热毒之气犹在脏腑，不得宣通，因其哺乳不节，胸膈壅滞，则令头皮光急，发枯作穗，脑热如火，体多汗流，或头生疮，或腮虚肿，若久不差，损儿眼目，渐渐羸瘦，头大项细，故谓之脑疳也。

治小儿脑疳，身热发枯，牛黄圆方。

牛黄（一分，细研）　麝香（半分，细研）　龙脑（半分，细研）　青黛（半两，细研）　熊胆（一分，研入）　胡黄连（一分）　木香（一分）　犀角屑（一分）　芦荟（一分，细研）　蟾酥（半分，研入）

右件药，捣罗为末，都研令匀，以面糊和圆，如黄米大。每服，以温水下五圆，日三服，量儿大小，以意加减。

治小儿脑疳，是胎热所为，其疾但[6]头皮光急，头发作穗，或有疮痍，或时腮肿，若患此疾，多损眼目，宜服青黛圆方。

青黛（半两，细研）　龙胆（半两，去芦头）　川升麻（半两）　赤

茯神（半两） 黄连（半两，去须） 蓝子（一分） 蜀漆（一分） 川大黄（半两，锉碎，微炒） 甘草（一分，炙微赤，锉）

右件药，捣罗为末，炼蜜和圆，如绿豆大。每服，以温水下五圆，日三服，量儿大小，加减服之。

治小儿脑疳，眼涩多睡，惊悸，不吃奶食，黄瘦，宜服虎睛圆方。

虎睛（一对，酒浸一宿，微炙） 犀角屑（半两） 真珠末（半两） 川大黄（半两，锉碎，微炒） 栀子仁（半两） 子芩（半两） 麝香（半分，细研） 天竹黄（一分） 龙胆（一分，去芦头） 牛黄（一分，细研） 巴豆（十枚，去皮心，研，纸裹压去油）

右件药，捣罗为末，都研令匀，炼蜜和圆，如麻子大。一岁儿以奶汁下一圆，日三服，儿稍大即以意加圆服之。

治小儿脑疳久不差，肌体黄瘦，头面干枯，眼鼻生疮，壮热多渴，宜服化疳圆方。

虾蟆灰（半两） 青黛（半两，细研） 谷精草灰（一分） 牛黄（一分，细研） 木香（一分） 丁香（一分） 熊胆（半分，研入） 芦荟（一分，细研） 朱砂（半两，细研，以水飞过） 麝香（一分，细研） 犀角屑（一分） 羚羊角屑（一分） 腻粉（半分，研入） 砒黄（半分，研入） 槟榔（一分） 胡黄连（一分）

右件药，捣罗为末，研入牛黄等，炼蜜和圆，如粟米大。每一岁以粥饮下一圆，日三服。

治小儿脑疳，羸瘦烦热，龙脑圆方。

龙脑（一钱） 牛黄（一分） 麝香（一钱） 朱砂（一分） 熊胆（一分） 芦荟（一分） 干虾蟆灰（一分） 雄黄（一分） 胡黄连末（一分）

右件药，都研令如粉，以水化熊胆和圆，如麻子大。若硬，更入糯米饭同圆，每服，用薄荷汤下三圆，日三服，量儿大小，以意加减。

治小儿脑疳，头发干竖作穗，眼有白膜，鼻头有疮，通脑丁香散方。

丁香（一分） 蜗牛壳（一分，炒令黄） 赤小豆（一分） 不蚛[7]皂荚（一分，并子）

右件药，捣细罗为散。每取少许，以竹管子吹入鼻中，五疳悉用之，若病重者，鼻内出虫子，每日两度，吹入鼻中良。

治小儿脑疳，烦热，皮干瘦瘁，青黛散方。

青黛（一分） 甘草（半两，炙微赤，锉） 地榆（半两） 蜗牛子（一两，炒令黄） 兰香根（一分） 麝香（一分，细研） 人粪灰（一分） 蚺蛇胆（一分，研入） 龙脑（一分，细研）

右件药，捣细罗为散，都研令匀。每服，以粥饮调下半钱，日三服，量儿大小，以意加减，亦可用少许吹鼻中。

治小儿脑疳，头发干竖，口生白疮，凡有诸疳并治之方。

熊胆（一分） 蚺蛇胆（一分） 芦荟（一分） 龙脑（半分） 牛黄（半分） 麝香（半分）

右件药，都细研，以井华水一升，和令匀，以瓷器盛，用重汤煮，数以竹篦搅，勿令药干著四畔，候如稀饧，即膏成，每用吹鼻时，先一日，孩子及乳母断生冷，酱豆诸薰辛咸味，热面鱼肉等，然后取二豆许大，渐渐吹鼻，及涂口疮并差。

治小儿脑疳，鼻塞头痛，眼目昏暗，羞明怕日，吹鼻龙脑散方。

龙脑（少许，细研） 蜗牛壳（一分，炒令黄） 虾蟆灰（一分） 瓜蒂（一分） 麝香（少许，细研） 黄连（一分，去须） 细辛（一分）

右件药，捣细罗为散。入瓷盒内贮之，每取少许，吹于鼻中，每日两上用之。

治小儿脑疳，鼻痒，毛发作穗，面青羸瘦，益脑吹鼻散方。

地榆末（一分） 虾蟆灰（一分） 青黛（半两） 谷精草（一分） 干蜗牛壳（十四枚，微炒） 麝香（一钱）

右件药，同细研为散，以两黄米大，吹入鼻中，当有黄水出为效。

又方。

右用鲫鱼胆，滴于鼻中，连三[8]五日用之，甚效。

治小儿脊疳诸方

夫小儿脊疳者，由乳哺不调，甘肥过度，内生于虫，攻于脊膂，渐渐黄瘦，时时下痢，覆地而卧，毛发焦干，身体壮热，烦渴不止，脊骨如锯，谓之脊疳也。

治小儿脊疳，头大项细，四肢黄瘦，肚大胸高，毛发干竖，金蟾散方。

干蟾（一枚，大者，涂酥，炙令焦黄） 夜明砂（三分⑨，微炒） 胡粉（三钱） 丁香（三七粒） 桃白皮（三分，锉） 樗根白皮（三分，锉） 地榆（三分，锉） 诃黎勒皮（三分，煨用皮） 百合（三分） 白芜荑（三分，微炒） 人参（三分，去芦头） 槟榔（一分） 川大黄（三分，锉碎，微炒） 黄连（三分，去须） 黄柏（三分，锉）

右件药，捣细罗为散。每服，用粥饮调下半钱，日三服，量儿大小，以意加减。

治小儿脊疳，渐渐黄瘦，以手指击之，背如鼓响，脊骨高是也，此因奶热所致，宜服地骨皮圆方。

地骨皮（半两） 龙胆（一⑩分，去芦头） 子芩（一⑩分） 紫参（半两） 黄芪（半两，锉） 枳壳（一分，麸炒微黄，去瓤） 木香（一分） 猪苓（一分，去黑皮） 川大黄（半两，锉碎，微炒） 郁李仁（半两，汤浸，去皮尖，微炒） 海蛤（一分，细研）

右件药，捣罗为末，炼蜜和圆，如绿豆大。每服，以温水研下五圆，日三服，量儿大小，加减服之，当得微利为效。

治小儿脊疳，肌肤羸瘦，背脊骨高，身体寒热，面无颜色，宜服胡黄连圆方。

胡黄连（半两） 青黛（半两，细研） 木香（一分） 蜗牛（二⑪七枚，炒令微黄） 地龙（半两，微炒） 蟾酥（一钱，研入） 黄连（半两，去须） 槟榔（一分） 蜣螂（五枚，微炒，去翅足） 朱砂（一分，细研） 麝香（一分，细研） 当归（一分，微炒） 犀角屑（一分） 干蝎（一分，微炒） 蛇蜕皮（一分，烧为灰） 芦荟（一分，细研） 独活（一分） 牛黄（一分，细研） 猪牙皂荚（五梃，去皮，涂酥，炙焦黄）

右件药，捣罗为末，以猪胆汁和圆，如绿豆大。每服，以粥饮下五圆，日三服，量儿大小，增减服之。

治小儿心肺久热，致成脊疳，渐渐羸瘦，牛黄圆方。

牛黄（一分，细研） 真珠末（一分） 朱砂（一分，细研） 赤芍药（一分） 杏仁（一分，汤浸去皮尖双仁，麸炒微黄） 赤茯苓（一分） 甘草（一分，炙微赤，锉） 牡蛎粉（一分） 麝香（一分，细研） 虾蟆灰（一分） 犀角屑（半[12]分） 巴豆（十枚，去皮心，研，纸裹压去油）

右件药，捣罗为末，入研了药，更研令匀，用糯米饭和圆，如绿豆大。每日早晨，以荆芥汤下二圆，量儿大小，增减服之。

治小儿脊疳，日渐羸瘦，腹中有虫，杀疳圆方。

没石子（半两） 麝香（一分，细研） 芦荟（半两，细研） 瓜蒂（半两） 蟾头（半两，炙令焦黄） 鹤虱（半两） 青黛（半两，细研） 腻粉（一分，研入）

右件药，捣罗为末，以糯米饭和圆，如黍米大。每服，以粥饮下五圆，日三服，量儿大小，以意加减。

治小儿脊疳，腹内有虫，上攻背膂，脊骨渐高，肌体羸瘦，芦荟圆方。

芦荟（半两，细研） 胡黄连（半两） 虾蟆（一枚，涂酥，炙令焦黄） 熊胆（半两，研入） 贯众（半两） 地龙（半两，微炒） 青黛（半两，细研） 黄连（半两，去须） 朱砂（半两，细研） 蝉壳（半两，微炒，去足） 雷圆（半两） 麝香（半两，细研）

右件药，捣罗为末，用蜗牛肉研和，圆如麻子大。每服，以粥饮下五圆，日三服，量儿大小，增减服之。

治小儿脊疳，四肢瘦弱，腹胀壮热，头发干疏，时时烦渴，脊骨如锯，青黛圆方。

青黛（一分，细研） 定粉（一分） 蟾酥（半分，研入） 夜明砂（一分，微炒） 黄连（半两，去须） 麝香（一分，细研） 熊胆（半分，研入） 羚羊角屑（半分） 朱砂（一分，细研） 犀角屑（半分）

右件药，捣罗为末，用软饭和圆，如绿豆大。每一岁，以粥饮下二圆。

治小儿脊疳，虫攻背膂，渐渐骨高[13]，瘦弱，化疳圆方。

腻粉（一分，研入） 胡粉（一分） 胡黄连（一分） 雷圆（一分） 鹤虱（一分） 蜣螂（一分，去翅足，微炒） 地龙（一分，微炒）

右件药，捣罗为末，以鸡子白和，于竹筒内盛，于炊饭处蒸，饭熟为度，用熊胆汁和圆，如绿豆大。每服，以清粥饮下三圆，日三服，量儿大小，以意加减。

治小儿脊疳，下痢羸瘦，白矾圆方。

白矾灰（三钱）　田父（三分，烧灰）　蛇蜕皮（一条，炒令微黄）　青黛（一分，细研）　鹤虱（一分）　朱砂（一分，细研）　麝香（一钱，细研）　芦荟（一[14]分，细研）　莨菪子（一分，水淘去浮者，水煮令牙出，炒黑色）

右件药，捣罗为末，同研令匀，以烧饭和圆，如绿豆大。每一岁儿，以粥饮下二圆。

治小儿脊疳，体热瘦瘁，心烦多渴，不欲乳食，青黛圆方。

青黛（一分，细研）　胡黄连（半两）　鹤虱（一分）　芦荟（一分，细研）　朱砂（一分，细研）　熊胆（一分，研入）　麝香（一分，细研）

右件药，捣罗为末，同研令匀，炼蜜和圆，如绿豆大。每服，用温水下三圆，日三服，量儿大小，加减服之。

治小儿眼疳诸方

夫肝开窍于目，目者肝之候，若小儿内有疳气，肌体瘦羸，而脏腑挟于风热壅滞，不得宣通，因其乳食过多，胸膈痰结，邪热之气，上攻于目，则令脑热目痒，或赤烂生疮，或生障翳，渐渐遮睛，久而不差，损于眼目，故号眼疳也。

治小儿眼疳及雀目，天南星散方。

天南星（半两，炮裂）　谷精草（半两）　甘草（半两，炙微赤，锉）　黄芩（半两）　麝香（一分，研入）

右件药，捣细罗为散，用羊子肝冥切破，入药末二钱，用弗子炙令熟，空心服，后用不淘米，煮粥半盏压之。

治小儿眼疳，诸药未效，宜服使君子散方。

使君子（五颗）　诃黎勒皮（三颗）　干蟾头（一枚，涂酥，炙焦黄）　甘草（一分，炙微赤，锉）

右件药，捣细罗为散，以羊子肝一枚，于砂盆内，用生米泔一合，同烂研，绞取汁，食后调下半钱，三岁已下即可服一字。

又方。

谷精草（半两）　川大黄（半两，锉碎，微炒）　姜石（半两，捣研，水飞过）　甘草（半两，炙微赤，锉）

右件药，捣细罗为散。以羊子肝一枚，用竹刀子切破，内药末一钱，在肝里面，使线子缠定，以醋煮熟，放冷，任意食之，不过三五枚子肝见效。

又方。

夜明砂（微炒）　姜石（捣研，水飞过）　芎䓖（以上各三分）

右件药，捣细罗为散，用羊子肝一枚，以米泔半盏，同研绞取汁，调下半钱，日三服，三岁已下可服一字。

又方。

黄连末　麝香（细研）　朱砂（细研，各一分）

右件药，都研令匀，每服半钱，用猪子肝切破入药，以绢袋子盛，用米泔煮熟，放冷[15]食之，量儿大小增减。

又方。

羯羊肝（一具，切烂）　决明子（一两）

右捣罗决明子为细散，掺于肝内，用米泔两碗，煮泣尽为度，不计食前后，量儿大小，任意食之。

又方。

寒水石（一[16]两）　姜石（一两，捣研，水飞过）　豉（一合，微炒）

右件药，捣细罗为散。每于食后，以米泔调下半钱，量儿大小，加减服之。

治小儿眼疳，赤痒，谷精草散方。

谷精草（一两）　苍术（一分，去皮，锉，微炒）　蛇蜕皮灰（一分）　定粉（一钱）

右件药，捣细罗为散。每服一钱，用羊子肝一具，以竹刀子批开，糁药在内，用线缠定，米泔煮熟，承热先熏过眼，次服其汁，后食其肝，儿小即分减服之。

治小儿眼疳，渐渐急小多赤，夜明砂散方。

夜明砂（一两，微炒） 天竹黄（半两） 犀角屑（半两） 芎䓖（一两） 羚羊角屑（半两） 白僵蚕（半两，微炒） 甘菊花（半两） 车前草（半两）

右件药，捣细罗为散。每日，常于午时，以温水调下半钱服，量儿大小，加减服之。

又方。

决明子（半两） 蕤仁（半两，汤浸，去赤皮） 黄连（半两，去须）

右件药，捣碎，用水一大盏，入古钱四十文，煎取五分，绵滤澄清，日点三四度差。

治小儿眼疳，不见物者方。

寒水石（一两，捣罗为末） 水银（一分）

右件药相和，点少水，研令水银星尽为度，每服，以米泔研猪子肝半具，绞取汁，调下半钱，量儿大小，加减服之。

治小儿眼疳，怕日赤烂，泪下疼痛，不久眼睛将落，宜早治之，姜石散方。

姜石（以浓米泔浸七日，晒干，捣研，水飞过） 桑耳（捣罗为末） 豉（焙干，捣罗为末） 以上各一两

右件药，同研令匀，三岁已下，每服半钱，三岁以上至七岁，每服一钱，用羊肝或猪肝牛肝两指大，去膜细切，以水研绞取汁，调下，日三服。

又方。

白芷（一[17]分） 姜石（一两，捣研，水飞过） 桑耳（一分） 槐白皮（一分，锉）

右件药，捣细罗为散。每用猪子肝一片，两指大。切入药末三钱，却系定，以米泔内煮熟，量儿大小，斟酌与食之。

治小儿眼疳，夹风，生障翳不开，朱砂散方。

朱砂（半两，细研，水飞过） 雄黄（半两，细研） 川大黄（一两，锉碎，微炒） 石决明（一[18]两） 胡黄连（一两[19]） 神曲（一两，微炒）

右件药，捣细罗为散。每服，以蜜水调下半钱，日二服，量儿大小，以意加减。

治小儿眼疳，白翳不退，胡黄连圆方。

胡黄连（半两，为末） 青黛（一分，细研） 麝香（一钱，细研） 金箔（五十片，细研） 银箔（五十片，细研） 雄黄（一分，细研） 朱砂（半钱，细研，水飞过）

右件药，都研令匀，用酒煮面糊和圆，如绿豆大。以温茶下五圆，日三服，量儿大小，加减服之。

治小儿眼疳，生翳膜，遮睛欲失明，铃石散方。

铃石（一分） 石决明（一分） 甘菊花（一分） 井泉石（一分） 夜明砂（一分，微炒） 黄连（一分，去须）

右件药，捣细罗为散。每服二钱，以米泔同煮猪子肝一具，令烂熟，量儿大小，分减服之。

治小儿眼疳，生翳膜，体热，夜明砂散方。

夜明砂（半两，微炒） 蜗牛壳（半两，微炒） 子芩（半两） 豆豉（半两，炒干） 朱砂（一分，细研）

右件药，捣细罗为散。每服一钱，以水一中盏，入绿豆半匙，都煮熟放冷，量儿大小，和滓分减服之。

治小儿眼疳，及疱疮入眼，宜服清神散方。

恶实（微炒） 木通（锉） 晚蚕沙（各一分）

右件药，捣细罗为散。每服，以温水调下半钱，日三服，量儿大小，以意加减。

治小儿眼疳及雀目，翳膜遮障，宜服此方。

蛤粉（一分）

右化黄蜡汁与蛤粉相和，圆如皂荚子大。用羊子肝一枚，批破内药一圆在内，著线子系定，入米泔内，用夜明砂一钱，黄芩末一钱，同煮令熟，将子肝于临卧时，任意服之，神效。

治小儿眼疳，睛肿欲垂落者方。

右以生鸡子清涂掌中，徐徐揜之，逐手渐差。

又方。

右以紫草花烂捣，以生油调涂之，便差。

治小儿口齿疳诸方

夫小儿口齿疳者，由脏腑壅热，乳食不调，内有疳虫，上蚀于口齿故也。其候，唇口痒痛，牙齿峭黑，舌上生疮，脑中干热，龈肉赤烂，颊肿齿疼，热毒熏蒸，口多臭气，故曰口齿疳也。

治小儿口齿疳，生疮臭烂，青黛圆方。

青黛（一分，细研） 朱砂（一分，细研） 牛黄（一分，细研） 麝香（半分，细研） 龙脑（半分，细研） 熊胆（一分，细研） 胡黄连（一分） 人中白（半分） 鸡舌草（半分） 蝉壳（半分，微炒，去足） 芦荟（一分，细研） 夜明砂（半分，微炒） 瓜蒂（一分） 蜣螂灰（半分） 蟾酥（半分，研入）

右件药，捣罗为末，都研令匀，用口脂和圆，如绿豆大。以乳汁研破一圆，涂于口内，及滴在鼻中，以桃柳汤洗儿，其疳虫自出。

治小儿口齿疳疮，蚀口鼻中欲尽，蜗牛散方。

蜗牛壳（二七枚，烧灰） 角蒿（一两，烧灰） 麝香末（半钱） 黄柏末（半钱） 细辛末（半分） 石胆（一杏仁大）

右件药，都细研，每取少许，日三度贴之。

治小儿口鼻齿舌疳疮，无不差，芦荟散方。

芦荟（一分） 盐绿（一分） 胡粉（一分） 真珠末（半两） 蜗牛壳（半两，微炒） 青黛（一两） 黄连末（一两） 麝香（半分）

右件药，都细研为散，先以甘草汤洗疮，然后敷药，口疮但裛干涎，掺药鼻中，即先点少酥，然后掺药。

治小儿口齿疳生疮，雄黄散方。

雄黄（一分，细研）　硝石（一分）　蚺蛇胆（一分，研入）　黄连（一分，去须）石盐（一分）　苦参（一分，锉）　朱砂（一分，细研）　麝香（半钱，细研）　鸡屎矾（三大豆大，细研）

右件药，捣罗为末，同研极细，不问口疮赤之与白，生在舌上腮脸颊中，及齿龈上，并宜涂之。

治小儿口齿疳，鼻舌生疮，及头面悉主之，芦荟散方。

芦荟（半两，细研）　土绿（半两）　真珠末（一两）　胡粉（半两，研入）　蜗牛壳（一两半，炒令黄）　黄芩（一两半）　麝香（一分，细研）　石盐（一两）　青黛（一两，细研）

右件药，捣细罗为散，同研极细，先用甘草汤洗，及嗽口了，将此散绵裹，贴于齿上，及散涂药亦得，如有涎，旋吐勿咽之。

治小儿疳蠹[20]，口齿疮悉主之，莨菪膏方。

莨菪子（一分，生用）　葶苈子（一分，生用）　硫黄（一分，细研）　臭黄（一分，细研）　白矾灰（一分）　熊胆（一分，细研）　芦荟（一分，细研）　蚺蛇胆（一分，研入）　麝香（一分，细研）

右件药，捣罗为末，都研令匀，取腊月猪脂一[21]两，入于铫子内，以慢火上熔化，然后下诸药末相和，搅匀为膏。每用，约杏仁大，以绵裹，火炙烙齿龈及疮上。

治小儿忽有口疮疳，口及齿龈生烂肉，口臭，雌黄散方。

雌黄（一分，细研）　箬叶（一两，炙令黄色）　黄芩（半分[22]）　螺蛳壳（一分，炙令黄）

右件药，捣罗为末，夜间即与贴，糁在齿龈及疮上。

治小儿口齿疳，䘌血，胡桐律散方。

胡桐律（一分）　麒麟竭（一分）　白矾灰（一分）　黄丹（一分）

右件药，细研如粉，每用一字，贴牙齿缝，不计时候用之。

治小儿口齿疳疮，臭烂不差，蜗牛散方。

蜗牛壳（烧灰）　麝香　白狗粪（烧灰）　人粪灰　蝙蝠（烧灰）　青黛　蟾头（烧灰，以上各半两）

右件药，都研细为散。每取少许，吹于鼻中，又以蜜和贴口齿上，立效。

治小儿疳疮，满口齿彻鼻中，马齿苋散方。

马齿苋（半两，干者）　没石子（半两）　麻黄（半两，去根节）　麝香（一钱，细研）　兰香根灰（二钱）

右件药，捣细罗为散。每取半钱，贴于疮上，日夜四五度用之。

又方。

麝香（末，一钱）　蟾酥（三片子，如柳叶大，铁器上以慢火炼令焦黄色，别研为末）　五灵脂末（一钱）　蜜（半钱）

右件药，与蜜调和，入铫子内，以慢火熔化成膏，去却疮上烂物，然后取药涂在疮上，日夜四五度用之。

治小儿口中疳疮，蚀齿根宣露，干漆散方。

干漆（半两，捣碎，炒令烟出）　硫黄（半两，细研）　文蛤灰（半两）　兰香灰（半两）　虾蟆（半两，烧为灰）　麝香（一钱，细研）　没石子（半两）　马齿苋末（半两）

右件药，捣细罗为散。用腊月猪脂四两，并药末，放铫子内相和，煎热，用槐枝子绵缠，及热蘸取烙[23]齿根上令血止，每日二上，以肉生为度。

治小儿䘌疳，蚀口齿骨出，益母草散方。

益母草灰（一分[24]）　胡黄连（半两）　川升麻（一分）　牛黄（半分，细研）　麝香（一分，细研）　人中白（一分，烧灰）　黄柏（一分，锉）

右件药，捣细罗为散。净揩齿后，用药少许，干掺齿龈上，日三用之。

治小儿口齿疳疮，疼痛肿烂，白矾散方。

白矾灰（一分）　黄矾（一分，烧赤）　雄黄（一分，细研）　盐绿（一分，细研）　虾蟆灰（一分）　麝香（一分，细研）　人中白（一分，烧灰）　人粪灰（一分）　蚺蛇胆（一分，研入）

右件药，同研令细，每用药时，先以发裹指，点清水洗口齿上，然后用蜜调煎如膏，以篦子薄齿[25]于齿龈上，日三五度用之。

治小儿口齿疳，宣露，脓血不止，角蒿散方。

角蒿灰（一分）　细辛（一分）　川升麻（一分）　地骨皮（一分）　牛膝灰（一分）

右件药，都捣细罗为散。每夜，取三大豆许，安齿根下，用抄纸长一寸，阔一豆许，贴于药上，来朝去之良。

治小儿疳，蚀口及齿龈，宣露齿落，臭秽不可近，宜用葶苈子散方。

葶苈子（一分，微炒）　胡桐律（一分）

右件药，同研令细，后以腊月猪脂半两，调和，微煎为膏，用柳条筋子，以绵裹，微微揾药，时时烙之。

治小儿口齿疳，虫䘌，五倍子散方。

五倍子（三分，末）　黄丹（一分，微炒）

右件药，同研为末，以绵裹贴于齿上，涂之亦得，日四五上。

治小儿口齿疳，宣露，熨烙方。

腊月猪脂（三两）　臭黄（一两，细研）

右件药，以槐枝三五茎，削令尖，揩拭齿龈令净，煎猪脂，沸即却，以绵裹槐枝头，点猪脂，次点臭黄，乘热烙齿，日三五度良。

治小儿疳蚀齿龈，兼颊腮内疮烂，麝香煎方。

麝香（一分）　定粉（半两）　黄柏末（半两）

右件药，都细研为散，以好蜜一两，于瓷器内，先煎五七沸，即入药末相和，更煎三两沸，放冷，于患处贴之，日四五度效。

治小儿口疳，及齿龈生烂肉，及口臭，虫蚀作孔，黄柏散方。

黄柏（一两，微炙，捣为末）　青黛（半两）　麝香（一钱）

右件药，都研罗令匀，每取少许掺贴疮上，日三四用之。

治小儿疳疮，蚀口齿鼻，及下部欲死方。

右先以泔洗疮上，拭干，以鸡屎矾烧灰敷之，日三上效。

又方。

右以蚺蛇胆末敷之良。

治小儿鼻疳诸方

夫肺气通于鼻，鼻者肺之候，若小儿乳食不调，上焦壅滞，令疳虫上蚀于鼻也。其候，鼻中赤痒，壮热多啼，皮毛干焦，肌肤消瘦，咳嗽上气，下痢无恒，鼻下连唇，生疮赤烂，故名鼻疳也。

治小儿鼻疳，羸瘦壮热，多睡昏沉，毛发焦黄，体无润泽，虫蚀口齿，雄黄圆方。

雄黄（细研） 熊胆（细研） 黄连（去须） 青黛（细研） 麝香（细研） 细辛 干漆（捣碎，炒令烟出） 兰香子 蛇蜕皮（微炙） 狗头骨灰 蜣螂（微炒） 芦荟（细研） 龙胆（去芦头） 蜗牛壳（炒令微黄） 地龙（微炒） 蝉壳（微炒，以上各一分）

右件药，捣罗为末，入研了药，都研令匀，以软饭和圆，如绿豆大。每服，以冷水下三圆，日三服，量儿大小，增减服之。

治小儿鼻疳生疮，痛痒不止，甘草散方。

甘草（一分，炙微赤，锉） 地榆（一分，锉） 蚺蛇胆（一钱，细研） 蜗牛壳（一两，炒令微黄） 麝香（一钱，细研） 兰香根灰（一分） 人粪灰（一分） 龙脑（半钱，细研）

右件药，捣细罗为散，入龙麝等，研令匀。每服，以粥饮调下半钱，亦可吹于鼻中，三岁已下可服一字。

治小儿鼻疳痒，吹鼻蝉壳散方。

蝉壳（微炒） 青黛（细研） 蛇蜕皮灰 滑石 麝香（细研，以上各一分）

右件药，捣细罗为散，都研令匀，每用绿豆大，吹入鼻中，日三用之，疳虫尽出。

治小儿疳虫，蚀儿鼻，石胆散方。

石胆（三分） 雄黄（一分） 人粪灰（三分） 头发灰（半两） 鲫鱼（一枚，长三寸者，开肚涂盐，烧作灰）

右件药，都细研令匀，先以甘草汤洗疮，拭干后，贴此散，日三用之。

治小儿疳虫，蚀儿唇鼻，麝香散方。

麝香（一分，细研） 石胆（一分，细研） 莨菪子（半两，生用） 人粪灰（半两） 莽草（一分，炙微黄） 雄黄（半分，细研） 地龙（一分）

右件药，捣罗为末，都研令匀，贴于疮上，日三用之。

治小儿鼻疳，羸瘦壮热，口鼻生疮，宜服此方。

胡黄连（半两）　砒霜（一分）　人粪（半两）　天灵盖（一两）　莨菪子（一分）

右件药，都入瓷瓶子内，以黄泥固济，烧令通赤，放冷取出，别入麝香一分，同研为末，用面糊和圆，如绿豆大。每一岁以乳汁研一圆服之，或为末敷疮上，亦良。

治小儿鼻疳，虫蚀鼻，痒痛不止，芦荟散方。

芦荟（一分）　黄柏末（一分）　青黛（半分）　雄黄（半分）

右件药，都细研为散。日三度，以少许敷疮上差。

治小儿鼻口疳蚀生疮，黄瘦不食乳方。

石胆（一分）　芦荟（一分）

右件药，细研为散，掺在蚀处，其蚀伤肉，当化为脓，但频掺，即生好肉，亦不别有损动，渐差。

治小儿疳疮，虫蚀鼻方。

黄连（半两，去须，捣罗为末）　石胆（一分，细研）

右件药，都研令匀，以生油调涂于鼻中。

又方。

雄黄（一分，细研）　瓜蒂（一分）

右件药，捣细罗为散，研令匀，以生油调涂于鼻中。

又方。

干虾蟆（一枚，涂酥，炙焦黄）　麝香（一钱）

右件药，同研令细为散，以腊月猪脂，调涂于鼻中。

又方。

右用熊胆半分，以汤化调涂于鼻中。

又方。

黄柏（一分，末）　雄黄（一分，细研）　麝香（一钱，细研）

右件药，都细研令匀，以生油调，日三四上涂之。

治小儿鼻疳，常用吹鼻散方。

地榆（一分，锉）　青黛（一分，细研）　人粪灰（一钱）　麝香

（半钱，细研） 蜗牛壳（二[26]七枚，炒令微黄）

右件药，捣细罗为散，每用两黄米大，吹于鼻中。

又方。

芦荟（一分，细研） 黄柏（一分，锉）

右件药，捣细罗为散，以水一合，于瓷盏中，浸经一食久，用鸡毛点于鼻中。

治小儿鼻疳痒方。

益母草根末（一分） 麝香（一钱） 定粉（一分） 密陀僧（一分）

右件药，都研令细，干贴鼻内立效。

又方。

虾蟆灰（一分） 人中白（半分） 麝香（一钱）

右件药，都细研，干贴鼻内，日三用之。

治小儿鼻疳痒,吹鼻方。

地龙（二条，微炒） 瓜蒂（一分） 麝香（半钱，细研） 虾蟆头（一枚，烧灰）

右件药，捣细罗为散，同研令匀，日二三度，用少许吹鼻中。

治小儿鼻眼耳痒,数揉之,皮干毛竖,宜用吹鼻方。

蜗牛壳（一分，炒令微黄） 虾蟆灰（一分[27]） 麝香（一钱，细研） 瓜蒂（七枚）

右件药，捣细罗为散，研入麝香令匀，用少许吹入鼻中，日三四度，兼点少许口中甚佳。

治小儿疳渴不止诸方

夫小儿疳渴者，由脏腑夙有疳气，心肺壅热之所致也。 此皆乳母恣食五辛，或饮热酒，多味酸醎[28]，夜餐炙煿，心胸气滞，便即乳儿，致脏腑生热，热则烦躁，故令儿渴不止也。

治小儿痟多渴，体热烦躁，少得睡卧，天竹黄散方。

天竹黄（半两，细研） 黄连（半两，去须） 马牙消（半两） 栀子仁（半两） 葛根（半两，锉） 甘草（一分，炙微赤，锉） 牛黄（一分，细研） 款冬花（一分） 紫菀（一分，洗去苗土） 犀角屑（一分） 土瓜根（一分）

右件药，捣细罗为散，都研令匀。不计时候，以蜜水调下半钱，量儿大小，加减服之。

治小儿痟热，烦渴不止方。

干蟾头（二枚，涂酥，炙焦黄） 蜗牛壳（半分，微炒） 胡黄连（半两） 栝楼根（半两）

右件药，捣细罗为散。每服，以竹叶汤调下半钱，不计时候服之，量儿大小，临时加减服之。

治小儿痟渴，口干烦躁，体热羸瘦，不欲乳食，宜服此方。

蜗牛壳（半两，微炒） 蟾头（半两，涂酥，炙令焦黄） 胡黄连（半两） 朱砂（一分，细研） 青黛（一分，细研）

右件药，捣细罗为散，都研令匀。每服，以蜜水调下半钱，不计时候，量儿大小，以意加减。

治小儿痟渴，黄瘦壮热，不欲乳食，宜服胡黄连圆方。

胡黄连（半两） 旱莲子（半两） 龙胆（半两，去芦头） 牛黄（一分，细研） 青黛（半分，细研） 知母（半两） 乌梅肉（半两，微炒）

右件药，捣罗为末，以枣瓤和圆，如绿豆大。每服，以甘草汤下五圆，日三服，量儿大小，以意加减。

治小儿渴痟，五胆圆方。

猪胆 狗胆 牛胆 鲫鱼胆 蝟胆（以上各一枚）

右件药，并四胆汁，并入牛胆内，在灶北后悬，候稍干可圆，即圆如黍米大。每服，以新汲水下二圆，以饮水足为度，空心午后各一服，更看儿大小，以意加减。

治小儿渴痟，狗胆圆方。

狗胆（一枚） 猪胆（一枚，以上二胆用米泔煮过） 干漆（一分，

捣碎，炒令烟出）　麝香（一[29]分）　铅霜（一分）

右件药，细研令匀，以猪胆等和圆，如黄米大。不计时候，以冷水下三圆，量儿大小，以意加减服之。

治小儿疳，大渴不止，铅丹圆方。

铅丹（一分）　铅霜（一分）　黄连末（半两）　石膏末（半两）

右件药，都研为末，以糯米饭和圆，如绿豆大。每服，用新汲水淘米泔，研下五圆，日三四服，量儿大小，以意加减。

又方。

蜗牛壳（一分，微炒）　铅霜（一分）　腻粉（一分）

右件药，都研为末，以糯米饭和圆，如绿豆大。不计时候，以新汲水下五圆，量儿大小，以意加减。

治小儿疳渴，壮热惊悸，宜服此方。

地龙粪（一分）　龙胆（一分，去芦头）　白梅肉（一分，微炒）　龙骨（一分，细研）　黄连（一分，去须）

右件药，捣罗为末，以猪胆汁和圆，如绿豆大。不计时候，以新汲水化破五圆服之，量儿大小，以意加减。

治小儿疳渴，吃水不止，龙胆圆方。

龙胆（半两，去芦头）　定粉（半两）　乌梅肉（半两，微炒）　黄连（半两，去须）

右件药，捣罗为末，炼蜜和圆，如麻子大。每服，以温水下五圆，日四五服，量儿大小，以意加减。

治小儿疳热渴，干瘦，胡黄连散方。

胡黄连（一分）　犀角屑（一分）　生地黄汁（二合）　羊子肝（一具，研，取汁）　麝香（半钱，细研）　蜜（半合）

右件药，捣胡黄连犀角，细研为散，入麝香令匀，以羊子肝汁地黄汁蜜等，调令匀。每服，煎竹叶熟水，调下药汁一茶匙，量儿大小，加减服之。

治小儿疳热烦渴，干瘦，黄连圆方。

黄连（一分，去须）　天竹黄（一分，细研）　甘草（一分，炙微赤，锉）　栀子仁（一分）　款冬花（一分）　牛黄（一分，细研）　葛

根（一分，锉） 紫菀（一分，洗去苗土） 犀角屑（一分） 川朴硝（半两） 竹沥（二合）

右件药，捣罗为末，先用竹沥拌和，更入熟蜜和圆，如绿豆大。每服，以新汲水研破五圆服之，日四五服，量儿大小，临时加减。

又方。

右用蜗牛子三五十枚，于净盘内，以物盖令行，即有[30]似银泥以腻粉和揩，取便圆之，如黍米大。不计时候，以温水下二圆。

又方。

杏仁（一分，汤浸去皮尖双仁） 腻粉（一钱）

右件药，研杏仁如膏，入腻粉相和令匀，用面糊和圆，如绿豆大。空心以粥饮下三圆。

治小儿疳，常渴，饮冷水不休，麝香圆方。

麝香（一分） 人中白（一分）

右件药，都研令细，以蒸饼和圆，如麻子大。一二岁儿，每服煎皂荚汤下二圆，空心午后各一服，更量儿大小，以意加减。

治小儿热疳渴方。

黄连末（半两） 定粉（一两，微炒）

右件药，同细研令匀，不计时候，以熟水调下半钱，更看儿大小，以意加减。

治小儿蛔疳出虫诸方

夫蛔疳者，由小儿多食甜物油腻生冷，在其肠胃不消，因此化成虫也。其候，常爱合面而卧，唯觉气急，颜色萎黄，肌体羸瘦，啼哭声高，又似心痛，或即频频动静，或即发歇无时，每于月初二三四日，其虫盛矣，小儿患此，人多不识，呼为鬼祟，若不早治，虫攻脏腑，必致危笃[31]也。

治小儿蛔疳，干瘦发竖，或痢肚大。狼牙草散方。

狼牙草（一分） 使君子（半两） 鼠尾草（一分） 棠黎根（半

两，锉）　醋石榴根（半两）　贯众根（半两）　斛树皮（半两）　钩藤（半两）　龙胆（半两，去芦头）　射干（一分）　栗刺（半两）　故绵灰（一两）　乱发灰（一两）

右件药，捣细罗为散。五六岁儿，每服一钱，以水一小盏，煎至五分，去滓温服，空心晚后各一服，量儿大小，以意加减。

治小儿蛔疳，壮热，眼赤或涩，常多揉目，及发黄秃落，视物不明，手脚心热，时出蛔虫，下痢或青黄赤白无定，身体口鼻及下部生疮，虫蚀齿落，项边生无辜，肌体羸瘦，兄弟姊妹相传至死者，宜服蚺蛇胆圆方。

蚺蛇胆（一分，细研）　丁香（一分）　黄连（一分，去须）　苦参（三分，锉）　青葙子（一分）　牛角屑（一分）　木香（一分）　朱砂（一分，细研）　雄黄（一分，细研）　青黛（一分，细研）　龙胆（一分）　麝香（一分，细研）　牛黄（一分，细研）　烟脂（一分，细研）　硫黄（一分，细研）　白矾灰（一分）　头发灰（一分）　绯絁[32]灰（一分）　干虾蟆灰（一分）

右件药，捣罗为末，都研令匀，以炼蜜和圆，如麻子大。每服，以粥饮下三圆，量儿大小，加减服之，又以少许水化二圆，吹于鼻中，及有疮处敷之效。

治小儿蛔疳，兼治一切诸疾，青黛圆方。

青黛（一分，细研）　胡黄连（一分）　鹤虱（一分）　芦荟（一分，细研）　朱砂（一分，细研）

右件药，捣罗为末，都研令匀，以猪胆汁和圆，如绿豆大。空心以热水下三圆，当有虫出。

治小儿蛔疳，虫毒腹胀[33]，青筋急满，日渐枯瘦，食物不着肌肉，或时下蛔虫，或时腹内多痛，蟾酥圆方。

蟾酥（一分，研入）　麝香（一分）　五灵脂（一分）　巴豆（一分，去皮心，研，纸裹压去油）

右件药，同研令极细，用酒半盏，同入铫子内，以慢火熬，不住手搅，候堪圆，即圆如黄米大。每服，以陈橘皮煎汤下三圆，空心及晚后服之，随儿大小，以意加减。

治小儿蛔疳出虫，熊胆圆方。

熊胆（一分）　狗脊（半两，去毛）　白芜荑（半两）　蛇蜕皮灰（半两）　黄丹（半两，炒令紫色）　干蟾头（半两，炙令焦黄）

右件药，捣罗为末，用枣肉和圆，如绿豆大。以粥饮化三圆服，更以藿香汤浴儿，用青熟衣盖。虫当自出，量儿大小，以意加减。

治小儿煞蛔疳，麝香圆方。

麝香（半分，细研）　蟾酥（半分，研入）　香瓜儿（二七枚）　蛇尾（一分，酒浸，炙黄色）　蛇蜕皮灰（一分）　瓜蒂（二七枚）　黄连（一分，去须）　熊胆（半分，研入）

右件药，捣罗为末，用粟米饭和圆，如麻子大。日三服，以温水化破二圆服之。

治小儿蛔疳出虫，雄黄圆方。

雄黄（一钱）　牛黄（一钱）　朱砂（一钱）　麝香（半钱）　青黛（一钱）　夜明砂（一钱）

右件药，都细研如粉，以水化蟾酥和圆，如绿豆大。每服，以茶下三圆，当有虫出。

治小儿蛔疳出虫，使君子圆方。

使君子（一分，末）　雄黄（一分）　牛黄（一钱）　麝香（一钱）　蟾酥（一钱）　熊胆（一分）

右件药，都研为末，用软饭和圆，如麻子大。如小儿疳极者，先用桃柳汤浴儿，后以粥饮下三圆。

又方。

鹤虱（半两）　胡黄连（半两）　槟榔（半两）　熊胆（半两，研入）　干蟾（半两，涂酥，炙焦黄）

右件药，捣细罗为散。每日空心，以暖水调下一字，服药后煞虫近五十条，有[34]如马尾，出便差，三岁以上即服半钱。

治小儿五疳出虫诸方

夫小儿五疳之疾，皆由乳哺不调，寒温失节之所致也。若久而不差，则腹内有虫，肌体黄瘦，下痢不止，宜服药出之，则疳气渐退，其虫状如丝发，或如马尾，多出于腹背及头项上，若虫色黄白，及赤者可疗，青色者不可疗也。

治小儿五疳，及惊风出虫，定生死，干蟾圆方。

干蟾（一枚，五月五日者，良） 蛇蜕皮（一条，大者） 谷精草（二两，与以上药同入罐子内，以盐泥固济，曝干，烧令通赤，放冷，细研） 胡黄连 瓜蒂 母丁香（以上三味各一分，同捣末） 青黛（半两） 牛黄 白龙脑 朱砂 雄黄 芦荟 麝香 天竹黄（以上各一分，细研）

右件药，都入乳钵内，研令极细，用猪胆汁煎，面糊和圆，如绿豆大。三岁儿，以温米泔半合化下五圆，服药后，以桃柳汤浴儿，著青衣盖，疳虫当出，衣上及眉毛鬓边，如细麸片子，或如掺面尘，青黑色者难治，黄白色者易医，仍宜粥饮下二圆，日三服，甚者半月内差。

治小儿五疳，瘦弱，毛发干焦，口鼻多痒，宜用麝香圆方。

麝香（一分） 芦荟（一分） 蟾酥（一白豆许大） 皂荚（三寸，烧为灰） 蛇蜕皮（五寸，烧灰） 粉霜（一分） 蝙蝠（三枚[35]，取血拌入药末） 朱砂（一[36]分，细研）

右件药，都细研，以油镕蜡和圆，如小豆大。先以桃柳汤洗儿，后用药一圆，涂于脐中，上以醋面封之，良久即虫出，黄白赤者易治，黑者难疗。

治小儿五疳，四肢干瘦，腹胀气粗，频揉鼻眼，宜服出虫芦荟圆方。

芦荟（一分，细研） 田父（一枚，烧烟似绝便住） 青黛（半两，细研） 腻粉（一钱） 牛黄（一分，细研） 粉霜（一钱） 硫黄（一钱，细研） 蝉壳（一分） 蛇蜕皮（一条，烧灰） 麝香（一钱，细研） 巴豆（十枚，去皮心，研，纸裹压去油）

右件药，捣罗为末，入研了药令匀，以粳米饭和圆，如绿豆大。每服，以温水下二圆，良久，煎桃柳水浴儿，后以青衣盖遍身，当有虫出，白黄色者可治，青黑者难治。

治小儿五疳，四肢黄瘦，腹胀气粗，发干作穗，眼鼻多痒，精神昏闷，不欲乳食，宜服出虫水银圆方。

水银（三分） 硫黄（半两，二味结为砂子，细研） 砒霜（半两）

朱砂（半两，细研，水飞过） 芦荟（半两，细研） 蛤蚧（一枚，涂酥，炙令微黄） 乌驴蹄灰（一分） 蟾灰（一分） 雄黄（一分，细研） 蝉壳（一分，微炒） 天灵盖（一分，涂醋，炙黄焦） 故皮巾子灰（一分） 白狗粪灰（一分）

右件药，捣罗为末，入研了药令匀，以苦参半斤，锉碎，用水五升浸一宿，煮至一升，去苦参后，熬成膏，用和诸药，圆如绿豆大，后入去却汁豮猪胆内盛，悬于舍东，阴七日候干，以麝香蜜水下三圆，后便煎桃柳汤浴儿了，以青衣盖遍身，虫出或泄恶气，并泻恶物，便是病源已出，小儿每三岁，加一圆服之。

治小儿五疳，下痢羸瘦，鼻痒，田父圆方。

田父（三分，炙微黄） 夜明砂（半两，微炒） 蛇蜕皮（半两，烧灰） 胡黄连（三分） 白矾灰（一分） 牛黄（一钱，细研） 朱砂（一钱，细研） 麝香（一钱，细研） 莨菪子（一分，水淘去浮[37]，炒令黄黑色）

右件药，捣罗为末，都研令匀，以糯米饭和圆，如绿豆大。三岁儿，空心以熟[38]水下三圆，服药后用桃柳汤洗浴儿了，以青衣盖覆良久，当有虫子出，黄白赤者易治，黑色者难医，量儿大小，加减服之。

治小儿五疳，定命天灵盖圆方。

天灵盖灰（一分） 蟾酥（一片，如柳叶大） 汗袜灰（一分） 砒霜（半分） 麝香（一分） 驴蹄护干灰（一分）

右件药，都研为末，炼蜜和圆，如麻子大。空心，以温水下二圆，后以桃柳汤浴儿了，澄浴水清，看盆内当有虫如蚁子，白即吉，黑即凶，更看儿大小，以意加减。

治小儿五疳久不差，羸瘦极甚，出虫圆方。

朱砂（一分，细研） 麝香（一分） 牛黄（一分） 蟾酥（半钱） 熊胆（一分） 蜗牛子（一分，炒微黄） 夜明砂（一分，微炒）

右件药，都细研[39]，以面糊和圆，如绿豆大。每服，以温水下三圆，更别以水研一圆，滴向鼻中，得嚏五七声，良久，当有虫随汗出，立效。

治小儿五疳，出虫干蟾圆方。

干蟾（一枚，烧灰） 蝉壳（一分，微炒，去足） 麝香（半分，细

研）　天灵盖（半两[40]，烧灰）　鳖甲（一分，涂酥，炙黄焦，去裙襴）

右件药，捣罗为末，用烧饭和圆，如绿豆大。二岁已下，以蛤粉汤下一圆，三岁以上至五岁二圆，服药后，续以桃柳汤洗浴儿后，用青衣盖之，当有虫子出，赤白者易治，黑者难医。

治小儿五疳，出虫，熊胆圆方。

熊胆（细研）　朱砂（细研）　麝香（细研）　蚺蛇胆（细研）　蜣螂（微炙）　瓜蒂（以上各半两）

右件药，捣罗为末，入研了药令匀，用豮猪胆汁和圆，如绿豆大。先用桃柳汤浴儿了，用粥饮下三圆，用青衣盖，当有虫子出也。

治小儿五疳，定命散方。

干虾蟆（一枚，烧为灰）　蛇蜕皮（一分，炒令黄）　蝉壳（一分）

右件药，捣罗为末，入麝香末半钱，研匀，但是一切疳，至午时后，以暖水调下半钱，一岁二岁即服一字，后煎桃柳汤，放温浴儿了，便用青衣盖，当有虫出即效。

治小儿五疳，手足干瘦，腹胀筋起，鼻痒，昏沉多睡，宜服出虫蟾头圆方。

蟾头（二枚，涂酥，炙黄焦[41]）　皂荚（一分，先于厕中浸七日后以水洗，浮刮[42]去黑皮，涂酥，炙令焦黄，去子）　青黛（一分，细研）　硫黄（一分，细研）　麝香（半分，细研）　巴豆（七枚，去皮心，研，纸裹压去油）

右件药，捣罗为末，炼蜜和圆，如绿豆大。空心，以粥饮下三圆，良久，当有虫出，量儿大小，以意加减服之。

治小儿五疳，烦热干瘦，或渴，不欲乳食，宜服出虫芦荟散方。

芦荟（半两，细研）　胡黄连（半两）　雄黄（一分，细研）　熊胆（半两，研入）　朱砂（半两，细研）　代赭（一分）　麝香（半分，细研）　干蟾（一枚，涂酥，炙焦黄）

右件药，捣细罗为散。先用桃柳汤浴儿，后以粥饮调下半钱，然后著青衣盖覆，其虫子自出，量儿大小，加减服之。

治小儿五疳，羸瘦腹胀，不欲乳食，宜服出虫蟑螂散方。

蟑螂（三分，炒令黄）　蜗牛子（七枚，炒令微黄）　蝉壳（七枚，微炒）　丁香（一分）　蟾酥（一钱，研入）　麝香末（一钱）　地龙

（一分，微炒）　蛇蜕皮灰（一钱）

右件药，捣细罗，都研为散，先以桃柳汤浴儿，后以粥饮调下半钱，便以青衣盖覆，当有虫子自出，赤白者易治，青黑者难治。

治小儿五疳，体热干瘦，发竖鼻痒，不欲乳食，青黛圆方。

青黛（半两，细研）　芦荟（半两，细研）　蝉壳（半分，微炒）　人中白（半两）　麝香（一分，细研）　胡黄连（三分）　蟾涎（少许）　人乳汁（少许）　猪牙皂荚（半分[43]，生用）

右件药，捣罗为末，取五月五日午时修合，以粽子内枣肉圆，及蟾涎乳汁和，如黍米大。先以桃柳汤浴儿，后以粥饮下三圆，后著熟[44]青衣裹儿，看身上有虫出，青黑者不堪，白黄赤者易差。

治小儿一切疳吹鼻散诸方

治小儿一切疳，吹鼻问命散，如嚏多疾轻易疗，如不嚏者必死矣，青黛散方。

青黛（半两，细研）　细辛（半两）　瓜蒂（一分）　麝香（一分，细研）　干地龙（一分，微炒）　芦荟（一分，细研）　黄连（一分，去须）

右件药，捣细罗为散。每用少许，吹在鼻中，得嚏即吉。

治小儿一切疳，吹鼻亦名通顶散方。

白矾灰（一分，细研）　赤小豆（二百粒）　藜芦（一分，去芦头）　丁香（一分）　黄连（一分，去须）　麝香（一分，细研）　熊胆（一分，细研）　胡黄连（一分）　干虾蟆灰（一分，细研）

右件药，捣细罗为散，都研令匀。每用少许，吹鼻中，当有虫出。

治小儿一切疳，脑闷昏沉，宜先用吹鼻散方。

青黛（一分，细研）　踯躅花（一分）　黄连（半分，去须）　瓜蒂（半分）　干地龙[45]（半分，微炒）　麝香（半分，细研）

右件药，捣罗为末，用少许吹在鼻中，若嚏五六遍，其疾则轻，如三两嚏者，急治之，如不嚏，必死之候。

治小儿一切疳，吹鼻散方。

瓜蒂（二十枚）　赤小豆（二七[46]枚，炒熟）　胡黄连（半分[47]）　倒钩棘针（二十枚）

右件药，捣细罗为散。每日早晨，以半字吹两鼻中，兼用粥饮调一字灌之，每一度吹鼻，灌药一服。

治小儿一切疳，羸困脑闷，定命通顶散方。

滑石（一分）　蟾酥（杏仁大）　干燕脂（一分）

右件药，都细研为散。每用两黄米大，吹入两鼻中，有嚏三五声，神效。

治小儿一切疳，脑热发干，吹鼻散方。

熊胆（一分）　朱砂（一钱）　麝香（半钱）

右件药，同研令细，五月五日取蟾酥和圆，如黍米大。取一粒研为末，吹两鼻中，甚者，兼以奶汁调涂口中及齿龈上，更甚者，暖水下五圆。

治小儿一切疳，鼻塞壅闷，宜用泻脑散方。

谷精草（一分，烧灰）　细辛（一分）　芦荟（一分）　瓜蒂（一分）

右件药，捣细罗为散。每用黄米大吹在鼻内，当出恶物为效。

治小儿一切疳，鼻痒发干，吹鼻散方。

蜗牛壳（一分，微炒）　虾蟆灰（一分）　麝香（一钱）　瓜蒂末（半[48]分）

右件药，细研为散。每用麻子大，吹入鼻中，日三四度，后便煮益母菜粥与吃佳。

治小儿一切疳，心烦脑热，宜用灌鼻圆方。

青黛（一钱）　黄连末（一钱）　芦荟（一钱）　瓜蒂末（一钱）　龙脑（一杏仁大）　蟾酥（半杏仁大）

右件药，都研为末，用粳米饭和圆，如绿豆大。以奶汁化破两圆，滴在鼻中，每日三两度用之效。

治小儿一切疳，头发干疏，脑热烦闷，吹鼻散方。

瓜蒂（七枚）　葱白（一茎，切，曝干）　藜芦（半钱）　英粉（半

钱）　麝香（一字）

右件药，捣罗都研为散。每用绿豆大，吹左右鼻中，良久，有虫子出，仔细看，如断线，此是病根出也。

治小儿一切疳，头发干竖作穗，眼睛有膜，鼻头生疮，宜用吹鼻通脑散方。

蚺蛇胆（一分，研入）　犀角屑（一分）　谷精草（一分）

右件药，捣细罗为散。每日三两度，吹绿豆大于鼻中，每吹药后，以新汲水调半钱服之，三岁已下即服一字。

治小儿一切疳，通顶散方。

白矾灰（一分）　赤小豆（一百粒）　藜芦（一分，去芦头）　丁香（二十枚）　黄连（一分，去须）　田父（一枚）　麝香（一钱，细研）　定粉（一钱）

右件药，捣细罗为散，入麝香同研令匀，每使时，候儿睡着，以粳米大内入鼻中，有虫出，似马尾长三二寸，便是[49]病也。

治小儿一切疳，定命散[50]方。

朱砂（一分，细研）　麝香（半分，细研）　瓜蒂（二十枚）　蛇蜕皮灰（一分）　青黛（一分，细研）　干蝎（二十枚，微炒）

右件药，捣罗为末，都研令匀，用狗胆汁和圆，如黍米大。每度，以乳汁化破一圆，男左女右滴入鼻中，得嚏三五声为效。

治小儿一切疳，及有名无名疮疥，孩子头干，脑有无辜子，或时喉闭，并用吹鼻散方。

虾蟆灰（一分）　甘草末（一分）　地榆末（一分）　麝香（半钱）　蜗牛壳（一分）　青黛（一钱）　人粪灰（一钱）　蚺蛇胆（半分）　兰香灰（半钱）　龙脑（半钱）

右件药，都细研，每日取少许吹于鼻中，其患渐差，其发生出皆如漆色，切忌五辛。

治小儿一切疳，揉眼鼻，挦[51]耳，发干，吹鼻散方。

蜗牛壳（二七枚，洗去土）　虾蟆灰（一分）　地榆（一分，锉）　青黛（半分，细研）　兰香灰（半分）　麝香（半分，细研）

右件药，捣罗为末，相和，更研令极细，每日两度，以苇筒子吹半粳米大于鼻中，觉有效，即日一度吹之。

治小儿一切疳，眼鼻痒，脑热，发竖，干瘦，宜用此吹鼻散方。

熊胆（一分） 丁香（半两） 黄柏（一分） 虾蟆（半两，五月五日者，炙黄） 皂荚（半两） 麝香（一钱，细研）

右件药，捣细罗为散。每用小豆大，吹于鼻中，嚏出疳虫为效。

治小儿一切疳，脑热鼻塞，宜用通顶定命散方。

芦荟（一分，细研） 瓜蒂（一分） 麝香（一钱，细研） 鹅不食草（一分） 猪牙皂荚（一分）

右件药，捣细罗为散。每取少许，吹于鼻中，当嚏出疳虫，黑者难治，赤白黄者易医。

治小儿煞一切疳，通顶散方。

青黛（一分，细研） 蟾酥（半杏仁，研入） 赤小豆（二十粒） 麝香（半分，细研） 藜芦（一分） 瓜蒂（七枚）

右件药，捣细罗为散。每度，用一绿豆大，吹入鼻中，当有虫子出，如米心大，黑者难治，赤白黄者易疗。

治小儿一切疳，吹鼻散方。

右取棘针瓜蒂等分，捣细罗为散，每用黍粒大，吹入鼻中，日二度佳。

【校注】

① 即增：日本抄本作“只憎”二字。

② 粥：日本抄本作“酱”字。

③ 一：日本抄本作“二”。

④ 肛：日本抄本作“肚”字。

⑤ 焦：日本抄本作“黄”字。

⑥ 但：日本抄本作“在”字。

⑦ 蚛（zhòng 种）：虫咬；被虫咬坏的。

⑧ 三：日本抄本作“二”。

⑨ 分：日本抄本作“枚”字。

⑩ 一：日本抄本作“二”。

⑪ 二：日本抄本作“一”。

⑫ 半：日本抄本作“一”。

⑬ 渐渐骨高：日本抄本作“脊骨渐高”四字。

⑭ 一：日本抄本作“三”。

⑮ 冷：日本抄本作“温”字。

⑯ 一：日本抄本作“二”。

⑰ 一：日本抄本作“二”。

⑱ 一：日本抄本作“二”。

⑲ 两：日本抄本作“分”字。

⑳ 瘴：日本抄本作“瘴”字。

㉑ 一：日本抄本作“二”。

㉒ 分：日本抄本作“两”字。

㉓ 焀（hú 斛）：火貌。日本抄本作“烙”字。

㉔ 分：日本抄本作“合”字。

㉕ 齿：日本抄本作“涂”字，义长可从。

㉖ 二：日本抄本作“三”。

㉗ 分：日本抄本作“钱”字。

㉘ 醎：古同“咸”。

㉙ 一：日本抄本作“三”。

㉚ 有：日本抄本作“不”字。

㉛ 蔫：日本抄本作“笃”字。

㉜ 絢：日本抄本作“绡”字。

㉝ 胀：其下日本抄本有“痛”字。

㉞ 有：日本抄本作“不”字。

㉟ 枚：日本抄本作“分”字。

㊱ 一：日本抄本作“三”。

㊲ 浮：其下日本抄本有“者”字。

㊳ 熟：日本抄本作“热”字。

㊴ 细研：日本抄本作“研细罗”三字。

㊵ 两：日本抄本作“分”字。

㊶ 黄焦：日本抄本作“焦黄”二字。

㊷ 浮刮：日本抄本作“净剔”二字。

㊸ 分：日本抄本作“两”字。

㊹ 熟：日本抄本作“热”字。

㊺ 龙：日本抄本作“黄”字。

㊻ 七：日本抄本作“十”字。

㊼ 分：日本抄本作“两”字。

㊽ 半：日本抄本作“一”。

㊾ 便是：其下日本抄本有“痞”字。

㊿ 散：日本抄本作“圆”字。

51 挦（xián 闲）：扯，拔。

卷第八十八

治小儿癥瘕诸方

夫小儿五脏不和，三焦不调，有寒热之气客之，则令乳哺不消化，结聚成癥瘕也。其状，按之不动，有状段者，则是癥也，按之浮移者，则为瘕也。

治小儿癥瘕，壮热头痛，呕逆腹痛，寒热，头发作穗，及食癖乳癖气，鳖甲散方。

鳖甲（一两，涂酥，炙令黄，去裙襴） 枳壳（半两，麸炒微黄，去瓤） 木香（半两） 人参（三分，去芦头） 赤茯苓（三分） 柴胡（三分，去苗） 桂心（一分） 川大黄（半两，锉碎，微炒） 槟榔（半两） 京三棱（半两，微煨，锉）

右件药，捣粗罗为散。每服一钱，以水一小盏，煎至五分，去滓温服，日三服，量儿大小加减。

治小儿癥瘕羸瘦，鼠肉煎方。

鼠肉（五两，生用） 鳖甲（三分，生用） 陈橘皮（半两，汤浸去白瓤，焙） 甘遂（一分，末）

右件药，除甘遂末外，并锉，以水二大盏，煎至五分，去滓，下甘遂末，匀搅，一二百日儿奶癖，一日与服之尽半合，二三岁儿一日服尽一合，四五岁儿一[①]日服尽二合，如利多即少服，看儿虚实与服之，如是利不止，煮大麦面汤解，煮鼠肉汁作粥服之，亦佳。

治小儿癥瘕，胁下坚硬如石，四肢黄瘦，不欲乳食，甘遂圆方。

甘遂（一分，煨令微黄） 雄黄（半两，细研） 石膏（半两，细研，水飞过） 牡蛎（半两，烧为粉） 巴豆（半分，[2]去皮心，绢囊盛，于淳酒中煮半日，取出，焙干） 丹砂（半两，细研，水飞过） 蕤仁（一[3]分，汤浸，去皮，研入） 麝香（一分，细研）

右件药，捣罗为末，与巴豆都研令匀，炼蜜和圆，如黍米大。每服，以粥饮下一圆，日二服，量儿大小，加减服之。

治小儿癥瘕，羸弱不能乳食，鳖甲圆方。

鳖甲（半两，涂醋炙令黄，去裙襕） 木香（一分） 青橘皮（一分，汤浸去白瓤，焙） 槟榔（半两） 肉桂（一分，去皴皮） 柴胡（一分，去苗） 京三棱（半两，微煨，锉） 人参（一分，去芦头） 川大黄（半两，锉碎，微炒） 桔梗（一分，去芦头） 防葵（一分） 郁李仁（半两，汤浸去皮，微炒）

右件药，捣罗为末，炼蜜和圆，如绿豆大。五六岁儿，空心以粥饮下七圆，晚后再服，更随儿大小，以意加减。

治小儿癥瘕，体热瘦瘁，大便坚硬，不能乳食，代赭圆方。

代赭（半两，细研） 朱砂（半两，细研，水飞过） 川大黄（半两，锉碎，微炒） 木香（半两） 当归（一分，锉，微炒） 桂心（半两） 犀角屑（半两） 巴豆霜（半分[4]）

右件药，捣罗为末，入研了药及巴豆霜，更研令匀，炼蜜和圆，如绿豆大。三四岁儿，每服空心，以粥饮下三圆，更量儿大小，以意斟酌服之，以利为度。

治小儿癥瘕，腹痛黄瘦，大黄圆方。

川大黄（三分，锉碎，微炒） 知母（半两） 牡蛎（半两，烧为粉） 当归（半两，锉，微炒） 枳壳（半两，麸炒微黄，去瓤） 鳖甲（一两，涂酥，炙令黄，去裙襕）

右件药，捣罗为末，炼蜜和圆，如绿豆大。三四岁儿，每服空心，以粥饮下五圆，晚后再服，更量儿大小，以意加减。

治小儿癥瘕，百病痞癖，腹胀黄瘦，发歇不恒，客忤痞痫，及吐逆不定，心腹多痛，及惊风天瘹等，牛黄圆方。

牛黄（半两，细研） 光明砂（三分，细研，水飞过） 犀角屑（半两）　麝香（一分，细研）　木香（半两）　人参（三分，去芦头）　代赭（二[⑤]分）　当归（半两，锉，微炒）　槟榔（三分）　肉豆蔻（二枚，去壳）　川大黄（三[⑥]分，锉碎，微炒）　鳖甲（一两，涂醋炙令黄，去裙襕）　杏仁（二十枚，汤浸去皮尖双仁，麸炒微黄）　巴豆（一分，以淡浆水一大碗煮盍，去皮，出油，别研）

右件药，捣罗为末，都研令匀，炼蜜和圆，如绿豆大。百日已下儿，乳汁下一圆，二三岁儿，空心粥饮下二圆，胸膈有病吐出，在脏腑有病，即利出恶物为验，后只得吃浆水粥一日，其利自止，五日至十日吃一服，永无滞结，更量儿大小，加减服之。

又方。

朱砂（一分，细研）　犀角屑（半两）　巴豆霜（半分）　鳖甲（半两，涂醋炙令黄，去裙襕）　杏仁（一分，汤浸去皮尖双仁，别研如膏）

右件药，捣罗为末，入巴豆杏仁，都研令匀，炼蜜和圆，如黄米大。百日儿奶汁下一圆，三四岁儿，薄荷汤下三圆，随儿大小，加减服之。

治小儿食癥诸方

夫绝乳小儿，寒温失调，饮食不化，与脏气相搏，结聚不动，名为癥也。其食结在腹，喜寒，四肢洒洒如疟，不能饮食，常自隐隐而痛，此则食癥也。

治小儿食癥，或时寒热，四肢黄瘦，不欲饮食，礞石圆方。

礞石（一分）　巴豆（半两，去心皮，纸裹压去油）　干姜（一分，炮裂，为末）　硇砂（半两）　杏仁（一分，汤浸去皮尖双仁，麸炒微黄）

已上五味研令细，以米醋一茶碗煎如膏。

蓬莪茂（一分）　京三棱（一分，微煨，锉）　皂荚（一分，去皮，涂酥，炙令黄，去子）

右件药，捣罗为末，以所煎膏和圆，如绿豆大。三岁儿，每服，以茶清下一圆，儿稍大，临时以意加减。

治小儿食癥，寒热羸瘦，不能饮食，宜服防葵圆方。

防葵（半两） 肉豆蔻（一分，去壳） 木香（一分） 川大黄（一两[7]，锉碎，微炒） 鳖甲（一两，涂醋炙令黄，去裙襕） 京三棱（半两，微煨，锉） 枳壳（一分，麸炒微黄，去瓤） 麝香（一分，细研）

右件药，捣罗为末，炼蜜和圆，如绿豆大。三岁儿，每服，以粥饮下五圆，日二三服，更量儿大小，以意临时加减。

治小儿食癥，久不消，代赭圆方。

代赭（半两，细研） 巴豆（半两，去皮心，研，纸裹压去油） 黄连（一分，去须） 丁香（半两） 五灵脂（一分） 麝香（一钱，细研） 腻粉（一钱） 芦荟（二[8]钱，细研） 桂心（一分）

右件药，捣罗为末，都研令匀，炼蜜和圆，如绿豆大。三岁儿，空心以粥饮下二圆，量儿大小，以意加减。当取下一切恶物为效。

治小儿食癥，吃食不得，四肢消瘦，宜服木香圆方。

木香（一分） 朱砂（半两，细研，水飞过） 槟榔（一分） 鳖甲（半两，涂醋[9]，炙令黄，去裙襕） 杏仁（一分，汤浸去皮尖双仁，麸炒微黄） 京三棱（一分，微煨，锉） 代赭（半两，细研） 巴豆（半分，去皮心，研，纸裹压去油） 当归（一分，锉，微炒） 犀角屑（一分）

右件药，捣罗为末，都研令匀，炼蜜和圆，如黍米大。三岁儿，空心以暖水下三圆，晚再服，量儿大小，临时加减。

治小儿食癥，大肠涩，心腹妨闷，大黄圆方。

川大黄（三分，锉碎，微炒） 鳖甲（三分，涂醋炙令黄，去裙襕） 赤芍药（三分） 大麻仁（三分） 防葵（一[10]分） 法曲（一分，炒微黄） 白术（一分） 青橘皮（一分，汤浸去白瓤，焙）

右件药，捣罗为末，炼蜜和圆，如绿豆大。三岁儿，每早晨以温水下五圆，晚后再服，更量儿大小，以意加减。

又方。

京三棱（半两，煨锉为末） 五灵脂（半两，末） 巴豆霜（半分[11]）

右件药，都研令匀，以醋煮面糊和圆，如绿豆大。每服空心，茶清下二圆，量儿大小，加减服之。

又方。

菖蒲末（半两）　巴豆（二十枚，去皮，研烂，以头醋一中盏熬成膏）

右件药，入巴豆膏和圆，如绿豆大。每服空心，以茶清下二圆，量儿大小加减。

又方。

朱砂（半两，细研，水飞过）　腻粉（一钱）　干燕脂（一分）　巴豆霜（半分）

右件药，都研令匀，以醋煮面糊和圆，如绿豆大。每服空心，煎橘皮汤下二圆，量儿大小，加减服之。

治小儿癖气诸方

夫绝乳小儿，五脏调和，荣卫气理，则津液通流，虽复多饮水浆，不能为病[12]，若调养乖方，二焦[13]否隔，则肠胃不能宣行，因饮水浆，便令停滞不散，更遇寒气相搏，结聚而成癖，癖者，谓僻侧在两胁之间，有时痛也。

治小儿腹中癖气不散，肌肉瘦瘁，或多心烦，不能饮食，食即吐逆，或大小便秘涩，及天瘹惊风，并宜服大紫双圆方。

代赭（半两，细研）　朱砂（半两，细研，水飞过）　犀角屑（半两）　麝香（一分，细研）　杏仁（半两，汤浸去皮尖双仁，麸炒微黄）　当归（三分，锉，微炒）　牛黄（一分，细研）　川大黄（三分，锉碎，微炒）　巴豆（一分，去皮心，研，纸裹压去油）　鳖甲（三分，涂醋炙令黄，去裙襴）

右件药，捣罗为末，入研了药，更研令匀，炼蜜和捣三二百杵，圆如麻子大。每服，以粥饮下二圆，惊风天瘹荆芥薄荷汤下，更量儿大小，加减服之，以利下恶物为效。

治小儿癖气腹痛，前胡圆方。

前胡（半两，去芦头）　赤芍药（半两）　桔梗（半两，去芦头）

鳖甲（一两，涂醋炙令黄，去裙襕）　赤茯苓（半两）　枳壳（半两，麸炒微黄，去瓤）　川大黄（半两，锉碎，微炒）　郁李仁（半两，汤浸去皮，微炒）　当归（半两，锉，微炒）

右件药，捣罗为末，炼蜜和圆，如绿豆大。三岁儿，每服空心，以粥饮化破五圆服，量儿大小，加减服之。

治小儿腹中结聚，胁下有癖，手足烦热，鳖甲圆方。

鳖甲（一两，涂醋炙令黄，去裙襕）　川大黄（半两，锉碎，微炒）　赤茯苓（半两）　蛴螬（十枚，干者，微炙）　柴胡（半两，去苗）　干姜（一分，炮裂，锉）　桂心（半两）　䗪虫（二十枚，微炙）

右件药，捣罗为末，炼蜜和圆，如麻子大。二三岁儿，空腹以粥饮下三圆，日三服，量儿大小，以意加减。

治小儿癖气，久不消散，防葵圆方。

防葵（一两）　人参（半两）　诃黎勒皮（半两）　川大黄（三分，锉碎，微炒）　桑菌[14]（半两）　郁李仁（半两，汤浸，去皮尖，微炒）

右件药，捣罗为末，炼蜜和圆，如麻子大。每服，以温酒下五圆，日二服，量儿大小，加减服之。

治小儿宿食不化，积成癖气，两肋妨闷，气急不能下食，腹大胀硬，小紫双圆方。

代赭（一两，细研）　丹砂（半两，细研，水飞过）　川大黄（一两，锉碎，微炒）　木香（半两）　犀角屑（半两）　当归（半两，锉，微炒）　杏仁（半两，汤浸去皮尖双仁，麸炒微黄）　巴豆（一分，去皮心，研，纸裹压去油）

右件药，捣罗为末，入研者药，更研令匀，炼蜜和圆，如绿豆大。三岁以上，每服空心，以温水下二圆，更量儿大小，以意加减，取下恶物为效。

治小儿癖气，手脚心热，面色萎黄，不思饮食，日渐羸瘦，鳖甲圆方。

鳖甲（一两，涂醋炙令黄，去裙襕）　川大黄（一两，锉碎，微炒）　人参（一分，去芦头）　赤茯苓（一分）　柴胡（三分，去苗）　槟榔（半两）　当归（一分，锉，微炒）　桂心（一分）　京三棱（半两，微煨，锉）　生姜（半两，切作片子，焙干）　白术（一分）　木香（一

分）

右件药，捣罗为末，炼蜜和圆，如绿豆大。三岁儿，空心以粥饮研下五圆，更量儿大小，以意加减，当下诸恶物为效。

治小儿癖气，手脚心热，脾胃虚弱，不下饮食，面色萎黄，渐加羸瘦，京三棱圆方。

京三棱（半两，微煨，锉） 防葵（半两） 木香（半两） 枳壳（半两，麸炒微黄，去瓤） 人参（半两，去芦头） 赤茯苓（半两） 白术（半两） 郁李仁（三分，汤浸去皮，微炒） 桂心（半两） 川大黄（一两，锉碎，微炒） 鳖甲（一两，涂醋炙令黄，去裙襕）

右件药，捣罗为末，炼蜜和圆，如小豆大。以粥饮下随年圆数，日三服，儿稍大，即以酒下之。

治小儿羸瘦，腹内有癖气，胁下坚满，时有腹痛，虽食不成肌肉，鸡骨圆方。

乌鸡骨（一具，汤浸，炙令微黄） 川大黄（一两，锉碎，微炒） 枳实（半两，麸炒微黄） 鳖甲（一两，涂醋炙令黄，去裙襕） 泽泻（一两） 柴胡（一两，去苗） 桔梗（一两，去芦头） 人参（一两，去芦头） 赤芍药（一两） 黄芩（一两） 防葵（三分） 䗪虫（五枚，微炒令黄） 杏仁（三分，汤浸去皮尖双仁，麸炒微黄）

右件药，捣罗为末，炼蜜和圆，如绿豆大。四五岁儿，以粥饮下十圆，日二服，看儿大小，临时加减服之。

治小儿癖气，胁下妨闷，手足微肿，宜服枳壳圆方。

枳壳（半两，麸炒微黄，去瓤） 川大黄（三分，锉碎，微炒） 牡丹（一分） 黄柏（半两，锉） 桂心（一分） 牵牛子（半两，生用） 甘遂（一分[15]，煨令微黄）

右件药，捣罗为末，炼蜜和圆，如绿豆大。每服，以温水研破二圆服之，日再服，看儿大小，以意临时加减。

治小儿癖气不消，四肢黄瘦，时有腹痛，大黄圆方。

川大黄（三分，锉碎，微炒） 鳖甲（三分，涂醋炙令黄，去裙襕） 赤芍药（三分） 大麻仁（三分，研入） 白术（一分） 防葵（一分） 神曲（一分，微炒） 木香（一分）

右件药，捣罗为末，炼蜜和圆，如绿豆大。每服，以温水化五圆服之，日二服，量儿大小，以意加减。

治小儿癖气，壮热瘦瘁，不欲乳食，诃黎勒圆方。

诃黎勒皮（半两） 大麦蘖（一分，炒令微黄） 柴胡（半两，去苗） 川大黄（半两，锉碎，微炒） 芎䓖（一分[15]） 赤茯苓（一分[16]） 鳖甲（半两，涂醋炙令黄，去裙襴） 枳壳（一分，麸炒微黄，去瓤） 桂心（一分） 赤芍药（半两[17]） 厚朴（半两，去粗皮，涂生姜汁，炙令香熟） 干姜（一分，炮裂，锉）

右件药，捣罗为末，炼蜜和圆，如绿豆大。每服，以粥饮下五圆，日三服，量儿大小，以意加减。

治小儿癖气坚硬，瘦瘁不欲食，芫花圆方。

芫花（半两，醋拌，炒令干） 雄黄（一分，细研） 川大黄（半两，锉碎，微炒） 鳖甲（半两，涂醋炙令黄，去裙襴） 京三棱（一分，微煨，锉） 桃仁（半两，汤浸去皮尖双仁，麸炒微黄）

右件药，捣罗为末，炼蜜和圆，如粟米大。三岁儿，每服空心，以生姜汤下三圆，量儿大小，以意加减服之。

治小儿乳癖诸方

夫小儿乳癖者，由乳母食饮无恒，醉饱过度，便即乳儿，不知撙节，小儿脾胃虚嫩，不能消化，或乳母偏卧，一向乳儿不能回转，儿亦睡著，乳滞偏于胁下，因兹结聚，成块而痛者是也。其候，面色青黄，发歇壮热，吐乳多睡，口内生疮，渐渐黄瘦，腹内结块不散，故名乳癖也。

治小儿乳癖结实，或有滞恶，停积不散，令儿日渐羸瘦，面色萎黄，春夏多发，不欲乳食，京三棱散方。

京三棱（半两，微煨，锉） 枳壳（一分，麸炒微黄，去瓤） 川大黄（半两，锉碎，微炒） 鳖甲（半两，涂醋炙令黄，去裙襴） 槟榔（半两） 赤茯苓（半两）

右件药，捣粗罗为散。每服一钱，以水一小盏，煎至五分，去滓，分为二服，日三四服，逐下恶物为效。

治小儿乳癖，壮热体瘦，宜服朱砂圆方。

朱砂（半两，细研，水飞过） 龙脑（一钱，细研） 雄黄（一钱半，细研） 寒水石（一钱，细研） 腻粉（一钱） 槟榔（一钱，末）

右件药，都研令匀，炼蜜和圆，如绿豆大。二三岁儿，以生姜汤下三圆，日再服，量儿大小，以意加减。

治小儿乳癖，手脚心热，面色青黄，不下乳食，日渐羸瘦，人参圆方。

人参（半两，去芦头） 生姜（半两，切，炒干） 桂心（半两） 赤茯苓（半两） 白术（半两） 枳壳（半两，麸炒微黄，去瓤） 木香（半两） 当归（半两，锉，微炒） 槟榔（半两） 京三棱（半两，微煨，锉） 鳖甲（半两，涂醋炙令黄，去裙襕） 川大黄（半两，锉碎，微炒）

右件药，捣罗为末，炼蜜和圆，如绿豆大。每一岁儿，以粥饮化下三圆，日三服，看儿大小，以意加减。

治小儿乳癖，呕吐，腹胀寒[18]热，枳壳圆方。

枳壳（半两，麸炒微黄，去瓤） 木香（半两） 人参（三分，去芦头） 赤茯苓（半两） 川大黄（一两，锉碎，微炒） 柴胡（三分，去苗） 桂心（一分）

右件药，捣罗为末，炼蜜和圆，如绿豆大。每服，以温水化破三圆服之，日三服，量儿大小，加减服之。

治小儿乳癖，面色黄悴，食乳微细，日渐羸瘦，鳖甲圆方。

鳖甲（半两，涂醋炙令黄，去裙襕） 川大黄（一两，锉碎，微炒） 槟榔（半两） 人参（一分，去芦头） 赤茯苓（一分） 白术（一分） 枳壳（一分，麸炒微黄，去瓤） 木香（一[19]分） 当归（一分，锉，微炒） 桂心（一分） 京三棱（半两，微煨，锉）

右件药，捣罗为末，炼蜜和圆，如绿豆大。每服，以粥饮研下三圆，日再服，以利为度，更量儿大小，以意加减。

治小儿乳癖，胁下坚硬，大便难，小便赤，大黄圆方。

川大黄（半两，锉碎，微炒） 诃黎勒皮（半两） 桔梗（一分，去芦头）　乌梅肉（一分，微炒[20]）　川朴硝（三分）　陈橘皮（一分，汤浸，去白瓤，焙）　木香（二[21]分）　郁李仁（三分，汤浸去皮，微炒）

右件药，捣罗为末，炼蜜和圆，如绿豆大。一岁儿，每服以粥饮研下五圆，晚后再服，更量儿大小，以意加减。

治小儿乳癖，结块久不消化，诸药无效，宜服化癖圆方。

巴豆霜（半两）　腻粉（一钱）　硇砂（一字）　雄雀粪（一分）　黄鹰粪（一分）　朱砂（一钱，细研）

右件药，都研如粉，用糯米饭和圆，如黍米粒大。一岁儿，每服空心，煎皂荚仁汤下二圆，取下恶物为度。

治小儿乳癖不消，心腹胀满，木香圆方。

木香（一分）　京三棱（一分，微煨[22]，锉）　牵牛子（半两，微炒）　青橘皮仁（一两，汤浸去白瓤，焙）　草豆蔻（半两，去皮）　槟榔（一分）　人参（一分，去芦头）　赤茯苓（一分）　郁李仁（半两，汤浸去皮，微炒）

右件药，捣罗为末，以醋煮面糊和圆，如麻子大。每服，以粥饮下三圆，量儿大小，加减服之。

治小儿乳癖，胁下结块不消，腻粉圆方。

腻粉（一钱）　雄雀粪（一分，微炒）

右件药，都研令匀，以枣瓤和圆，如粟米大。每服，以新汲水下一圆，吞下粘滞恶物为效，量儿虚实大小，以意加减。

治小儿痃气诸方

夫小儿痃气者，由饮食不调，生冷过度，与脏气相搏，结聚之所成也。其状，脐胁两傍上下，有物弦直，大者如臂，小者如指，絙[23]起急痛，故名痃气也。

治小儿痃气急痛，京三棱散方。

京三棱（一分，微煨，锉）　鳖甲（一分，涂醋炙令黄，去裙襕）

枳壳（一分，麸炒微黄，去瓤） 大腹子（一分） 神曲（一分，微炒） 诃黎勒皮（一分） 蓬莪茂（一分） 麦糵（一分，炒令微黄） 青橘皮（一分，汤浸去白瓤，焙） 黑三棱（半两，锉） 厚朴（一分，去粗皮，涂生姜汁，炙令香熟）

右件药，捣细罗为散。每服，以粥饮调下半钱，日三服，更量儿大小，加减服之。

治小儿痃气发，即紧痛[24]不欲食，大黄散方。

川大黄（一两，锉碎，微炒） 鳖甲（一两，涂醋炙令黄，去裙襕） 木香（一分） 京三棱（半两，微煨，锉） 槟榔（半两） 麝香（一分，细研） 甘草（半两，炙微赤，锉）

右件药，捣细罗为散，都研令匀。每服，以粥饮调下半钱，日三四服，更量儿大小，以意加减。

治小儿痃气，两胁下紧痛，羸瘦，鳖甲圆方。

鳖甲（一两，涂醋炙令黄，去裙襕） 人参（半两，去芦头） 干姜（半两，炮裂，锉） 白术（半两） 枳壳（半两，麸炒微黄，去瓤） 柴胡（半两，去苗） 当归（半两，锉，微炒） 赤芍药（半两） 陈橘皮（半两，汤浸去白瓤，焙） 京三棱（一两，微煨，锉） 川大黄（一两，锉碎，微炒） 厚朴（半两，去粗皮，涂生姜汁，炙令香熟）

右件药，捣罗为末，炼蜜和圆，如绿豆大。每服，以生姜汤下七圆，日三服，更量儿大小，加减服之。

治小儿痃气，不能下食，肌体瘦，防葵圆方。

防葵（半两） 当归（半两，锉，微炒） 桔梗（半两，去芦头） 桂心（半两） 诃黎勒皮（半两） 附子（一分，炮裂，去皮脐） 陈橘皮（半两，汤浸去白瓤，焙） 川大黄（半两，锉碎，微炒） 吴茱萸（一分，汤浸七遍，焙干，微炒用） 鳖甲（半两，涂醋炙令黄，去裙襕） 杏仁（二十枚，汤浸去皮尖双仁，麸炒微黄）

右件药，捣罗为末，炼蜜和圆，如麻子大。每服，以粥饮下五圆，晚后再服，更量儿大小，以意加减。

治小儿痃气，食不消化，四肢瘦弱，宜服此方。

鳖甲（半两，涂醋炙令黄，去裙襕） 枳壳（一分，麸炒微黄，去瓤） 川大黄（半两，锉碎，微炒） 京三棱（半两，微煨，锉） 芎䓖（一分） 桔梗（一分，去芦头） 赤茯苓（一分） 赤芍药（一分） 干姜（一分，炮裂，锉） 桂心（一分）

右件药，捣罗为末，炼蜜和圆，如麻子大。每服，以粥饮下五圆，日三服，更量儿大小，增减服之。

治小儿痃气，发即腹痛，不食黄瘦，宜服此方。

诃黎勒皮（三分） 鳖甲（半两，涂醋炙令黄，去裙襕） 防葵（半两） 川大黄（半两，锉碎，微炒） 郁李仁（半两，汤浸去皮，微炒） 人参（一分，去芦头） 桑菌（一分）

右件药，捣罗为末，炼蜜和圆，如麻子大。每服，以温酒下五圆，日三服，更随儿大小，以意加减。

又方。

京三棱（一分，微煨，锉） 鳖甲（三分，涂醋炙令黄，去裙襕） 川大黄（二两，锉碎，微炒）

右件药，捣粗罗为散。每服一钱，以水一小盏，煎至五分，去滓，分温二服，晚后再服，更量儿大小，以意加减。

又方。

鳖甲（一枚，涂醋，炙令黄，去裙襕）

右捣细罗为末，每服一钱，以童子小便一小盏，煎至五分，量儿大小，分减服之，日三服神效。

治小儿腹内痞结诸方

夫小儿痞者，塞也，小儿胸膈热实，腹内有留饮，致令荣卫痞塞，腑脏之气不得宣通，其病，腹内气结胀满，或时壮热是也。

治小儿腹内痞结，壮热羸瘦，多啼，宜服前胡散方。

前胡（三分，去芦头） 赤茯苓（半两） 犀角屑（半两） 川大黄（三分，锉碎，微炒） 枳壳（半两，麸炒微黄，去瓤） 郁李仁（半

两，汤浸去皮，微炒） 鳖甲（半两，涂醋炙令黄，去裙襴）

右件药，捣粗罗为散。每服一钱，以水一小盏，煎至五分，去滓，看儿大小，分减温服，微利为度。

治小儿腹内痞结，身体壮热，中焦壅闷，肠胃不利，柴胡散方。

柴胡（半两，去苗） 赤茯苓（半两） 芎䓖（半两） 鳖甲（半两，涂醋炙令黄，去裙襴） 枳壳（半两，麸炒微黄，去瓤） 赤芍药（半两） 槟榔（半两） 桃仁（半两，汤浸去皮尖双仁，麸炒微黄） 甘草（一分，炙微赤，锉）

右件药，捣粗罗为散。每服一钱，以水一小盏，煎至五分，去滓，温服，日三服，更量儿大小，加减服之。

治小儿腹内痞结，壮热憎寒，大小便不利，大腹皮散方。

大腹皮（三分，锉） 桔梗（三分，去芦头） 陈橘皮（三分，汤浸去白瓤，焙） 人参（半两，去芦头） 赤芍药（半两） 木通（半两，锉） 鳖甲（三分，涂醋炙令黄，去裙襴） 川大黄（半两，锉碎，微炒） 甘草（一分，炙微赤，锉）

右件药，捣粗罗为散。每服一钱，以水一小盏，煎至五分，去滓，看儿大小，分减温服之。

治小儿腹内痞结，壮热不能乳食，心胸烦壅，宜服槟榔散方。

槟榔（半两） 枳壳（一分，麸炒微黄，去瓤） 赤芍药（一分） 柴胡（一分，去芦头） 知母（一分） 人参（一分，去芦头） 地骨皮（一分） 甘草（一分，炙微赤，锉） 川大黄（半两，锉碎，微炒）

右件药，捣粗罗为散。每服一钱，以水一小盏，煎至五分，去滓，放温，量儿大小，分温[25]服之。

治小儿腹内痞结，虽服汤得利，而滞实不去，心下痞满，案之辄啼，内有伏热诸候，集成此疾，宜服破痞除热甘遂散方。

甘遂（一分，煨令微黄） 青橘皮（半两，汤浸，去瓤[26]，焙）黄芩（半两） 川大黄（半两，锉碎，微炒）

右件药，捣粗罗为散。每服一钱，以水一小盏，煎至五分，去滓，量儿大小，分减温服，以利即止。

治小儿腹内痞结，多惊，牛黄圆方。

牛黄（一分，细研） 麝香（一分，细研） 川芒硝（半两） 甘遂（一分，煨令微黄） 雄黄（半两，细研） 蜈蚣（一枚，去足，炙令焦） 蚱蝉（七枚，微炒） 巴豆霜（半分） 真珠末（半两） 川椒（一分，去目及闭口者，微炙，去汗）

右件药，捣罗为末，都研令匀，用炼成蜜一合，入白蜡一两，合煎令熔，和圆如麻子大。每服，以粥饮下二圆，以利为度，如未利，再服，看儿大小，以意加减。

治小儿腹内痞结，妨闷，硝石圆方。

硝石（半两） 柴胡（半两，去苗） 细辛（一分，洗去苗土） 当归（一分，锉，微炒） 川大黄（半两，锉碎，微炒） 茯神（一分） 赤芍药（一分） 甘遂（一分，煨令微黄） 黄芩（半两） 木香（一分） 甜葶苈（一分，隔纸炒令紫色） 巴豆（十枚，去皮心，纸裹压去油）

右件药，捣罗为末，都研令匀，炼蜜和圆，如绿豆大。每服，一岁儿一圆，二岁二圆，三岁三圆，四五岁儿可服五圆，并空心以粥饮下，以得快利为度，若未利，明旦再服之，更量儿虚实，以意加减。

治小儿腹内痞结，乳食不消，心腹刺痛，甘遂圆方。

甘遂（一分，煨令微黄） 赤芍药（半两） 黄芩（半两） 真珠末（一分） 杏仁（半两，汤浸去皮尖双仁，麸炒微黄） 巴豆霜（半两）

右件药，捣罗为末，入杏仁巴豆霜，同研令匀，炼蜜和圆，如麻子大。二三岁儿，空腹以温水下二圆，以利为度，未利再服，更随儿大小，以意加减。

治小儿服[27]内痞结，胁肋妨闷，四肢羸瘦，鳖头圆方。

鳖头（一枚，炙令微黄） 虻虫（三枚，去翅足，微炒） 䗪虫（三分，微炒） 川大黄（三分，锉碎，微炒） 桃仁（三分，汤浸去皮尖双仁，麸炒微黄）

右件药，捣罗为末，炼蜜和圆，如绿豆大。每服，以温水下三圆，日二服，以差为度，量儿大小，以意加减。

治小儿宿食不消诸方

夫小儿宿食不消者，由脾胃冷故也。凡小儿乳哺饮食，取冷过度，则冷气伤于脾胃，缘胃为水谷之海，与脾为表里，脾气磨而消之，其二气调和，则乳哺化，若伤于冷，则宿食不消也。

治小儿宿食不化，少欲饮食，四肢消瘦，腹胁多胀，诃黎勒散方。

诃黎勒皮（三分）　人参（半两，去芦头）　白术（半两）　麦蘖（半两，炒令微黄）　陈橘皮（半两，汤浸去白瓤，焙）　甘草（一分，炙微赤，锉）　槟榔（半两）

右件药，捣粗罗为散。每服一钱，以水一小盏，煎至五分，去滓，量儿大小，分减温服，日四五服。

治小儿宿食不消，心腹胀闷，陈橘皮散方。

陈橘皮（一分，汤浸去白瓤，焙）　高良姜（一分，锉）　白茯苓（半两）　人参（一分，去芦头）　甘草（半分，炙微赤，锉）　槟榔（一分）

右件药，捣粗罗为散。每服一钱，以水一小盏，入生姜少许、枣一枚，煎至五分，去滓，不计时候，量儿大小，分减温服。

治小儿宿食不消，壮热腹胀，代赭圆方。

代赭（半两，细研）　当归（半两，锉，微炒）　朱砂（半两，细研，水飞过）　枳壳（半两，麸炒微黄，去瓤）　麝香（一分，细研）　木香（半两）　巴豆霜（半分）

右件药，捣罗为末，入研了药，更研令匀，炼蜜和圆，如麻子大。每服，以粥饮下二圆，更随儿大小，以意加减。

治小儿宿食不化，发热有时，槟榔圆方。

槟榔（半两）　牵牛子（半两，微炒）　干姜（一分，炮裂，锉）　枳壳（一分，麸炒微黄，去瓤）　川大黄（半两，锉碎，微炒）　甘草（一分，炙微赤，锉）

右件药，捣罗为末，炼蜜和圆，如绿豆大。每日空心，以温水下五圆，晚后每[28]服，更看儿大小，临时增减服之。

治小儿宿食不消，多吐痰涎，人参圆方。

人参（一分，去芦头） 半夏（半两，汤洗七遍，去滑） 丁香（一分） 干姜（一分，炮裂，锉） 白术（一分） 陈橘皮（一分，汤浸去白瓤，焙）

右件药，捣罗为末，炼蜜和圆，如麻子大。每服，以温水下五圆，日三服，量儿大小，以意加减。

治小儿宿食不消，心腹虚胀，丁香圆方。

丁香（一分） 木香（一分） 肉豆蔻（二颗[29]，去壳） 槟榔（二颗[30]） 乳香（一分，细研） 雄黄（一分，细研） 朱砂（半两，细研，水飞过） 硫黄（一钱，细研） 青橘皮（一分，汤浸去白瓤，焙） 巴豆霜（半分）

右件药，捣罗为末，入研了药，都研令匀，炼蜜和圆，如黍米大。每服，以粥饮下三圆，量儿大小，加减服之。

治小儿宿食不消，心腹胀闷，五灵脂圆方。

五灵脂（一两） 代赭（一两） 巴豆霜（一分）

右件药，捣罗为末，入巴豆霜，同研令匀，用面糊和圆，如粟米大。每一岁，以温水下一圆，加至三圆，即不添也。

治小儿宿食不消，肉豆蔻散方。

肉豆蔻（一枚，去壳） 川大黄（一分，锉碎，微炒）

右件药，捣粗罗为散。每服一钱，以水一小盏，煎至五分，去滓，温服，日三服，更量儿大小，以意加减。

治小儿伤饱诸方

夫小儿气血未调，肠胃虚嫩，凡于乳哺，须是合宜，若乳食过多，脾胃胀满，不能消化，故谓之伤饱也。

治小儿伤饱太过，脾气稍壅，面色赤黄，手足俱热，心腹胀闷，槟榔散方。

槟榔（半两） 赤茯苓（一分） 神曲（一分，炒微黄） 枳壳（半两，麸炒微黄，去瓤） 人参（半两，去芦头） 陈橘皮（一分，汤浸去白瓤，焙） 麦蘖（一分，炒微黄） 川大黄（半两，锉碎，微炒） 甘草（一分，炙微赤，锉）

右件药，捣粗罗为散。每服一钱，以水一小盏，入生姜少许、葱白二寸，煎至五分，去滓温服，日三四服，量儿大小，以意加减服之。

治小儿伤饱，心腹滞闷，不能乳哺，宜服前胡散方。

前胡（半两，去芦头） 槟榔（半两） 诃黎勒皮（三分） 木香（一分） 川大黄（半两，锉碎，微炒） 枳壳（半两，麸炒微黄，去瓤） 赤茯苓（半两） 沉香（半两） 甘草（一分，炙微赤，锉）

右件药，捣粗罗为散。每服一钱，以水一小盏，入生姜少许，煎至五分，去滓，温服，日三四服，更量儿大小，以意加减。

治小儿乳食过度，腹中胀满，木香散方。

木香（半两） 鳖甲（半两，涂醋炙令黄，去裙襕） 赤茯苓（一分） 牵牛子（半两，微炒） 川大黄（半两，锉碎，微炒）

右件药，捣细罗为散。每服，以温浆水调下半钱，晚后再服，更看儿大小，以意增减服之。

治小儿伤饱，心腹妨闷，胁下或痛，宜服赤芍药圆方。

赤芍药（半两） 柴胡（半两，去苗） 川大黄（三分，锉碎，微炒） 桂心（一分） 赤茯苓（半两） 诃黎勒皮（半两） 木香（一分） 鳖甲（三分，涂醋炙令黄，去裙襕） 槟榔（半两）

右件药，捣罗为末，炼蜜和圆，如绿豆大。每服，以粥饮下五圆，日三四服，更量儿大小，以意加减。

治小儿骨热诸方

夫小儿一岁至十岁，衣絮皆不得著新棉，又不得冬天以火烘炙衣服与著，亦令儿体热，勿食桃杏，令儿体热，因伤寒病后未满百日，勿食羊肉狗肉，令儿体热，或作骨蒸也。

治小儿骨热瘦瘁，心神烦躁，不得睡卧，胡黄连散方。

胡黄连（一分） 知母（一分） 鳖甲（半两，涂醋炙令黄，去裙襕） 柴胡（半两，去苗） 地骨皮（一分） 黄芩（一分） 栀子仁（一分） 川升麻（一分） 犀角屑（一分） 甘草（一分，炙微赤，锉） 杏仁（一分，汤浸去皮尖双仁，麸炒微黄）

右件药，捣粗罗为散。每服一钱，以水一小盏，煎至五分，去滓，不计时候温服，量儿大小，分减服之。

治小儿自小伤抱[31]，脚胫纤细无力，行立不得，或骨热疳瘦，柴胡饮子方。

柴胡（三分，去苗） 鳖甲（半两，涂醋炙令黄，去裙襕） 知母（半两） 桔梗（半两，去芦头） 枳壳（半两，麸炒微黄，去瓤） 玄参（半两） 川升麻（半两） 桃嫩枝（三分，锉） 甘草（一分，炙微赤，锉）

右件药，细锉和匀。每服一分，以水一中盏，煎至六分，去滓，不计时候，分为三服，更量儿大小，以意加减。

治小儿骨热口干，烦闷不欲饮食，四肢羸瘦，知母饮子方。

知母（半两） 柴胡（三分，去苗） 川大黄（半两，锉碎，微炒） 恒山（半两） 犀角屑（半两） 鳖甲（半两，涂醋炙令黄，去裙襕） 枳壳（半两，麸炒微黄，去瓤） 龙胆（半两，去芦头） 甘草（一分，炙微赤，锉）

右件药，细锉和匀。每取一分，以水一中盏，煎至六分，去滓，分为三服，或吐泻三两行便安，更量儿大小，临时以意加减服之。

治小儿骨热，黄瘦不食，多卧，胡蜣蜋散方。

胡蜣蜋（两枚，去翅足，微炒） 赤芍药（一分） 柴胡（半两，去苗） 川大黄（一分，锉碎，微炒） 鳖甲（一分，涂醋炙令黄，去裙襕） 赤茯苓（一分） 枳壳（一分，麸炒微黄，去瓤） 紫菀（一分，洗去苗土） 甘草（一分，炙微赤，锉） 人参（一分，去芦头） 熊胆（半分，细研） 生姜（半两，切，烧灰） 麝香（一钱，细研） 地黄（一分，细研） 牛黄（一分，细研）

右件药，捣细罗为散。每服，以温水调下半钱，日三服，量儿大小，以意加减。

治小儿五岁至十岁已来，骨热及手足心烦闷，不欲饮食，秦艽[32]散方。

秦艽[32]（一两，去苗） 甘草（一两，炙微赤，锉）

右件药，捣粗罗为散。每服一钱，以水一小盏，煎至五分，去滓，不计时候温服，更随儿大小，以意加减。

治小儿骨热体瘦，心神烦躁，天灵盖散方。

天灵盖（一枚，涂酥，炙令黄） 黄连（半两，去须）

右件药，捣细罗为散。每服，以粥饮调下半钱，日三四服，更量儿大小，加减服之。

治小儿骨热，烦躁黄瘦，饮食无味，胡黄连圆方。

胡黄连（一分） 人参（一分，去芦头） 柴胡（半两，去苗） 羚羊角屑（一分） 麦门冬（半两，去心，焙） 鳖甲（半两，涂醋，炙令黄） 地骨皮（一分） 秦艽（半两，去苗） 黄芪（一分，锉） 木香（一分） 犀角屑（一分） 甘草（一分，炙微赤，锉） 葳蕤（一分）

右件药，捣罗为末，炼蜜和圆，如绿豆大。每服，以温水下七圆，日三服，更量儿大小，增减服之。

治小儿骨热羸瘦，虽食不生肌肉，宜服獭肝圆方。

獭肝（半两，微炙） 麦门冬（一两，去心，焙） 人参（半两，去芦头） 黄芩（半两） 黄连（半两，去须） 龙胆（半两，去芦头） 白术（半两） 柴胡（三分，去苗） 枳壳（半两，麸炒微黄，去瓤） 鳖甲（半两，涂醋炙令黄，去裙襕） 桃仁（二十枚，汤浸去皮尖双仁，麸炒微黄）

右件药，捣罗为末，炼蜜和圆，如绿豆大。每服，以温水下七圆，日三服，更随儿大小，以意加减。

治小儿骨热，日渐瘦弱，不能饮食，光明砂圆方。

光明砂（半两，细研，水飞过） 古子花（半两） 雄黄（半两，细研） 槟榔（三枚） 桃仁（一分，汤浸去皮尖双仁，麸炒微黄） 金箔（三十片，细研） 紫石英（半两，细研，水飞过） 远志（一分，去心）

右件药，捣罗为末，都研令匀，炼蜜和圆，如麻子大。每服，以粥饮下五圆，日三服，更量儿大小，增减服之。

治小儿骨热宜服胡黄连圆方。

胡黄连（三分） 干蟾（三分，酒浸，去骨，微炙） 麝香（一分，细研）

右件药，捣罗为末，都研令匀，炼蜜和圆，如绿豆大。每服，以粥饮下五圆，日三四服，量儿大小，以意加减。

治小儿丁奚腹大干瘦诸方

夫小儿丁奚病者，由哺食过度，而脾胃尚弱，不能磨消故也，哺食不消，则水谷之精减损，无以荣其气血，致肌肉消瘦。其病，腹大颈细，黄瘦是也。若久不差，则变成谷症也，伤饱，哺露，丁奚，此三种大体相似，以其轻重各立名也。

治小儿丁奚，骨中微热，腹内不调，食不为肌肤，或苦寒热，腹大，鸡骨圆方。

雄鸡骨（一具，炙令黄） 赤茯苓（半两） 石膏（半两，细研，水飞过） 赤芍药（半两） 川大黄（半两，锉碎，微炒） 紫菀（半两，洗去苗土） 陈橘皮（半两，汤浸去白瓤，焙） 白矾（半两，烧灰） 细辛（半两，洗去苗土） 附子（半两，炮裂，去皮脐） 黄芩（三分） 桂心（三分） 甜葶苈（三分，隔纸炒令香）

右件药，捣罗为末，炼蜜和圆，如麻子大。每服，以粥饮下五圆，日三服，量儿大小，以意加减。

治小儿丁奚瘤瘀，黄瘦发脱，代赭圆方。

代赭（半两，细研） 川大黄（半两，锉碎，微炒） 朱砂（半两，细研，水飞过） 鳖甲（半两，涂醋炙令黄，去裙襕） 赤芍药（一分） 木香（一分） 知母（一分） 杏仁（一分，汤浸去皮尖双仁，麸炒微黄） 巴豆霜（半分）

右件药，捣罗为末，都研令匀，炼蜜和圆，如麻子大。每服，以粥饮下二圆，更量儿大小，加减服之，日一两服，以溏利不度。

治小儿丁奚，虽食不生肌肉，腹大，食不消化，宜服赤芍药圆方。

赤芍药（三分） 川大黄（三分，锉碎，微炒） 桂心（半两） 赤茯苓（半两） 柴胡（半两，去苗） 鳖甲（三分，涂醋炙令黄，去裙襕）

右件药，捣罗为末，炼蜜和圆，如麻子大。每服，煎蜜汤下五圆，日三服。

治小儿丁奚，肚大，青脉起，不生肌肉，四肢干瘦，头大发黄，麝香圆方。

麝香（一分，细研） 肉豆蔻（一分，去壳） 朱砂（半两，细研，水飞过） 五灵脂（半两） 蜣蜋（三[33]枚，去翅，微炙令黄） 干蟾（一分，涂酥，炒令黄） 夜明砂（一分，微炒） 地龙（一分，微炒） 白矾灰（一分）

右件药，捣罗为末，都研令匀，炼蜜和圆，如绿豆大。每日空心，以温水下五圆，晚再服，量儿大小，以意加减。

治小儿丁奚，腹胀干瘦，毛发焦黄，宜服二圣圆方。

大虾蟆（一枚，端午日收，眼赤者佳） 臭黄（二两，为末）

右净取却虾蟆肚肠，然后满腹著臭黄末，以纸裹，上以泥封，令干更泥，如此可三遍，待泥干，即于大火中烧令烟尽，捣罗为末，用粟米饭和圆，如粟米大，儿一岁，以粥饮下一圆，服药后，以生熟水浴儿，拭干，以青衣裹覆之，令睡良久，有虫出即效。

治小儿丁奚，肚大，四肢瘦弱，野鼠圆方。

野鼠（一枚，去皮脏，炙令焦） 干姜（一分，炮裂，锉） 桂心（一分） 甘草（一分，炙微赤，锉） 厚朴（一分，去粗皮，涂生姜汁，炙令香熟，用之）

右件药，捣罗为末，以枣肉和圆，如绿豆大。三岁儿，每服，用生姜汤下七圆，日三服，量儿大小，以意加减。

治小儿丁奚，腹胀，头大颈细，手脚心热，唯吃冷水，此是肺脏内疳，大黄圆方。

川大黄（一分，锉碎，微炒） 蛇蜕皮（二条，烧灰） 蝉壳（三十枚） 干虾蟆（一枚，涂酥，炙令黄） 巴豆霜（一字） 铅霜（半钱，

细研）　皮巾子灰（有孔子处取半钱）

右件药，捣罗为末，都研令匀，炼蜜和圆，如绿豆大。三岁儿，每服空心，以浆水粥饮下三圆，后以桃柳汤洗，拭干，以青衣盖，良久，有虫出为妙，量儿大小，以意加减服之。

治小儿魃[34]病诸方

夫魃病是阴制，小儿所以有此魃病，由妇人怀妊之时，有恶神导[35]生其腹中，胎妒嫉，而制伏他，小儿令病也。其妊妇不必悉能制魃，故时人或有此尔，魃之为病，喜微微下利，往来寒热，毛发鬡鬡[36]不脱[37]，是其证也。

治小儿中魃，面色白赤，而复变青者，如醉色，故复发作面赤，若青黑色绕口不治，觉病候晚者死，觉之早者，所中邪气未入脏腑，又微引乳者，可服此甘草散方。

甘草（一分，炙微赤，锉）　龙骨（一分）　赤茯苓（一分）　牡蛎（一分，烧为粉[38]）　生干地黄（一分）　黄芩（一分）　当归（半两，锉，微炒）　桂心（一分）

右件药，捣粗罗为散。每服一钱，以水一小盏，入淡竹叶七片，煎至五分，去滓，入白蜜一钱，更煎一二服，量儿大小，以意分减温服，日三四服。

治小儿中魃挟实，宜服大黄圆方。

川大黄（半两，锉碎，微炒）　赤芍药（一分）　白鲜皮（半两）　甘草（半两，炙微赤，锉）　犀角屑（一分）　黄芩（一分）　赤茯苓（一分）

右件药，捣粗罗为散。每服一钱，以水一小盏，煎至五分，去滓，量儿大小加减服，日三四服。

治小儿生十余月后，母又有娠，令儿精神不爽，身体萎瘁，名为魃病，宜服伏翼散方。

右取伏翼烧为灰，细研，以粥饮调下半钱，日四五服效，若炙令香熟，嚼之哺儿亦效。

又方。

冬瓜（四两，切）　萹竹（四两，锉）

右以水三升，煎作汤放温，温以洗浴儿效。

又方。

龙胆（半两，去芦头）

右以水一中盏，煎至六分，去滓，量儿大小，渐渐分减服之。

治小儿尸疰诸方

夫小儿尸疰者，是三尸之中，一尸疰也，人无问大小，腹内皆有尸虫，尸虫为性恶，多接引外邪，而共为患，小儿血气衰弱者，精神亦羸，故尸疰因而为病。其状，沉沉嘿嘿，不的知病之去处，或寒或热，涉引岁月，遂至于死，死又注易傍人，故名之为尸疰也。

治小儿尸疰，心腹满胀，疼痛不可忍，木香散方。

木香（半两）　鬼箭羽（半两）　桔梗（半两，去芦头）　当归（半两，锉，微炒）　紫苏茎叶（半两）　槟榔（三分）

右件药，捣粗罗为散。每服一钱，以水一小盏，入生姜少许，煎至五分，去滓，不计时候温服，更量儿大小，加减服之。

治小儿尸疰，及中恶诸病皆主之，犀角散方。

犀角屑（半两）　川升麻（半两）　木香（半两）　槟榔（半两）　桃仁（二七枚，汤浸去皮尖双仁，麸炒微黄）　桑根白皮（半两，锉）　川大黄（半两，锉碎，微炒）　麝香（一钱，细研）

右件药，捣细罗为散。每服，以温水调下半钱，日四五服，更量儿大小，加减服之。

治小儿尸疰鬼癖，心腹往来疼痛，或加寒热恍惚，形色多般，桃仁散方。

桃仁（三七枚，汤浸去皮尖双仁，麸炒微黄）　木香（一分）　人参（一分，去芦头）　虎头骨（一分，涂酥，炙令黄）　槟榔（一分）　京三棱（一分，微煨，锉）　白芥子（一分，微炒）　欵冬花（半两）　朱

砂（半两，细研，水飞过）　干桃柳叶（各半两）　麝香（一分，细研）　桂心（一分）

右件药，捣细罗为散。不计时候，以温水调下半钱，量儿大小，临时加减。

治小儿尸疰，鬼疰惊痫，魍魉三十六种，无辜天行急黄，并宜服保童圆方。

牛黄（一分，细研）　麝香（一分，细研）　光明砂（半两，细研，水飞过）　真珠末（一分）　虎睛（一对，酒浸，炙令微黄）　甘遂（半分，煨令微黄）　赤芍药（半两）　赤茯苓（半两）　杏仁（半两，汤浸去皮尖双仁，麸炒微黄）　甘草（一分，炙微赤，锉）　巴豆（五枚，去皮心，研，纸裹压去油）

右件药，捣罗为末，都研令匀，炼蜜和圆，如麻子大。三四岁儿，每服，以荆芥汤下二圆，更量儿大小，加减服之。

治小儿尸疰，及诸蛊魅，精气入心腹，使儿刺痛，黄瘦，雌黄圆方。

雌黄（一分，细研）　雄黄（一分，细研）　朱砂（一分，细研）　川大黄（一分，锉碎，微炒）　麝香（半分，细研）　白头翁（一分）　徐长卿（一分）　羚羊角屑（一分）

右件药，捣罗为末，都研令匀，以青羊脂和圆，如麻子大。每服，以粥饮下三圆，日三服，更量儿大小，加减服之。

治小儿尸疰，邪气入腹，疞痛，立效方。

雄黄（一分，细研）　栀子仁（十枚）　赤芍药（半两）

右件药，捣细罗为散，研入雄黄令匀。每服，以温水调下半钱，更量儿大小，加减服之。

治小儿尸疰，劳瘦，或时寒热，鬼臼圆方。

鬼臼（半两，去毛）　川升麻（三分）　麝香（一钱，细研）　柴胡（一两，去苗）

右件药，捣罗为末，都研令匀，炼蜜和圆，如绿豆大。每服，以暖酒[39]下十圆，日三服，更量儿大小，加减服之。

又方。

桃仁（二十枚，汤浸去皮尖，生研用）

右以水一中盏，煎至五分，去滓，量儿大小，分减与服，当吐为效，如不吐，即非是疰也。

又方。

鳖头（一枚，烧为灰）

右细研为散，每服，以新汲水调下半钱。

又方。

右以鸡子一枚，打破生吞之，已困者内入喉中，摇头令下即差。

治小儿蛊疰诸方

人聚虫蛇杂类，以器盛之，令相食啖，余一存者，即名为蛊，能变惑，随饮食入腹，食人五脏。小儿有中之者，病状与大人无异，则心腹刺痛懊闷，急者即死，缓者涉历年月，渐深羸困，食其心脏，则利血心烂，乃至于死，死交注易傍人，故为蛊疰也。

治小儿中蛊毒，腹内坚如石，面目青黄，小便淋沥，变易无常，羖[40]羊角散方。

羖羊角屑（一两）　蘘荷（一两）　栀子仁（七枚）　赤芍药（一分）　牡丹（一分）　犀角屑（半两）　黄连（一分，去须）

右件药，捣粗罗为散。每服一钱，以水一小盏，煎至三分，去滓，温服，日三四服，更量儿大小，加减服之。

又方。

败鼓皮（三分，炙令黄）　苦参（一两，锉）　蘘荷根（一两）

右件药，捣粗罗为散。每服一钱，以水一小盏，煎至三分，去滓，温服，日三四服，量儿大小，加减服之。

治小儿初中蛊毒，宜服升麻散方。

川升麻（半两）　桔梗（半两，去芦头）　栝楼根（半两）

右件药，捣粗罗为散。每服一钱，以水一小盏，煎至五分，去滓，温服，日四五服，量儿大小，加减服之。

治小儿飞蛊，状如鬼气者，宜服雄黄散方。

雄黄（半两，细研）　麝香（半两，细研）　犀角末（半两）

右件药，都研令匀，每服，以温水调下半钱，日四五服，更量儿大小，加减服之。

治小儿五种蛊毒悉主之方。

马兜铃根

右捣细罗为散，每服一钱，以水一小盏，煎至五分，去滓空腹顿服，当时随吐蛊出，未快吐，即再服。

又方。

败鼓皮（一片，烧为灰）

右细研如粉，空心以粥饮调服一钱，病人须臾当呼蛊主姓名，病便愈。

又方。

荠苨（一两）

右捣罗为末，以粥饮调下二钱，甚效，量儿大小，加减服之。

治小儿畏忌,中蛊欲死方。

甘草（半两，生锉）

右以水一中盏，煎至五分，去滓，分为二服，当吐蛊出，若平生预防蛊者，宜熟炙甘草煮汁服之，即内消不吐，神效。

治小儿中蛊毒,令腹内坚痛,面目青黄,淋露骨立,病变无常方。

桃树寄生（二两）

右捣细罗为散，如茶点服之，日四五服。

又方。

麝香（半钱，细研）

右于空腹，以温水调服，即吐出蛊毒，未效再服。

治小儿中蛊,下血欲死方。

右取生赤雌鸡翅下血服之，立效。

又方。

右捣青蓝汁，频频与半合服。

治小儿水气肿满诸方

夫小儿水气肿满者，由将养不调，肾脾二脏俱虚故也。肾主水，其气下通于阴，脾主土，候于肌肉而克水，肾虚不能传其水液，脾虚不能克制于水，故水气流溢于皮肤，故令肿也。其水肿者，则皮薄如熟李之状也，若皮肤虚受风，风搏于气致肿者，但[41]虚肿如吹，此风气肿也。

治小儿水气肿满，上气喘促，小便赤涩，大便稍难，桑根白皮散方。

桑根白皮（半两，锉） 海蛤（一分） 汉防己（一分） 赤茯苓（一分） 白术（一分） 甜葶苈（一分，隔纸炒令紫色） 川朴硝（一两） 猪苓（一分，去黑皮）

右件药，捣粗罗为散。每服一钱，以水一小盏，煎至五分，去滓，温服，日三四服，更量儿大小，加减服之。

治小儿水气，肿满喘促，坐卧不安，宜服槟榔散方。

槟榔（半两） 川大黄（半两，锉碎，微炒） 牵牛子（半两，微炒） 甜葶苈（半两，隔纸炒令紫色）

右件药，捣细罗为散。每服，以温水调下半钱，日二三服，量稍大增之，以利为效。

治小儿水气肿满，喘嗽不止，赤茯苓散方。

赤茯苓（半两） 桑根白皮（半两，锉） 川升麻（一分） 甜葶苈（一分，隔纸炒令紫色） 杏仁（一分，汤浸去皮尖双仁，麸炒微黄） 桔梗（一分，去芦头） 贝母（半两，煨令微黄）

右件药，捣粗罗为散。每服一钱，以水一小盏，煎至五分，去滓，温服，日三四服，更量儿大小，加减服之。

治小儿水气肿满不消，楮皮汤方。

楮树白皮（锉，一合） 赤小豆（一合） 赤茯苓（一两，锉）

右件药，都和令匀，每取一分，以水一小盏，煎至五分，去滓，分为二服，日三四服，随儿大小，以意加减服之。

治小儿水气肿满，小便涩，狸豆根汤方。

狸豆根（半两） 车前草（半两） 葵子（半合） 桑根白皮（半两[42]） 赤小豆（半合）

右件药，细锉和匀，每取一分，以水一小盏，煎至五分，去滓，分为二服，日三四服，随儿大小，以意加减。

治小儿水气肿满，小便不利，脐腹妨闷，喘促，猪苓散方。

猪苓（一分，去黑皮） 桑根白皮（一分，锉） 赤茯苓（一分） 海蛤（一分，细研） 甜葶苈（一分，隔纸炒令紫色）

右件药，捣粗罗为散。每服一钱，以水一小盏，煎至五分，去滓，温服，日三四服，更随儿大小，以意加减。

治小儿水气，遍身肿满，喘促，小便不利，桑根白皮散方。

桑根白皮（半两，锉） 射干（半两） 赤茯苓（半两） 黄芩（半两） 木通（半两，锉） 泽漆（半两） 泽泻（半两） 汉防己（半两）

右件药，捣细罗为散。每服，以煮赤小豆汤，调下半钱，日三四服，看儿大小，增减服之。

治小儿水气，面目肿，小便涩，心腹胀满方。

赤茯苓（半两） 杏仁（半两，汤浸去皮尖双仁，麸炒微黄） 陈橘皮（半两，汤浸去白瓤，焙） 汉防己（半两） 紫苏子（半两，微炒） 甜葶苈（半两，隔纸炒令紫色）

右件药，捣罗为末，炼蜜和圆，如绿豆大。每服，煎桑根白皮汤下十圆，日三服，五岁以下即减圆服之。

治小儿水气，通身肿满，心腹妨闷，坐卧不安，宜服甜葶苈圆方。

甜葶苈（半两，隔纸炒令紫色） 牵牛子（半两，微炒） 大戟（一分） 雄雀粪（半两） 巴豆（十两[43]，去皮心，研，纸裹压去油） 腻粉（一钱，研入）

右件药，捣罗为末，都研令匀，用枣瓤和圆，如绿豆大。每服，以温茶下一圆，日二服，五岁以上加圆服之。

治小儿水气，遍身肿满，大小便难，喘促不得睡卧，宜服甘遂散方。

甘遂（一分，煨令微黄） 槟榔（一分） 川大黄（一分，锉碎，微炒） 牵牛子（半两，微炒） 甜葶苈（一分，隔纸炒令紫色）

右件药，捣细罗为散。每服，以温水调下一字，以利为效，随儿大小，以意加减。

治小儿水气，四肢浮肿，腹胁妨闷，宜服木香散方。

木香（一分） 鳖甲（半两，涂醋炙令黄，去裙襕） 赤茯苓（一

分）　牵牛子（二分，微炒）　川大黄（半两，锉碎，微炒）

右件药，捣细罗为散。每服，以温水调下半钱，以利为度，随儿大小，加减服之。

又方。

槟榔（一分）　郁李仁（半两，汤浸去皮，微炒）

右件药，捣罗为末，以大麦面一两，和作饼子，煻灰火内煨熟，量儿大小，与吃，即得通利气下也，以温水下之。

又方。

甜葶苈（半两，隔纸炒令紫色）

右捣罗为末，以枣瓤和圆，如绿豆大。每服，煎桑白皮汤下五圆，日三四服，看儿大小，以意加减。

治小儿羸瘦诸方

夫小儿羸瘦不生肌肉者，皆为脾胃不和，不能饮食，故血气衰弱，不能荣于肌肤也。凡小儿在胎而遇寒冷，或生出时挟伏热，皆令儿不能饮食，故羸瘦也，挟热者，则身体壮热，肌肉微黄，其挟冷者，时时下利，唇口青葩也。

治小儿羸瘦，脾胃气弱，挟于宿食，不欲乳食，四肢不和，诃黎勒散方。

诃黎勒皮（半两）　黄芪（一分，锉）　人参（一分，去芦头）　白术（一分）　藿香（一分）　陈橘皮（半两，汤浸去白瓤，焙）　桂心（一分）　白茯苓（一分）　甘草（半分，炙微赤，锉）

右件药，捣粗罗为散。每服一钱，以水一小盏，入生姜少许、枣一枚，煎至五分，去滓温服，日三服，量儿大小，以意加减。

治小儿羸瘦，脾胃虚冷，四肢不和，少欲乳食，丁香散方。

丁香（一分）　桂心（一分）　白术（一分）　人参（半两，去芦头）　白茯苓（半两）　高良姜（一分）　陈橘皮（半两，汤浸去白瓤，焙）　甘草（一分，炙微赤，锉）　厚朴（半两，去粗皮，涂生姜汁，炙令香熟）

右件药，捣粗罗为散。每服一钱，以水一小盏，入枣一枚，煎至五分，去滓，量儿大小，分减温服，日三四服。

治小儿羸瘦，体热，面色萎黄，不欲乳食，黄芪圆方。

黄芪（半两，锉） 赤芍药（半两） 麦门冬（一两，去心，焙） 人参（半两，去芦头） 柴胡（三分，去苗） 胡黄连（半两） 鳖甲（一两，涂醋炙令黄，去裙襕） 甘草（半两，炙微赤，锉）

右件药，捣罗为末，炼蜜和圆，如麻子大。不计时候，以粥饮下五圆，量儿大小，以意加减。

治小儿羸瘦，体热，心神烦闷，小便赤黄，宜服秦艽圆方。

秦艽（半两，去苗） 龙胆（一分，去芦头） 桑根白皮（半两，锉） 枳壳（半两，麸炒微黄，去瓤） 地骨皮（半两） 黄芪（半两，锉） 人参（半两，去芦头） 柴胡（三分，去苗） 赤茯苓（半两） 犀角屑（半两） 甘草（半两，炙微赤，锉）

右件药，捣罗为末，炼蜜和圆，如绿豆大。不计时候，用粥饮下五圆，更随儿大小增减。

治小儿虽食，不著肌肤，羸瘦骨热，小便赤黄，麦门冬圆方。

麦门冬（一两，去心，焙） 人参（半两，去芦头） 黄芪（半两，锉，微炒） 青蒿子（半两） 黄连（半两，去须） 桑根白皮（半两，锉） 柴胡（三分，去苗） 枳壳（半两，麸炒微黄，去瓤） 地骨皮（半两）

右件药，捣罗为末，炼蜜和圆，如绿豆大。不计时候，以熟水研五圆服，量儿大小，以意加减。

治小儿羸瘦，体热，乳食全少，宜服烧黄瓜圆方。

黄瓜（大者一枚） 黄连（半两，去须） 胡黄连（一两） 陈橘皮（半两，汤浸去白瓤，焙） 鳖甲（一两，涂醋炙令黄，去裙襕） 柴胡（一两，去苗）

右件药，捣细罗为散，以黄瓜切开头，去瓤内药末令满，以切下盖子盖之，用荞麦面和溲，固济可厚三分，于煻火灰内烧，令面焦黄为度，取出，去面，放冷，入麝香一钱，都研和圆如绿豆大。每服食前，米饮下七圆，更量儿大小，以意加减。

治小儿羸瘦，气惙，甘草圆方。

甘草（二两，炙微赤，锉）

右捣罗为末，炼蜜和圆，如绿豆大。每服，以温水下五圆，日三服，量儿大小，加减服之。

治小儿误吞物诸方

治小儿误吞咽铜铁物，在喉内不下方。

右取南烛根烧灰，细研，以熟水调服一钱差。

又方。

貘齿骨（烧灰）

右细研如粉，每服，以磨刀水调服一钱。

治小儿误食发，绕咽喉方。

梳头梳（烧灰）

右细研如粉，以粥饮调下半钱。

治小儿误吞环若指彄[44]方。

鹅毛（半两，烧灰）

右细研如粉，以粥饮调半钱服之。

治小儿吞珠珰钱而硬[45]方。

右烧弩铜牙令赤，内水中，饮其汁立出，神效。

治小儿误吞钩绳方。

凡小儿若误吞钩绳，绳犹在手中者，莫引之，但以珠珰，若穿了薏苡子之辈，就贯著绳，稍稍令推至钩处，小小引之则出。

又方。

常思草头（一把）

右以水一大盏，捣绞取汁，分三四遍饮之，即效。

又方。

若是桃枝竹钗哽，但数数多食白糖，即自消下。

治小儿误吞钩方。

右以琥珀珠穿，贯著钩绳上，推令前入至钩所，又复推以牵引出矣。

治小儿误吞银环，及钗者方。

右以饴糖，随儿大小，多少以意，渐渐令食，若能多食，环钗便随出也。

治小儿误吞针方。

右以磁石如枣核大，磨令光净，钻作窍，以丝穿令含之，其针自吸出。

治小儿误吞钱方。

右以艾蒿煮取汁，每服一合，量儿大小，以意加减服之。

又方。

右以葵菜煮取汁，每服一合，更量儿大小，以意加减。

治小儿误吞钱，在喉中不下方。

右以麸炭末，以指弹之，入喉，其儿自咯[46]出也。

治小儿误吞梅李核方。

右以少许水，淋灌小儿头，收其水与儿食之，效。

治小儿百病诸方

夫小儿百病者，由将养乖节，或犯寒温，乳哺失时，乍伤饥饱，致令血气不理，肠胃不调，或发或惊，欲成伏热，小儿血气脆弱，病易动变，证候百端，若见其征证，即便治之，使不成众病，故谓之百病也。治之若晚，其病则成。凡诸病至于困者，汗出如珠，著身不流者死，见病儿胸陷者，其口唇干，目皮反[47]，口中气出冷，足与头相桂[48]卧，不举手足，四肢垂，而卧正直如缚状，其掌中冷，至十日必死，不可治也。

治小儿百病，变蒸，客忤，惊痫，壮热不解，并宜服龙胆散方。

龙胆（一分，去芦头）　钩藤（一分）　柴胡（一分，去苗）　黄芩（一分）　桔梗（一分，去芦头）　赤芍药（一分）　茯神（一分）　甘草（一分，炙微赤，锉）　蜣螂（二枚[49]，翅足，微炙）　川大黄（一两，锉碎，微炒）　人参（一分，去芦头）　当归（一分，锉，微炒）

右件药，捣粗罗为散。每服一钱，以水一小盏，煎至五分，去滓，分为二服，日三四服，量儿大小，以意加减。

治小儿百病，宜服加减四味饮子方。

当归（孩子体骨多热多惊则倍于分数用之）　川大黄（先蒸二炊饭久，薄切，焙干或孩子小便赤少大便多热则倍用之）　赤芍药（细锉，炒，孩子四肢多热多惊大便多泻青黄色宜倍用之）　甘草（孩子热即生用，孩子寒多泻多即炙倍用）

右件药，平常用即等分，各细锉和匀，每服一分，以水一中盏，煎至五分，去滓，温服半合，日三四服，量儿大小，以意加减。

治小儿百病，身热头痛，饮食不消，心腹胀满，或心腹㽲痛，大小便不利，或重下数起，或别无异痰[50]，唯饮食过度，不知自出[51]，哺乳失覆，或惊寒热，或蒸候哺食减少，气息不快，夜啼不眠，是腹内不调，悉宜服大效双圆方。

甘遂（半两，煨令微黄）　巴豆霜（半分[52]）　麦门冬（半两，去心，焙）　牡蛎（一分，烧为粉）　蕤仁（一分，汤浸，去皮研入）　真珠末（一分）

右件药，捣罗为末，入研了药，都研令匀，炼蜜和圆，半岁儿以温水服一双，如荏子大。一岁服一双如半麻子大，二岁三岁服一双如麻子大，常以鸡鸣时服，至日出当下，如不下者，以热粥饮投之，即止。

治小儿百病，惊痫，魍魉三十六种，无辜，疬子，疳湿，闪癖，天行，急黄，赤眼等悉主之，牛黄圆方。

牛黄（半两，细研）　麝香（半两，细研）　光明砂（一两，细研，水飞过）　真珠末（一分）　甘遂（一分，煨令微黄）　虎睛仁（二枚，细研）　赤芍药（一两[53]）　赤茯苓（一[54]两）　杏仁（一两，汤浸去皮尖双仁，麸炒微黄）　巴豆霜（一分）　牡蛎（一分，烧为粉）

右件药，捣罗为末，都研令匀，炼蜜和捣三二百杵，褥中儿如粟米大，一二百日儿如黍米大，一二岁如麻子仁大，三四岁如麻子大，五岁以上，如绿豆大。每服，平旦以粥饮下二圆，至小食时，不吐利更服一圆，仍与少许汤饭投之，当下诸恶物为效。

治小儿百病，寒热，鬼气，癥癖，羸瘦诸痢，惊痫，腹胀喘促，痰结胸中满闷，并宜服虎睛圆方。

虎睛仁（一对，微炙） 牛黄（一分，细研） 真珠末（一分） 犀角屑（半两） 杏仁（一分，汤浸去皮尖双仁，麸炒微黄） 巴豆霜（半[55]分） 吴蓝（半两） 赤芍药（半两） 牵牛子（半两，微炒） 桔梗（一分，去芦头） 汉防己（一分） 牡蛎（半两，烧为粉） 鳖甲（半两，涂醋炙令黄，去裙襕）

右件药，捣罗为末，都研令匀，炼蜜和捣三五百杵，圆如绿豆大。每服，以温水下二圆，量儿大小，加减服之。

治小儿百病，及一切难治之疾，并宜服牛黄圆方。

牛黄（二[56]分，细研） 大戟（一分） 朱砂（一分，细研） 麝香（一分，细研） 枳壳（一分，麸炒微黄，去瓤） 当归（半两，锉，微炒） 鳖甲（半两，涂醋炙令黄，去裙襕） 川大黄（半两，锉碎，微炒） 巴豆霜（半分）

右件药，捣罗为末，都研令匀，炼蜜和捣三二百杵，圆如黄米大。每服，以粥饮下三圆，量儿大小，加减服之。

又方。

夜明砂（半两，细研） 甘草（一分，炙微赤，锉） 芫花（一分，醋拌，炒令干） 巴豆（十枚，去皮心，研，纸裹压去油）

右件药，捣罗为末，都研令匀，炼蜜和圆，如麻子大。每服，以温水下二圆，量儿大小，加减服之。

【校注】

① 一：日本抄本作"二"。

② 分：日本抄本作"两"字。

③ 一：日本抄本作"二"。

④ 分：日本抄本作"两"字。

⑤ 二：日本抄本作"三"。

⑥ 三：日本抄本作"二"。

⑦ 两：日本抄本作"分"字。

⑧ 二：日本抄本作"三"。

⑨ 醋：日本抄本作"酥"字。

⑩ 一：日本抄本作"三"。

⑪ 分：日本抄本作"两"字。

⑫ 病：日本抄本作"痛"字。

⑬ 二焦：日本抄本作"三焦"二字。
⑭ 菌：日本抄本作"茵"字。
⑮ 分：日本抄本作"两"字。
⑯ 一分：此二字底本脱文，据日本抄本补。
⑰ 半两：此二字底本脱文，据日本抄本补。
⑱ 寒：日本抄本作"实"字。
⑲ 一：日本抄本作"二"。
⑳ 炒：日本抄本作"研"字。
㉑ 二：日本抄本作"一"。
㉒ 煨：日本抄本作"焙"字。
㉓ 緪（gēng 更）：通"亘"。连接，贯串。
㉔ 紧痛：日本抄本作"紧缩"二字。
㉕ 温：日本抄本作"减"字。
㉖ 瓤：其下日本抄本有"锉"字。
㉗ 服：日本抄本作"腹"字，义长可从。
㉘ 每：日本抄本作"再"字。
㉙ 二颗：日本抄本作"一两"二字。
㉚ 颗：日本抄本作"两"字。
㉛ 抱：据文义疑为"饱"字。
㉜ 芃：日本抄本作"艽"字。艽："艽"的讹字。
㉝ 三：日本抄本作"二"。
㉞ 鬾（jì 纪）：传说中的小儿鬼。
㉟ 导：日本抄本作"以"字。
㊱ 鬇鬡（zhēngníng 狰狞）：头发或胡须散乱的样子。
㊲ 脱：日本抄本作"悦"字，义长可从。
㊳ 粉：日本抄本作"末"字。
㊴ 酒：日本抄本作"水"字。
㊵ 羖（gǔ 古）：黑色的公羊。
㊶ 但：日本抄本作"俱"字。
㊷ 半两，：日本抄本作"半合"二字。
㊸ 两：日本抄本作"粒"字。
㊹ 彄（kōu 抠）：环子、戒指一类的东西：环～。指～。
㊺ 硬：据文义疑为"鲠"字。
㊻ 恪：据文义疑为"咯"字。
㊼ 反：其下疑有"张"字。
㊽ 桂：日本抄本作"抵"字。
㊾ 枚：其下疑有"去"字。
㊿ 痰：日本抄本作"疾"字。
51 出：日本抄本作"止"字。
52 分：日本抄本作"两"字。
53 两：日本抄本作"分"字。
54 一：日本抄本作"三"。
55 半：日本抄本作"三"。
56 二：日本抄本作"一"。

卷第八十九

治小儿眼赤痛诸方

夫肝气通于目，脏内有热，与胸膈痰饮相搏，熏渍于肝，热气冲发于目，故令眼赤痛，甚则生翳也。

治小儿肝脏风毒上冲，眼赤痛，开张不得，头额疼痛，羚羊角散方。

羚羊角屑（半两） 甘草（半两，炙微赤，锉） 葳蕤 防风（去芦头） 甘菊花 牛黄（细研入） 玄参 赤芍药 黄芩 栀子仁（已上各一分）

右件药，捣粗罗为散。每服一钱，以水一小盏，煎至六分，去滓，入牛黄一字，量儿大小，分减温服。

治小儿眼风热，涩赤痛，栀子仁散方。

栀子仁 黄芩 犀角屑 龙胆（去芦头） 赤芍药 黄连（去须） 川大黄（锉，微炒） 甘草（炙微赤，锉，以上各半两）

右件药，捣筛为散。每服一钱，以水一小盏，煎至五分，去滓，温服，量儿大小，以意加减。

治小儿赤眼涩痛不开，由膈中有热，宜服决明散方。

决明子 子芩 柴胡（去苗） 川大黄（锉，微炒） 川升麻 栀子仁 羚羊角屑 甘草（炙微赤，锉，以上各半两） 石膏（一两）

右件药，捣粗罗为散。每服一钱，以水一小盏，入竹叶七片，煎至五分，去滓，不计时候，随儿大小，加减温服。

治小儿热毒眼，疼痛赤涩，热泪不止方。

玄参　决明子　甘草（炙微赤，锉）　黄芩　栀子仁　犀角屑　牛黄（细研，以上各半两）　龙脑（半两，细研）

右件药，捣细罗为散，都研令匀。每于食后，以蜜水调下半钱，五岁以上增之。

治小儿肝脏壅热，两眼赤痛，龙脑散方。

龙脑（一钱[①]，细研）　栀子仁　黄芩　麦门冬（去心，焙）　地骨皮　川升麻　犀角屑（以上各半两）　牛黄（一分，细研）　川大黄（一两，锉，微炒）　甘草（一分，炙微赤，锉）

右件药，捣细罗为散。每于食后，以温水调下半钱，五岁以下，可服一字。

治小儿肝脏风热，上注眼目，赤肿疼痛，羚羊角散方。

羚羊角屑　犀角屑　赤芍药（以上各三分）　黄连（去须）　马牙消　朱砂（细研，以上各一分）　川升麻　牛黄（细研）　天竹黄（细研）　芎䓖　当归（锉，微炒）　甘草（炙微赤，锉，以上各半两）

右件药，捣细罗为散，入研了药令匀。每服，煎竹叶汤，放温，调下一钱，量儿大小，以意加减。

治小儿肝脏风热，上攻于眼目，赤痛，真珠散方。

真珠末（一分，研）　青葙[②]子（一分）　牛黄（细研）　黄连（去须）　甘草（炙微赤，锉，以上各半两）　蔓荆子（半两）

右件药，捣细罗为散，入研了药，都研令匀。每服以熟水调下半钱，量儿大小，加减服之。

治小儿肝脏久积风热，毒上攻两眼，赤痛，宜服胡黄连散方。

胡黄连（一分）　真珠末（一分，研入）　栀子仁（半两）　甘草（半两，炙微赤，锉）

右件药，捣细罗为散，入真珠粉，同研令匀，每服一字，浓煎竹叶汤，温温[③]调下，不计时候，量儿大小，加减服之。

治小儿肝心壅热，上冲眼，赤肿疼痛，牛黄圆方。

牛黄（一分，细研）　朱砂（半两，细研，水飞过）　熊胆（一分，细研）　龙脑（一钱，细研）　黄连末（半两）　腻粉（一钱）

右件药，都研令匀，炼蜜和圆，如麻子大。不计时候，以温水下五圆，量儿大小，以意加减。

治小儿热毒眼赤，黄连水药煎方。

黄连（去须）　蕤仁（汤浸，去皮，研入）　杏仁（四十九枚，汤浸去皮尖双仁，研入）　黄柏（锉）　青盐（以上各半两）　腻粉（一钱）　龙脑（一钱，细研）

右件药，捣细罗为末，入研了药令匀，以生绢袋盛，用雪水二大盏，浸药一七日，取出药袋子，将药汁灌在竹筒内，密裹封，坐在重汤锅中，煮一复时，掘地坑子，深三尺，埋一宿，取出入龙脑搅令匀，以瓷瓶盛，旋取点之。

治小儿暴赤眼涩痛，神效方。

龙脑（半钱[4]）　秦皮（锉）　黄连（去须）　甘草（生锉）　马牙消（炼过，细研，以上各半两）

右件药，捣罗为末，水一大盏，浸药一宿，以银铫子，煎至五分，以新绵滤过，入龙脑搅令匀，用瓷器盛，日三度，以铜箸点之。

治小儿暴赤眼涩痛，点眼方。

黄连末（一分）　腻粉（半钱[5]）　杏仁（一分，汤浸，去皮尖）　蕤仁（半分，汤浸，去皮）

右件药，先将杏仁蕤仁烂研如膏，后入黄连腻粉相和研了，以新绵厚裹，却以新汲水半小盏，于净器内浸药半日，捩取汁，日三四度点之。

又方。

甘蔗汁（三合）　黄连末（半两）

右件药，于铜器中，以慢火熬养，令汁减半，以绵滤，每日三四度点之。

又方。

龙脑（一钱）　川朴硝（半两）

右件药，都研令细，每用如绿豆大，日三四度点之。

治小儿眼暴赤痛，点眼方。

鸡子（一枚）　黄连末（半两）

右取鸡子，敲破头，作小窍子，出黄取清，调拌黄连末，却内鸡子壳中，以蜡纸封裹，于青泥沟中浸三日，不得令没，取出，日三四度点之。

又方。

杏仁（一分，汤浸，去皮尖）　龙脑（三豆许大）

右件药，先研杏仁，后入龙脑，同研如膏，频点少许目眦中，差。

治小儿目暴赤，热毒肿痛方。

蕤仁（一分，去皮，研）　黄连末（半两）

右件药同研，以绵裹，内鸡子白中，浸一宿后，和如膏。以半小豆大点目两眦，良久，用热水洗之。

治小儿眼痛赤，洗眼方。

黄柏（一两）　秦艽（一两，去苗）　蕤仁（半两，汤浸，去皮）　干枣（一七枚，去核）

右件药，细锉，以水三大盏，煎至二盏，去滓，放温，时时用洗之。

又方。

生地黄（一两）　黄芩（一两）　决明子（一两）　竹叶（切，一升）　赤芍药（半两）

右件药，细锉，以水二碗，煮一二十沸，去滓澄清，日三四度洗之。

治小儿眼赤，痛不能开方。

竹沥（三合）　人乳汁（一合）

右件药，相和，以绵滤过，时时拭眼中，月内儿及三岁以下，宜用之。

又方。

黄连（半两，去须）　川朴硝（一两）

右件药，捣细，以绵裹，用乳汁浸半日，时用点之。

治小儿肝脏风热，上攻于目，疼痛不止，宜牛黄膏方。

牛黄（一分）　川大黄（一两，锉，生用）

右先捣罗大黄为末，与牛黄同研令匀，以生地黄汁调如稀膏，匀于纸上，贴眼，候干，时时以冷水润之，如食顷间，重换。

治小儿褥内，患赤眼方。

黄连（一钱[⑥]，去须）　黄柏（一钱[⑥]）

右件药，细锉，以奶汁浸半日，绵裹，滤去滓，频点之。

治小儿眼胎赤诸方

夫小儿眼胎赤者，是初生洗目不净，令秽汁浸渍于眦中，使睑赤烂，至久不差，故云胎赤也。

治小儿眼胎赤，风毒所攻肿痛，升麻散方。

川升麻　黄芪（锉）　玄参　甘草（炙微赤，锉，以上各半两）　犀角屑　防风（去芦头）　蕤仁（汤浸，去皮，以上各一分）

右件药，捣粗罗为散。每服一钱，以水一小盏，煎至五分，去滓，入竹沥半合，更煎一两沸，量儿大小，分减温服，日三四服。

治小儿眼胎赤，肿痛，上焦壅热，麦门冬散方。

麦门冬（去心，焙）　犀角屑　川芒硝　防风（去芦头）　甘草（炙，微炒赤，锉，以上各半两）

右件药，捣粗罗为散。每服一钱，以水一小盏，煎至五分，去滓，量儿大小，分减温服，日四五服。

治小儿眼胎赤，久不差，牛黄圆方。

牛黄（一分，细研）　黄连（半两，去须）　决明子（一分）　蕤仁（一分，汤浸，去皮）　犀角屑（半两）　龙脑（一两，细研）

右件药，捣罗为末，炼蜜和圆，如麻子大。每服，以温水下五圆，日三四服，更随儿大小，以意加减。

治小儿胎赤眦烂，黄连圆方。

黄连（一两，去须）　防风（去芦头）　龙胆（去芦头）　川大黄（锉，微炒）　细辛（以上各半两）

右件药，捣罗为末，炼蜜和圆，如绿豆大。每服，以温水下七圆，日三服，量儿大小，加减服之。

治小儿眼，经年胎赤，兼有翳膜，杏仁膏方。

杏仁（一两，汤浸去皮尖，研如膏）　腻粉（一钱[7]）　盐绿（一分，细研）　黄连末（一分）

右件药，同研令匀，以真酥调如膏，摊于铜碗内，以熟艾如鸡子大，掘小坑子，内烧艾烟出，便覆铜碗于上熏之，勿令泄气，候烟尽为度，更重研令匀，每取少许，以绵裹，用人乳汁，浸一宿，日三四度点之。

治小儿眼胎赤，经年月深远者，宜点铜青散方。

铜青（一钱[8]） 腻粉（一钱[8]） 龙脑（半钱[8]） 干地龙（一条，为末）

右件药，研令极细，每用半小豆许，点著目眦，日一两度用之。

治小儿眼胎赤，龙脑煎方。

龙脑（一钱[8]） 盐绿（半两） 蕤仁（一分，汤浸，去皮）

右件药，都研令细，以蜜调似面脂，每日三两上点之。

治小儿眼，胎风赤烂，不以年月发歇频频，视物泪出，涩痛不可忍，黄连煎方。

黄连（一两，去须） 芦荟（一分） 龙脑（一钱[8]，别研）

右件药，先将黄连芦荟捣罗为末，以新绵裹，用水一大盏，于银器中，以重汤内煮，候药汁三分减二，即去药绵，入龙脑，以瓷瓶内收，每日三二上点之。

治小儿眼胎赤，及生疮，怕见风日方。

龙脑（半钱[8]，细研） 蕤仁（一分，汤浸，去皮，研） 杏仁（一两，汤浸去皮尖双仁，研）

右件药，滴少水，都细研如乳汁，每日三四度点之。

治小儿眼，胎赤痒痛方。

龙脑（半钱，细研） 桑叶（五两，烧为灰）

右件药，以水一[9]升半，先煎桑叶灰，取半升，绵滤去滓，后入龙脑，搅令匀，日三四上少少点之。

治小儿胎赤眼，洗眼，黄柏汤方。

黄柏（一两，锉） 秦皮（一两） 蕤仁（一分，汤浸，去皮）

右件药，捣筛为散，每取五钱，以水一大盏，入枣五枚，煎一二十沸，去滓，适寒温洗之。

治小儿胎赤眼，及风赤眼，玉箸[10]煎方。

蛔虫（二条，小儿口中吐出者为上）

右将虫于瓷合子中盛，用纸裹，向湿地埋五十日后取出，其虫化为水，以瓷瓶子盛，每日以铜箸点少许著目眦头，及夜卧时，再点之。

治小儿眼胎赤，及生疮方。

马牙消（半两，细研）

右取腊月猪胆三枚，内消入胆中浸之，阴干后，取消出，以少许龙脑同细研，点之。

治小儿眼生翳膜诸方

夫眼是腑脏之精华，肝之外候，而肝气通于眼也，小儿腑脏积热，熏渍于肝，冲发于眼，初目热痛，热气蕴积，变生障翳，热气轻者生白翳，结聚小者如黍米，大者如麻豆，随其轻重，翳生重者，乃至二三翳也，若生翳，而生白障者，是病重极，遍覆黑睛，满眼悉白，则失明也，其障亦有轻者，轻者黑边微有白膜，来侵黑睛，渐染散漫，若不急治，热势即重，则满眼并生白障也。又眼翳晕者，五脏烦壅攻于肝也，或胎内伤于风热，亦[11]涩盈盈，或脑热下流，或斑疮入眼，侵黑睛者是也。

治小儿肝热，眼生翳膜，或生血轮，胀切须急疗，宜服车前子散方。

车前子　防风（去芦头）　甘菊花　甘草（炙微赤，锉）　人参（去芦头）　菥蓂子　青葙子（以上各一分）　栀子仁（半两）　黄连（半两，去须）

右件药，捣粗罗为散。每服一钱，以水一小盏，入淡竹叶七片，煎至五分，去滓温服，日三四服，量儿大小，以意加减。

治小儿眼生翳膜，体热心烦，黄芩散方。

黄芩　决明子　防风（去芦头）　川升麻　川大黄（锉，微炒）　甘草（炙微赤，锉，以上各一分）

右件药，捣粗罗为散。每服一钱，以水一小盏，入淡竹叶七片，煎至五分，去滓温服，日三四服，量儿大小，增减服之。

治小儿眼生白翳，羖羊角散方。

羖羊角屑　川大黄（锉，微炒）　桑根白皮（锉）　真珠末　甘菊花（以上各一分）　甘草（半分，炙微赤，锉）

右件药，捣细罗为散。每服，以温水调下半钱，日三四服，量儿大小，加减服之。

治小儿眼生翳膜下垂，苦竹叶散方。

苦竹叶（半两） 知母 川升麻 川大黄（锉，微炒） 甘草（炙微赤，锉） 栀子仁（以上各一分）

右件药，捣细罗为散。儿三五岁者，每于食后，以温淡浆水调下半钱，儿稍大，以意加之。

治小儿从下生赤膜，上浸黑睛，旋复花散方。

旋复花 桑根白皮（锉） 羚羊角屑 赤芍药 玄参（以上各一分） 甘草（半分，炙微赤，锉） 黄连（半分，去须）

右件药，捣粗罗为散。每服一钱，以水一小盏，入竹叶七片，煎至五分，去滓温服，日三四服，量儿大小，以意加减。

治小儿五岁以下，肝脏热毒，目生丁翳方。

黄芩 川升麻 甘草（炙微赤，锉，以上各半两） 葳蕤 玄参 犀角屑（以上各一分）

右件药，捣粗罗为散。每服一钱，以水一小盏，煎至五分，去滓，温温分服，日三四服。

治小儿眼生赤翳，兔肝圆方。

兔肝（半两，微炙） 栀子仁（半两） 黄连（半两，去须） 川升麻（三分） 决明子（三分） 细辛（一分） 蕤仁（半两，汤浸，去皮，研入） 羚羊角屑（半两）

右件药，捣罗为末，炼蜜和圆，如绿豆大。三岁以下，以温水研三圆服之，日三四服，儿稍大，即增圆数服之。

治小儿眼有翳膜遮睛，青葙子圆方。

青葙子 蚺蛇胆 熊胆 马牙消（各半两） 龙脑（半钱[12]）

右件药，捣罗为末，炼蜜和圆，如绿豆大。每服，以温水研化五圆服之，日三四服，量儿大小，以意加减。

治小儿眼赤，生翳膜，宜点龙脑膏方。

龙脑（细研） 麝香（细研） 腻粉 蕤仁（汤浸，去皮） 黄连（去须，以上各半分[13]） 马牙消（半两）

右件药，捣细罗为散，都研令匀，入白蜜四两，同入在一瓷瓶中，密封，于炊饭甑内蒸，饭熟为度，每日三四度，以铜箸取少许点之。

治小儿热风，眼生翳膜，宜点真珠膏方。

真珠末　龙脑　蕤仁（汤浸，去皮）　腻粉　朴硝　青盐　朱砂（以上各一分）

右件药，细研如粉，以酥和如膏。每点如黍米大，日三四度点之。

治小儿眼生翳膜，瞳仁昏昧，宜用蕤仁煎点方。

蕤仁（一分，汤浸，去皮）　黄丹（半分[13]）　井盐（半分）　黄连末（一两）　龙脑（半钱[14]）　麝香（一钱）　蜜（五两）

右件药，除麝香龙脑蜜外，先将蕤仁等都细研，以水一大盏，入蜜同煎，令稀稠得所，用新绵滤去滓，入麝香龙脑末调搅令匀，入瓷器中盛，每用铜箸点少许，日两度神效。

治小儿眼生翳膜，宜点石决明散方。

石决明（一分，捣研[15]令细）　龙脑（半钱[16]）　腻粉（一钱[16]）　黄丹（一钱[16]）　麝香（半钱[16]）

右件药，同研令极细，每于夜卧时，取少许点之。

治小儿眼生障翳及胬肉，宜点此方。

龙脑　珊瑚　真珠末　石决明（以上各一分）

右件药，都研细如粉，以白蜜一合相和，更研令匀，以瓷器盛，不计时候，将用点之，即差。

治小儿眼生黑翳，覆瞳子方。

空青（一分）　贝齿（一枚）　白矾（一分）

右件药，都研令细，取黍米大，点翳上，日再点之。

治小儿眼赤及翳方。

贝齿（一两）

右细研如粉，每用黍米大，著翳上，日再点之。

治小儿眼生白膜方。

右用雄雀粪，以人乳汁熟研，以敷翳上，当渐渐消除。

治小儿眼有障翳，珊瑚散方。

珊瑚（半两）

右细研如粉，每点时，取如黍米大，内在翳上，日再点之。

又方。

马脑（半两）

右细研如粉，每用时，取如黍米大，点在翳上。

又方。

楸叶（三两，嫩者）

右烂捣，以纸裹，更将泥重苞，著猛火烧之，候泥干，即取出去泥，入水少许，绞取汁，以铜器盛，慢火渐渐熬之，令如稀饧，即贮入瓷盒中，每日一度点一绿豆许。

又方。

书中白鱼，为末，点少许翳上，即愈。

又方。

露蜂房（一两）

右以水二盏，煮五七沸，去滓，温温洗之，即差。

治小儿青盲诸方

夫眼无障翳，而不见物者，谓之青盲。此由小儿脏内，有停饮而无热，但有饮水停积于肝也。目是五脏之精华，肝之外候也，肝气通于目，为停饮所渍，脏气不宣通，精华之不明审，故不赤痛，亦无翳，而不见物者，名曰青盲也。

治小儿青盲不见物，羊子肝散方。

蕤仁（一分，汤浸，去皮）　防风（一分，去芦头）　香豉（一分，炒黄）　井泉石（半两，细研）

右件药，捣细罗为散。用羊子肝一片，并药同煮，肝令烂，四五岁儿，分作二服，以新汲水下，甚者不过三四服，随儿大小，以意加减。

治小儿青盲，及雀目，菊花散方。

甘菊花（一分）　牯牛胆（一枚，阴干）　寒水石（一分）　雌鸡肝（一枚，阴干）

右件药，捣细罗为散。取猪肝血，调下半钱，不过三五服验，兼退翳，自然见物，更量儿大小，以意加减。

治小儿青盲不见物方。

鼠胆　鲤鱼胆（各二枚，取汁）

右件二味相和，点眼用之，立效。

治小儿青盲脑痛方。

鲤鱼脑　鲤鱼胆（各等分）

右件药，相和令匀，点眦中，日三四度，神效。

治小儿青盲，睆睆[17]不见物方。

真珠（半两，研如粉）　白蜜（一合）　鲤鱼胆（一枚）

右件药，相和，煎一两沸，候冷，点眼中，当泪出，药歇即效。

又方。

右用猪胆一枚，微火上煎之，良久，候冷，点如黍米大效。

治小儿雀目诸方

夫小儿有昼而精明，至暝便不见物，谓之雀目，言如鸟雀，暝便无所见也。

治小儿雀目，日晚无所见，夜明砂散方。

夜明砂（半两，微炒）　细辛（一分）　羌活（一分）　姜石（半两，捣碎，细研，水飞过）

右件药，捣细罗为散，都研令匀。每服一钱，用白羊子肝半枚，粟米二百粒，水一中盏，煮米熟去肝，放冷，渐渐服之，儿稍大并肝食之。

治小儿雀目，及疳眼，宜服煮肝石决明散方。

石决明（细研）　井泉石　蛤粉　谷精草（以上各半两）

右件药，捣细罗为散。每服一钱，取白羊子肝一枚，劈开，入药末，以米泔一中盏，煮熟，空心与食，量儿大小，以意加减。

治小儿雀目，至暮无所见，仙灵脾散方。

仙灵脾根（半两）　晚蚕蛾（半两，微炒）　射干（一分）　甘草（一分，炙微赤，锉）

右件药，捣细罗为散，用羊子肝一枚，切开，糁药二钱在内，以线系定，用黑豆一合，米泔一大盏煮熟取出，分为二服，以汁下之。

又方。

老柏白皮（一两）　乌梅肉（半两，微炒）　细辛（半两）　地肤子（一两）　车前子（半两）

右件药，捣细罗为散。每服，以粥饮调下半钱，量儿大小，以意增减。

又方。

细辛　麦门冬（去心，焙）　甘草（炙微赤，锉）　秦皮　蕤仁（汤浸，去皮，细研，以上各一分）

右件药，捣罗为末，以白羊子肝一枚，去筋膜，烂研，和圆如绿豆大。每于食后，以冷水下五圆，五岁以上增之。

又方。

乌梅肉（微炒）　槐子（微炒）　黄连（去须）　防风（去芦头，以上各一两）　黄牛胆（一枚，取汁）

右件药，捣罗为末，以牛胆汁，拌和令匀，曝干，重捣罗为末，炼蜜和圆，如绿豆大。三岁，每日空心温水下五圆，量儿大小，以意加减。

又方。

谷精草（半两）　甘草（半两，炙微赤，锉）　干姜（一分，锉）

右件药，捣细罗为散，用面一两，作饼子样，用药三钱，入在中间，安慢火内，煨令熟，用好茶下之，每日早晨一服至三日后见物，多时者，不过五服见效，无问大人小孩并治，小儿则量其大小加减。

又方。

地肤子（半两）　决明子（半两）

右件药，捣罗为末，以粟米饭和圆，如绿豆大。每日空心，以粥饮下七圆，至夜再服，量儿大小，以意加减。

又方。

夜明砂（半两，微炒）　黄芩（半两）

右件药，捣细罗为散。用米泔煮猪肝汁，调下半钱，日三服，三岁以上增之。

又方。

苍术（一两，去皮，锉，微炒）

右件药，捣细罗为散。每服一钱，用羊子肝一具，以米泔煮熟，分半具细切拌药，与儿食之，至脱[18]再服，五岁以上，即顿服，未吃食儿不可与服。

治小儿雀目，立见物[19]方。

羊子肝一具，薄切作片子，郓州蛤粉一钱，匀糁在肝内，系定，以水煮熟，服之，五岁以下分减与吃。

又方。

牵牛子（一两）

右件药，捣细罗为散，用羊子肝一片，切，入末一钱拌肝，用白面作角子两个，炙令黄色，候冷服之，以粥饮下，量儿大小，加减服之。

又方。

夜明砂（一两，微炒，细研）

右件药，猪胆和圆，如绿豆大，不计食前后，以粥饮下五圆，三岁以下三圆。

治小儿绿[20]目生疮诸方

夫小儿缘目生疮者，由风邪客于睑眦之间，与血气相搏，挟热则生疮，浸渍缘目，赤而有汁，时差时发也，世云，小儿初生之时，浴儿不净，使秽露浸渍睑睫眦，后遇风邪发，则目赤烂，生疮难差，差后还发为疹也。

治小儿肝热冲眼，缘目生疮，黄连散方。

黄连（半两，去须）　赤芍药　蕤仁（汤浸，去皮）　木通（锉）　决明子　栀子仁　黄芩　甘草（炙微赤，锉，以上各一分）

右件药，捣粗罗为散。每服一钱，以水一小盏，入竹叶七片，煎至五分，去滓，温服，日三四服，量儿大小，以意加减。

治小儿赤眼疼痛，缘目生疮，难开涩痛，及有热泪，犀角散方。

犀角屑　羚羊角屑　防风（去芦头）　玄参　黄芩　黄芪（锉，以上各一分）　柴胡（半两，去苗）　川大黄（半两，锉，微炒）　马牙消（半两）

右件药，捣粗罗为散。每服一钱，以水一小盏，煎至五分，去滓温服，日三四服，量儿大小，增减服之。

治小儿缘目生赤疮，及生翳，细辛圆方。

细辛　黄连（去须）　芦荟　桑根白皮（锉）　甜葶苈（隔纸炒令紫色，以上各一分）　蕤仁（半两，汤浸，去皮）　龙脑（半两[21]，细研）

右件药，捣罗为末，炼蜜和圆，如绿豆大。每服，以温水下七圆，日三服，三岁以上，即服五圆。

治小儿缘目，及眦烂作疮，黄连圆方。

黄连（半两，去须）　川大黄（锉，微炒）　细辛　龙胆（去芦头）　防风（去芦头）　玄参（以上各一分）

右件药，捣罗为末，炼蜜和圆，如绿豆大。每服，以熟水下五圆，日三服，量儿大小，以意加减。

治小儿缘目，及眦烂作疮，肿痛，白矾煎方。

白矾（一分，烧为灰）　黄连（半两，去须）　青钱（十文）　防风（三分，去芦头）　朴硝（三分）　地黄汁（一合）　白蜜（三合[22]）

右件药，捣细罗为散，用绵裹，内一青竹筒中，入地黄汁及蜜，以绢油单，盖紧系筒口，于炊饭内蒸之，候饭熟即泻出以绵滤过，日三四度，取少许涂之。

治小儿眼赤痛，及缘目生疮，黄连煎方。

黄连（半两，去须）　童子蛔虫（五条，吐出者）　龙脑[23]（半钱，细研）　蜜（二[24]两）

右件药，除龙脑外，入在瓷瓶中，于炊饭中蒸，候饭熟为度，以绵滤去滓，取汁，入龙脑令匀，日三四度点之。

治小儿风热，致缘目生疮，赤痛，龙脑煎方。

龙脑（半钱[25]）　川芒硝（一分）　腻粉（半分）　蜜（三两）　黄丹

（一分）

右件药，同入竹筒内，以重汤煮一日，以绵滤过，于瓷瓶内盛，每日三四度点之。

治小儿热毒冲眼，缘目生疮，热疼不止，梨汁煎方。

大鹅梨（一枚，去皮核）　黄连末（二钱[26]）　龙脑（一钱[27]）

右先将梨烂研，绞取汁，绵裹黄连末，于梨汁内浸半日，入龙脑令匀，日三四度点之。

治小儿缘目生疮，肿痛，猪胆煎方。

猪胆（一枚）　龙脑（一钱[28]）　马牙消（半两）

右件药，合研令匀，内猪胆中，牢系，悬于壬方，阴干后取出，内瓷盒中，每以麻子仁许，水化，日三四上点之。

又方。

黄连（半两，去须）　杏仁（一分，汤浸去皮尖，细研）　腻粉（半钱[29]）

右件药，以绵裹，冷水一小盏，浸一宿后，每日三五上点之。

治小儿缘目眦烂作疮方。

青钱（二十文）　青盐（一两）

右件药相和，先以湿纸数重包，又用泥裹，候干，于猛火中烧令赤，放冷，剥去泥纸后，捣细罗为散，每取一绿豆许，以津调涂疮上。

又方。

黄柏　黄连（去须）　栀子仁（各半两）

右件药，细锉，以水一大碗，青盐一分，煎十余沸，以绵滤过，温温[30]洗之，日三两度用之。

治小儿重舌诸方

夫小儿重舌者，由脾热故也，心候于舌，而主于血，脾之络脉，又出于舌下，心火脾土二脏母子也，有热，则血气俱盛，其状辅于舌下，近舌根生，形如舌而短，故谓重舌也。

治小儿重舌舌强，宜用此方。

鹿角末

右件药，每用如黑豆大，敷舌上下，日三度用之，甚良。

又方。

蛇蜕皮（半两，烧灰）

右件药，研如粉，每用半钱，醋调涂舌下，愈。

治小儿重舌，及口中生疮，涎出方。

右取白羊尿，涂少许口中，差。

又方。

右取桑根白皮汁，涂口中差。

又方。

桂心（一分）　白矾（半两）

右件药，捣罗为末，每用少许，干敷舌下，日三上。

治小儿重舌，口中生疮涎出，蒲黄散方。

蒲黄（一分）　露蜂房（一分，微炙）　白鱼（一钱[31]）

右件药，都研令匀，用少许酒调，敷重舌口中疮上，日三用之。

治小儿重舌，舌肿方。

右取牯牛乳，与少许饮之。

治小儿重舌方。

桂心（半两，为末）

右以生姜汁，相和令匀，每用少许涂舌下，日再涂之。

又方。

右用露蜂房烧灰细研，酒和，敷舌下，即愈。

又方。

右以灶下黄土，研为末，酒和，敷舌下。

又方。

右以甑带，烧灰细研，敷舌下。

又方。

右以赤小豆捣罗为末，和醋涂舌下。

治小儿重舌欲死者方。

右用乱发烧灰细研，敷舌下。

又方。

右用桑根白皮一两，细锉，以水一大盏，煎至五分，去滓，渐渐以匙子抄少许，令儿吮之。

又方。

右以衣中白鱼烧灰，敷舌下。

又方。

右以釜底墨，水调涂舌下。

又方。

右取簸箕尖，烧灰细研，敷于舌下。

又方。

黄柏（一分，细研）

右以竹沥渍取汁，细细点口中良。

治小儿重舌欲死方。

乌贼鱼骨（一两，烧为灰）

右研如粉，以鸡子黄，和涂喉外及舌下。

又方。

右烧蜣螂灰研之，津和，涂于舌下。

治小儿木舌诸方

夫小儿木舌，其状舌渐粗大，若不急治，满口当塞杀儿也。

治小儿木舌方。

右取鲤鱼，切作片子，贴于舌上，效。

又方。

右用醋和炲煤，涂舌上，当脱涎膜，又涂之，以涎膜尽，舌如故，即止。

又方。

紫雪（一分）　竹沥（半合）

右研紫雪为末，用竹沥调下一字，日三五服。

又方。

衣中白鱼（五枚） 川朴硝（一分） 盐（少许）

右件药，捣细罗为散，少少敷之。

治小儿齿痛风龋诸方

夫小儿齿痛风龋者，由手阳明足太阳之脉，并入于齿，风气入其经脉，与血气相搏，齿则肿痛，脓汁出，谓之风龋也。

治小儿齿痛风龋，连腮微肿，虾蟆散方。

干虾蟆（一枚，烧灰） 青黛（细研） 柑子皮 细辛 白鸡粪 薰黄（以上各一分） 麝香（半分，细研） 干姜（半分，炮裂，锉）

右件药，捣细罗为散，都研令匀，以薄绵裹少许，内龋齿孔中，旦易之。

又方。

白附子 藁本 细辛 芎䓖 莽草（以上各一分）

右件药，捣细罗为散，以薄绵裹少许，著龋齿上。

治小儿龋齿风疼，及虫食疼痛方。

干虾蟆（一枚，烧灰） 青黛（一分） 芦荟（半分）

右件药，同研令匀，以生地黄汁，熬作膏，涂于齿上。

治小儿风龋齿痛，及虫食疼痛黑烂方。

青黛（细研） 鸡粪白（烧灰） 藁本 细辛 雄黄（细研，以上各一分） 麝香（少许，细研）

右件药，捣罗令细，同研令匀，旋取少许，敷于齿上。

又方。

右以地龙粪，水和作圆，烧之令赤，细研，以腊月猪脂调，敷齿龈上，日三用之。

又方。

右以白马夜眼，少许，塞孔中，日一二度效。

又方。

右以郁李根白皮五两，锉，以水一大盏半，煎取一盏，热含冷吐之，当吐虫出。

又方。

右以皂荚，炙去皮子，捣末，取少许著齿痛上，差。

又方。

右以松脂，捏锐如锥，柱齲孔内，须臾，齲虫缘松脂出，即差。

又方。

右以鸡舌香半两，细锉，以水一中盏，煎至六分，去滓，热合[32]冷吐。

治小儿耳聋诸方

夫小儿耳聋者，是风入头脑所为，手太阳之经，入于耳内，头脑有风，风邪齿[33]气入乘其脉，与气相搏，风邪停积，则令耳聋也。

治小儿耳聋，或因脑热，或因水入，或因吹著，并宜用此细辛膏方。

细辛　防风（去芦头）　川大黄（锉，微炒）　黄芩（以上各一分）　川椒（半两，去目）　蜡（半两）

右件药，细锉，用清麻油三合，煎药紫色，滤过，下蜡，候消为膏，每日三度，用一大豆点于耳中。

治小儿风热，两耳聋鸣方。

远志（去心）　菖蒲　柴胡（去苗）　甘草（炙微赤，锉，以上各一分）　磁石（三分[34]，捣碎，水淘去赤汁）　麦门冬（半两，去心，焙）

右件药，捣细罗为散。每服，以葱白汤调下半钱，日二服，量儿大小，以意加减。

治小儿耳聋不差方。

生地黄（一寸半）　杏仁（七枚，汤浸，去皮）　巴豆（七枚，去皮）　印成盐（半两）

右件药，捣碎同研，堪圆即圆，如蕤核大，用发薄裹，内耳中，日一易之，若耳内痛，有水出即去药，未效再用之。

又方。

杏仁（汤浸，去皮）　甜葶苈　盐（各等分）

右件药，捣研如膏，以少许猪脂，和合，煎令稠，以绵裹如蕤核大，塞耳中，旦[35]易之。

又方。

松脂　菖蒲末（半两）　乌油麻（各半两）

右件药，相和，捣熟绵裹，如一豇豆大，塞于耳中，日一易之。

又方。

菖蒲末（一分）　杏仁（半两，汤浸去皮尖双仁，研如泥）

右相和，研令乳入，每用少许，绵裹内于耳中，日一易之。

又方。

右取葱白，于煻灰中煨令熟，以葱白头内耳中，日三易之。

又方。

篦麻子（十枚，去皮）　枣肉（七枚）

右件药，同捣如膏，每取蕤核大，绵裹内于耳中，日一易之。

又方。

右捣芥子令烂，以人乳和，绵裹少许，塞耳中，日一易之。

治小儿耳聋立效方。

右取自死白头地龙，内葱叶中，面裹蒸令熟，以汁沥著耳中，不过三度差。

治小儿耳疮诸方

夫小儿耳疮者，疮生于两耳，时差时发，亦有脓汁，如此，是风湿搏于血气所生，世亦呼之为月蚀疮也。

治小儿耳疮，及头疮，口边肥疮，蜗疮，并宜用白矾散方。

白矾（一两，烧灰）　蛇床子（一两）

右件药，同细研为散，干掺于疮上，立效。

治小儿耳内生疮，汁出方。

白矾灰（一钱[36]）　麝香（一字）

右件药，同研令细，少少掺于耳中。

治小儿因筑搕损耳，耳内有疮，汁出不止方。

右取胡桃，捣肉取油，用滴耳内，即止。

又方。

右取肉机土[37]垢，敷之良。

又方。

右烧马骨灰，细研敷之。

又方。

右鸡粪白炒黄为末，敷之佳。

治小儿聤耳诸方

夫耳者，宗脉之所聚，肾气之所通，小儿肾脏盛而有热，气上冲于耳，津液壅结，则生脓汁，亦有因沐浴，水入耳内，水湿停积，搏于血气，蕴结成热，亦令脓汁出，皆谓之聤耳，久不差，则变成聋也。

治小儿聤耳，汁出不止，白矾散方。

白矾灰（半两）　龙骨末（半两）　黄丹（半两，微炒）　麝香（一分）

右件药，同研令细，先以绵杖子，搌却耳中脓水，用散半字，分为两处，掺在耳内，日三用之，勿令风入。

治小儿耳聤久不差，黄连散方。

黄连（去须）　白蔹　赤石脂　龙骨　乌贼鱼骨（以上各半两）

右件药，捣细罗为散。以绵裹如枣核大，塞耳中，湿即更易之。

又方。

桂心（一分）　青羊粪（一分，炒令转色）

右件药，同细研为散，取一字，以绵裹塞耳中，差。

治小儿聤耳，恒出脓水，久不止，花燕脂散方。

花燕脂　白龙骨　白矾灰　白石脂（以上各半两）

右件药，都研如粉，用枣瓤和圆，如枣核大，以绵裹一圆，内耳中，日三换之。

又方。

黄连（三分，去须）　龙骨（三分[38]）　乌贼鱼骨（半两）

右件药，捣细罗为散，每取少许，以绵裹内于耳中，日三四度易之。

治小儿聤耳，有脓血，疼痛不止，白矾灰散方。

白矾灰　黄柏（锉）　乌贼鱼骨　龙骨（以上各半两）

右件药，捣细罗为散，以绵缠柳杖，搌去脓血尽，干掺药末于耳内，日二三用之。

治小儿聤耳，汁出，汁沾边生恶疮，瘜肉，宜用雄黄散方。

雄黄（半两，细研）　黄芩末（一分）　曾青（一分，细研）

右件药，都细研令匀，以绵裹豇豆大，塞耳中，日再[39]换之。

治小儿聤耳出脓水，黄矾散方。

黄矾（半两）　乌贼鱼骨（一分）　黄连（一分，去须）

右件药，捣罗为末，绵裹如枣核大，塞耳中，日三易之。

又方。

白矾灰（半两）　金箔（七片）　花燕脂（半两）

右件药，同研为末，每日三四度，掺少许于耳中。

治小儿通耳，白麻藍皮散方。

白麻藍皮（一两）　花燕脂（半两）

右件药，捣罗为末，满填耳孔中，经[40]一两度差。

又方。

右用生姜汁滴耳中，神验。

治小儿聤耳，密陀僧散方。

密陀僧　白矾灰　夜明砂（微炒，各一分）

右件药，都研令细，用少许干贴，日三上用之。

又方。

右以桑树上毒蜂房，炙黄，捣罗为散。空腹，以温酒调下半钱，大人服二钱。

又方。

右以陈橘皮，烧为灰，细研，取少许，绵裹塞耳中。

又方。

右取虫食荆子中白粉，以麻油调，滴于耳中，日再用。

又方。

右以硫黄末粉耳中，日一夜一即差。

又方。

右以青羊粪，曝干，以绵裹塞耳中。

又方。

右研韭汁点之，日二三度用[41]之。

又方。

右取鲞鱼枕，烧为灰，细研如粉，每用一字，内在耳中，日二上用。

又方。

右取狼牙草，捣罗为末，以轻疏生绢，裹塞耳中。

又方。

右以杏仁烂研为膏，以乱发裹塞耳中，日三易之。

又方。

右取釜下墨，绵裹塞耳中差。

治小儿百虫入耳诸方

治小儿百虫入耳方。

右以桃叶塞两耳即出。

又方。

右用好米醋灌少许，起行，即出。

又方。

右以生姜汁灌之，即出。

又方。

右捣韭汁灌之，即出。

又方。

右闭气，以芦管使人吹耳中，即出。

又方。

右捣蓝青汁以灌之，良。

又方。

右以葱涕灌耳中，即出。

又方。

右以铜钱二[42]七文，以猪膏四两煎之，良久将[43]用灌耳，即出。

又方。

右以两刀，于耳前相敲作声，虫即出。

治蚰蜒入耳方。

右熬胡麻，捣，以葛囊盛枕之，即出。

又方。

右以水银大豆许，泻入耳中，欹[44]卧，空[45]耳向下，击铜器，叩齿十下，即出，蚰蜒呼为土蛞，似蜈蚣，黄色细长者是也。

又方。

右以牛酪满耳灌之，即出，若入腹，食好酪一二[46]升，为黄水消出，不尽更服，神效。

治小儿飞虫入耳不出方。

白矾（如莲子大一块）　雄黄（如莲子大一块）

右件药研如面，以生油调，滴入耳中。

治小儿蚁[47]子入耳方。

右炙脂肉令香，安耳边，即出。

治蜈蚣入耳方。

右以桑树叶裹盐，炙令热，以掩耳，冷则换之。

治小儿喉痹诸方

夫小儿喉痹者，是风热之气，客于喉咽之间，与血气相搏，而结肿痛，甚者肿塞，饮粥不下，乃成脓血，若毒入于心，心烦闷，懊憹不可堪忍，如此者死也。

治小儿喉痹，肿塞不通，壮热烦闷，宜服犀角散方。

犀角屑　桔梗（去芦头）　络石叶　栀子仁　川升麻　甘草（炙微赤，锉，以上各一分）　马牙消（半两）　射干（半两）

右件药，捣粗罗为散。每服一钱，以水一小盏，煎至五分，去滓，不计时候，量儿大小，以意加减温服。

治小儿脾肺壅热，咽喉肿痛痹，射干散方。

射干　川升麻　百合　木通（锉）　桔梗（去芦头）　甘草（炙微赤，锉，以上各一分）　马牙消（半两）

右件药，捣粗罗为散。每服一钱，以水一小盏，煎至五分，去滓，不计时候，量儿大小，以意加减温服。

治小儿咽喉肿[48]塞，疼痛，升麻散方。

川升麻　木通（锉）　川大黄（锉，微炒）　络石叶　犀角屑　甘草（炙微赤，锉，以上各一分）　石膏（三分）　川朴硝（三分）

右件药，捣粗罗为散。每服一钱，以水一小盏，煎至五分，去滓，不计时候，量儿大小，以意加减温服。

治小儿喉痹疼痛，水浆不入，马牙消散方。

马牙消　马勃　牛黄（细研）　川大黄（锉，微炒）　甘草（炙微赤，锉，以上各一分）

右件药，捣细罗为散。不计时候，以新汲水调下半钱，更量儿大小，以意加减。

治小儿卒毒肿著咽喉，壮热妨乳方。

川升麻　射干　川大黄（锉，微炒，各一[49]分）

右件药，都细锉，以水一大盏，煎至五分，去滓，不计时候，温服半合，儿稍大者，以意加之。

又方。

马蔺子（半两）

右以水一中盏，煎至半盏，去滓，不计时候，量儿大小，分减温服。

又方。

右取牛蒡根，细锉捣汁，渐渐服之，验。

又方。

右以蛇蜕皮烧灰，细研为散，不计时候，用乳汁调下一字。

又方。

右以露蜂房烧灰，细研为散。不计时候，用乳汁调下半钱，看儿大小，以意加减。

治小儿咽喉痹肿，乳食难下，鲩鱼胆膏方。

鲩鱼胆（二枚） 灶底土（一分，研）

右件药，相和，调涂咽喉上，干即易之。

治小儿咽喉肿痛，塞闷方。

桑树上螗蜋[50]窠（一两，烧灰） 马勃（半两）

右件药，同研令匀，炼蜜和圆，如梧桐子大。三岁以下，每服煎犀角汤，研下三圆，三岁以上，渐渐加之。

治小儿瘿气诸方

夫小儿瘿气之状，颈下皮宽，内结突起垒垒然，亦渐长大，气结所成也。小儿啼未止，因以乳饮之，令气息喘，不得消散，故结聚成瘿也。

治小儿瘿气，胸膈噎塞咽粗，商陆散方。

商陆（一两，微炙） 昆布（一两，洗去咸味） 牛蒡子（三分） 射干 木通（锉） 海藻（洗去咸味） 羚羊角屑 杏仁（汤浸去皮尖双仁，麴[51]炒微黄，以上各半两）

右件药，捣粗罗为散。每服一钱，以水一小盏，入生姜少许，煎至五分，去滓，不计时候，量儿大小，分减温服。

治小儿瘿气，心胸壅闷，咽喉噎塞，木通散方。

木通（锉） 海藻（洗去咸味） 昆布（洗去咸味） 松萝 桂心 白蔹 （以上各半两） 蛤蚧（一两，炙微黄） 琥珀（三分）

右件药，捣细罗为散。每服，以牛蒡子煎汤，调下半钱，不计时候，量儿大小，以意加减服之。

治小儿瘿气肿闷，宜服昆布散方。

昆布（洗去咸味） 黄芪（锉） 麦门冬（去心，焙） 川大黄（锉，微炒） 陈橘皮（汤浸去白瓤，焙，以上各半两） 甘草（一分，炙微赤，锉） 杏仁（一分，汤浸去皮尖双仁，麸炒微黄）

右件药，捣粗罗为散。每服一钱，以水一小盏，煎至五分，去滓，量儿大小，不计时候，加减温服。

治小儿瘿气，肿结渐大，海藻散方。

海藻（洗去咸味） 海带 海蛤 昆布（洗去咸味） 木香（以上各半两） 金箔（三十片） 羊靥（三枚，微炙） 猪靥（三枚，微炙）

右件药，捣细罗为散。每服，以温酒调下半钱，量儿大小，以意加减，日三四服。

治小儿瘿气，心胸烦闷，半夏散方。

半夏（汤洗七遍，去滑） 海藻（洗去咸味） 龙胆（去芦头） 昆布（洗去咸味） 土瓜根 射干 小麦面（以上各一分）

右件药，捣细罗为散。每服，以生姜酒调下半钱，日三四服，量儿大小，以意加减。

治小儿瘿气，咽喉肿塞妨闷，木通圆方。

木通（锉） 昆布（洗去咸味） 干姜（炮裂，锉） 甜葶苈（隔纸炒令紫色，以上各半两） 羚羊角屑 人参（去芦头） 海藻（洗去咸味） 射干 槟榔（以上各一分）

右件药，捣罗为末，炼蜜和圆，如麻子大。不计时候，以温酒下十圆，量儿大小，以意加减。

治小儿瘿气，咽喉噎塞，陈橘皮圆方。

陈橘皮（汤浸，去白瓤，焙） 麦门冬（去心，焙） 赤茯苓 连翘 海藻（洗去咸味） 商陆（干者，以上各半两） 杏仁（一分，汤浸去皮尖双仁，麸炒微黄） 羊靥（三枚，炙黄） 槟榔（三分[52]）

右件药，捣罗为末，炼蜜和圆，如绿豆大。二三岁以温水下七圆，儿大者，绵裹一圆，如皂荚子大小，不计时候，含咽津。

又方。

羚羊角屑　昆布（洗去咸味）　桂心　木通（锉，以上各半两）　川大黄（一两，锉，微炒）

右件药，捣罗为末，炼蜜和圆，如麻子大。不计时候，以粥饮下七圆，量儿大小，临时加减。

又方。

昆布（洗去咸味）　海藻（洗去咸味）　诃黎勒皮　川大黄（锉，微炒，以上各半两）　枳壳（一分，麸炒微黄，去瓤）　木香（一分）

右件药，捣罗为末，炼蜜和圆，如麻子大。不计时候，以温酒下七圆，量儿大小，以意加减。

又方。

槟榔（一两）　海藻（半两，洗去咸味）　昆布（半两，洗去咸味）

右件药，捣罗为末，炼蜜和圆，如麻子大，不计时候，以温酒下七圆，量儿大小，加减服之。

又方。

羊靥（半两，炙令黄）　青橘皮（半两，汤浸去白瓤，焙）　烧银砂埚（半两）

右件药，捣罗为末，用糯米饭和圆，如绿豆大。不计时候，以温酒下五圆，量儿大小，加减服。

治小儿吐血诸方

夫小儿吐血者，是热气盛，而虚热乘于血，血性得热，则流散妄行，若气逆，即随气上，故令吐血也。

治小儿四五岁以上，非时吐血，犀角散方。

犀角屑　栀子仁　生干地黄　子芩　紫参　刺蓟（各一分）

右件药，捣粗罗为散。每服一钱，以水一小盏，煎至五分，去滓，不计时候温服，量儿大小，加减服之。

治小儿吐血不止，蒲黄散方。

蒲黄（一分） 伏龙肝（半两） 乱发灰（一分）

右件药，同研令匀细。不计时候，暖生地黄汁，调下半钱，量儿大小，加减服之。

治小儿吐血，心躁烦闷，茜根散方。

茜根（半两） 犀角屑 川升麻 川大黄（锉，微炒） 黄芩 甘草（炙微赤，锉，以上各一分）

右件药，捣粗罗为散。每服一钱，以水一小盏，入黑豆三十粒，淡竹茹半分，煎至六分，去滓，不计时候，量儿大小，以意加减温服。

又方。

刺蓟（自然汁，不限多少）

右件药，取汁一合，暖令温，不计时候，调下玄明粉半钱，量儿大小，以意加减。

又方。

黄连（一分，去须）

右件药，捣粗罗为散。每服一钱，以水一小盏，入豉二十粒，煎取五分，去滓，不计时候，量儿大小，以意加减温服。

又方。

右取蛇蜕皮，烧灰细研，不计时候，以乳汁调下一字，随儿大小，加减服之。

又方。

右取生地黄汁一合，暖令温，调下面尘半钱，不计时候，量儿大小，以意加减服之。

又方。

右以乱发，烧灰细研，每服，以温水调下一字。

治小儿鼻衄诸方

夫小儿经脉，血气有热，喜令鼻衄，夫血随气，循行经脉，通游腑脏，若冷热调和，行依其常度，无有壅滞，亦不流溢也。血性得寒，则凝涩结聚，得热，则流散妄行。小儿热气盛者，热乘于血，血随气发，溢于鼻者，谓之鼻衄。凡人血虚受热，则血失其常，发溢慢行，乃至发于七窍，谓之大衄也。

治小儿鼻衄，或唾血，升麻散方。

川升麻（半两）　羚羊角屑　甘草（炙微赤，锉）　黄芩　赤芍药（以上各一分）

右件药，捣粗罗为散。每服一钱，以水一小盏，入淡竹叶七片，煎至五分，去滓，入地黄汁半合，更煎一两沸，不计时候，量儿大小，分减温服。

治小儿鼻衄不止，生地黄煎方。

生地黄（半斤，取汁）　刺蓟（半斤，取汁）　杏仁（一两，汤浸去皮尖双仁，麸炒黄，别研）　阿胶（半两，捣碎，炒令黄燥，为末）　蜜（一合）

右件药，都入银锅中，以慢火熬为膏，不计时候，用新汲水，调下一钱，量儿大小，加减服之。

又方。

刺蓟（半两）　乱发灰（一分）　蒲黄（半两）

右件药，捣细罗为散。每服，以冷水调下半钱，不计时候，量儿大小，加减服之。

治小儿鼻衄心闷，桂心散方。

桂心（一分）　乱发灰（一分）　干姜（半分，炮裂，锉）

右件药，捣罗为散。不计时候，以冷水调下半钱，更随儿大小，以意加减。

治小儿卒热毒气攻脑，鼻衄，栀子仁散方。

栀子仁（一两）　槐花（半两，微炒）

右件药，捣细罗为散。不计时候，用温水调下半钱，量儿大小，以意加减。

治小儿鼻衄不止方。

乱发灰（半两）　伏龙肝（一两）

右件药，都研令匀，不计时候，以新汲水，调下半钱，量儿大小，以意加减。

又方。

刺蓟汁（二合）　地黄汁（一合）　生姜汁（少许）

右调和令匀，徐徐服半合，仍将滓塞鼻中，即差。

又方。

右炒桑耳令焦熟，捣细罗为散。不计时候，以冷水调下半钱，亦吹少许于鼻中，量儿大小，以意加减。

又方。

右以乱发烧为灰，细研，以少许吹鼻中差。

治小儿鼻塞诸方

夫小儿鼻塞者，此由肺气通于鼻，气为阳，诸阳之气，上荣头面，其气不宣利，受风冷之气，入于头脑，停滞鼻间，则气不宣利，结聚不通，故鼻塞也。

治小儿鼻不通，细辛膏方。

细辛（半两）　木通（半两）　辛夷（半两）　杏仁（三分，汤浸去皮尖双仁）

右件药，锉碎，以羊髓猪脂各三合，兼药相和，入于铫子内，慢火上熬，候药色黄赤，绞去滓，入瓷器中贮之，日三四度，以少许涂于鼻内。

治小儿囟气虚肿，鼻塞不通，白芷膏方。

白芷　细辛　木通　当归（以上各半两）

右件药，细锉，以羊髓四两，与药同入铫子内，慢火上熬，候白芷赤黄色，膏成，绞去滓，贮于瓷器内，日三四度，敷儿囟上，及内鼻中。

治小儿鼻塞不通，吃乳不得，木香膏方。

木香（半两）　零陵香（半两）　细辛（三分）

右件药，捣罗为末，用醍醐三合[53]，与药相和，入铫子内，慢火煎令极香，绞去滓，收瓷盒中，日三四度，取少许涂头上及鼻中。

治小儿鼻塞，及生瘜肉方。

木通（半两，锉）　细辛（半两）

右件药，捣细罗为散，以绵裹少许，内鼻中，日三易之。

治小儿头热，鼻塞不通方。

右取湿地龙粪，捻作饼子，贮囟门上，日三二易之。

又方。

羊髓（三两）　薰草（一两，锉）

右件药，于铫子中，慢火上熬成膏，去滓，入瓷器内贮之，日三四上，以膏摩背。

治小儿鼻干塞身热方。

右用韭根，捣取汁，澄清，每取少许，滴于两鼻中，日二用之。

治小儿鼻齆[54]诸方

夫小儿鼻齆者，由肺生[55]气，而通于鼻，而气为阳，诸阳之气，上荣头面，若上焦壅滞，风冷客于头脑，则气不通，冷气停滞，搏于津液，脓涕结聚，则鼻不闻香臭，谓之鼻齆也。

治小儿鼻齆，不闻香臭，龙脑散方。

龙脑（半钱，细研）　瓜蒂（十四枚）　赤小豆（三十粒）　黄连（二大茎，去须）

右件药，捣细罗为散，入龙脑，研令匀，每夜临卧时，以绿豆大，吹入鼻中，每用有少许清水出为效。

又方。

木通（锉）　细辛　附子（去皮脐，生用）　甘草（生用，各一分）

右件药，捣罗为末，炼蜜和圆，如梧桐子大。绵裹一圆内鼻中，日再用之。

治鼻齆生瘜肉方。

瓜蒂（三十枚）　细辛（一分）

右件药，捣细罗为散。以绵裹如小豆大，内鼻中，日二易之。

治小儿鼻多涕诸方

夫肺气通于鼻，若其脏为风冷所伤，冷随气乘于鼻，故使液涕不收也，夫津液涕唾，得热则干燥，得冷则流溢也。

治小儿肺脏伤冷，鼻流清涕，前胡散方。

前胡（半两，去芦头） 白茯苓（一分） 陈橘皮（半两，汤浸去白瓤，焙） 桂心（一分） 白术（一分） 人参（一分，去芦头） 细辛（一分） 甘草（一分，炙微赤，锉）

右件药，捣粗罗为散。每服一钱，以水一小盏，煎至五分，去滓，温服，日三四服，随儿大小，以意加减。

治小儿脑户伤于风冷，鼻内多涕，精神昏闷，甘菊花散方。

甘菊花 白术 防风（去芦头） 人参（去芦头） 细辛 白茯苓 甘草（炙微赤，锉，各一分）

右件药，捣粗罗为散。每服一钱，以水一小盏，入生姜少许，煎至五分，去滓，不计时候，量儿大小，以意分减温服。

治小儿肺塞，鼻多清涕，精神不爽，少欲乳食，人参散方。

人参（去芦头） 前胡（去芦头） 细辛 杏仁（汤浸去皮尖双仁，麸炒微黄） 桂心 甘草（炙微赤，锉，以上各一分）

右件药，捣粗罗为散。每服一钱，以水一小盏，入生姜少许、枣一枚，煎至五分，去滓，不计时候，量儿大小，加减温服。

治小儿冷风，拍著囟门，致鼻塞不通，宜以此方涂之。

麻油（二合） 细辛末（一两）

右件药，以油煎令微黑[56]色，入蜡半两，消后，令凝，每日三度，薄薄涂于囟上。

治小儿脑热鼻无涕诸方

夫小儿肺脏壅滞，内有积热，上攻于脑，则令脑热也。又肺气通于鼻，主于涕，若其脏有热，则津液干燥，故令无涕也。

治小儿脑热无涕，口干心躁，眠卧不安，宜服木通散方。

木通（锉） 川升麻 麦门冬（半两，去心，焙） 知母 犀角屑 杏仁（汤浸去皮尖双仁，麸炒微黄） 甘草（炙微赤，锉，以上各一分） 栀子仁（三枚）

右件药，捣粗罗为散。每服一钱，以水一小盏，煎至五分，去滓，不计时候，量儿大小，以意加减温服。

治小儿心肺壅热，脑干无涕，时有烦躁，牛黄散方。

牛黄（一分，细研） 黄连（半两，去须） 赤茯苓（半两） 犀角屑（半两） 铅霜（半两，细研） 麦门冬（一两，去心，焙） 朱砂（半两，细研） 马牙消（半两） 龙脑（半分，细研） 甘草（一分，炙微赤，锉） 川升麻（半两） 子芩（半两）

右件药，捣细罗为散，入研了药，都研令匀。不计时候，用温蜜水，调下半钱，量儿大小，以意加减。

治小儿肺壅，脑热，鼻干无涕，大肠秘涩，眠卧心躁，天门冬散方。

天门冬（半两，去心，焙） 桑根白皮（锉） 川升麻 枳壳（炒微黄，去瓤） 甘草（炙微赤，锉，以上各一分） 川大黄（半两，锉，微炒）

右件药，捣粗罗为散。每服一钱，以水一小盏，煎至五分，去滓，不计时候，量儿大小，分减温服。

治小儿肺心壅热，鼻干无涕，咽喉不利，少欲乳食，射干散方。

射干 川升麻 麦门冬（半两，去心，焙） 黄连（去须） 犀角屑 子芩 甘草（炙微赤，锉，以上各一分） 柴胡（半两，去苗）

右件药，捣粗罗为散。每服一钱，以水一小盏，煎至五分，去滓，量儿大小，不计时候，加减温服。

治小儿心肺气壅，脑热鼻干，心神烦躁，大小肠不利，犀角散方。

犀角屑　黄芪（锉）　麦门冬（半两，去心，焙）　赤芍药　枳壳（麸炒微黄，去瓤）　木通（锉）　甘草（炙微赤，锉，以上各一分）　川大黄（半两，锉，微炒）[57]

右件药，捣粗罗为散。每服一钱，以水一小盏，煎至五分，去滓，量儿大小，不计时候，加减温服。

治小儿脑热鼻干，宜用金顶散方。

地胆草（半两）　花消（一两）　地龙粪（半两）　黄柏（一分，锉）

右件药，捣细罗为散，以猪胆汁和，捏作饼子两枚，更牙[58]贴于囟门上。

治小儿脑热无涕，吹鼻散方。

蚺蛇胆（一分）　蟾酥（一小豆大）　硝石（一分）

右细研如粉，每取少许，吹入鼻中，尤良。

治小儿多涎诸方

夫小儿多涎者，是风热壅结，在于脾脏，积聚成涎也，若涎多，即乳食不下，涎沫结实，而生壮热也。

治小儿脾风多涎，心胸壅闷，不下乳食，昏昏多睡，铅霜散方。

铅霜（细研）　牛黄（细研）　半夏（汤浸七遍去滑）　龙脑（细研，以上各半分[59]）　白附子（炮裂）　马牙消　防风（去芦头）　朱砂（细研）　天竹黄（细研）　犀角屑　细辛　黄芩　甘草（炙微赤，锉，以上各一分）

右件药，捣细罗为散，入研了药，令匀。不计时候，用姜蜜温水，调下一字，更量儿大小，以意加减。

治小儿脾肺风热，膈上多涎，心神昏闷，少欲乳食，防风散方。

防风（去芦头）　羚羊角屑　黄芩　人参（去芦头）　枳壳（麸炒微黄，去瓤）　甘草（炙微赤，锉，以上各一分）　半夏（半分，汤浸七遍

去滑）

右件药，捣粗罗为散。每服一钱，以水一小盏，入生姜少许，煎至五分，去滓，不计时候，量儿大小，分减温服。

治小儿心脾壅热，多涎，牛蒡子散方。

牛蒡子　栀子仁　甘草（炙微赤，锉）　川硝　郁金　（以上各半两）　枳壳（一分，麸炒微黄，去瓤）

右件药，捣细罗为散，入龙脑半钱，同研令匀，不计时候，用薄荷温水，调下半钱，量儿大小，加减温服。

治小儿脾热，乳食不下，胸膈多涎，半夏圆方。

半夏（半分，生姜汤洗七遍，去滑）　皂荚子仁（半两）

右件药，捣罗为末，用生姜汁和圆，如麻子大。不计时候，以温水下三圆，随儿大小，以意加减。

又方。

右取未行牛口中沫，涂于儿口内效。

又方。

右以白羊粪少许，入水研取汁，涂儿口中效。

又方。

右取桑根白汁，涂于儿口内效。

又方。

右取鹿角末，炒令焦，更研令细，以清粥饮，调下一字。

又方。

右取牛噍草，绞取汁，少少与服之。

治小儿龟背诸方

夫小儿龟背者，由坐而稍早，为客风吹著脊骨，风气达于髓，使背高如龟之状也。

治小儿龟背，宜服麻黄圆方。

麻黄（三分，去根节）　桂心　独活　防风（去芦头）　赤芍药　川

大黄（锉，微炒）　枳壳（麸炒微黄，去瓤）　松花（以上各半两）

右件药，捣罗为末，炼蜜和圆，如绿豆大。每服，以粥饮下五圆，日三服，量儿大小，以意加减。

又方。

槟榔（半两）　川大黄（半两，锉，微炒）　桂心　前胡（去芦头）　防风（去芦头）　赤芍药　独活　诃黎勒皮　枳壳（麸炒微黄，去瓤）　麻黄（去根节，以上各一分）

右件药，捣罗为末，炼蜜和圆，如麻子大。每服，以粥饮下五圆，日三服，量儿大小，以意加减。

治小儿龟胸诸方

夫小儿龟胸者，缘肺热胀满，致使胸高如龟，又云，多食热奶，亦能致此也。

治小儿龟胸，肺热壅滞，心膈满闷，大黄圆方。

川大黄（三分，锉，微炒）　天门冬（去心，焙）　百合　杏仁（汤浸去皮尖双仁，麸炒微黄）　木通（锉）　桑根白皮（锉）　甜葶苈（隔纸炒令紫色）　川朴硝　（以上各半两）

右件药，捣罗为末，炼蜜和圆，如绿豆大。不计时候，以温水研破五圆服，量儿大小，加减服之。

又方。

甜葶苈（隔纸炒紫色）　杏仁（汤浸去皮尖双仁，麸炒微黄）　麻黄（去根节）　川大黄（锉，微炒，以上各半两）　桂心（一分）

右件药，捣罗为末，炼蜜和圆，如绿豆大。不计时候，以温水研下五圆，量儿大小，临时加减。

治小儿龟胸方。

右取龟尿，随多少，摩胸骨上，即差。

治小儿发不生诸方

夫足少阴为肾之经，其荣在发，小儿禀性少阴，血气不足，则发疏薄，亦有因疮而秃落者，皆由伤其气血，气血损少，不能荣于发，故令发不生也。

治小儿脑疳，头发连根作穗子，脱落不生，兼疮白秃，发不生者，并宜用生发神效黑豆膏方。

黑豆（三合）　苣藤（三合）　诃黎勒皮（一两）

右件药，捣罗为末，以水拌令匀，内于竹筒中，以乱发塞口，用糖灰内煨取油，贮于瓷器中，先以米泔皂荚汤洗头，拭干，涂之，日再用，十日生发。

又方。

葛根末　猪脂　羊脂　（以上各二两）

右件药，入铫子内，以慢火熬成膏，收于瓷盒中，每取一钱，涂摩头上，日再用，不过五七度效。

治小儿白秃，不生发，燥痛，宜用香薷煎方。

陈香薷（二两）　胡粉（一两）　猪脂（半两）

右件药，以水一大盏，煎香薷，取汁三分，去滓，入胡粉猪脂相和，令匀，涂于头上，日再用之。

治小儿头秃不生发，苦痒，蔓菁子散方。

右取蔓菁子，捣为末，以猪脂调涂于秃处，佳。

又方。

右用贯众烧灰，细研，以油调敷之。

又方。

右用鲫鱼一头，烧灰，研为末，酱汁和敷之。

又方。

右取楸叶中心嫩者，捣绞取汁，涂之。

又方。

右用麻子一升，熬黑，压取脂，敷头上良。

又方。

右用盐汤洗之，生油和蒲苇灰敷之。

又方。

右用雁脂敷之。

治小儿齿不生诸方

夫小儿齿不生者，由骨之所终，而为髓之所养也，小儿有禀气不足者，则髓不能充于齿骨，故齿久不生也。

治小儿齿不生，或因落不生方。

右取牛粪中黑豆，二七粒，小开去头上皮，以此豆头开处，注齿根上，时时用之，当效。

又方。

雄鼠粪（三七枚）

右件药，每日用鼠粪一枚，齿根上拭，至二十一日当生。

又方。

右取路旁遗却相[60]粒，于齿落处，点二七下，其齿自生，神效。

治小儿语迟诸方

夫小儿四五岁不能语者，凡人之五脏，有五声，心之声为言，由在胎之时，其母卒有惊怖，内动于儿脏，邪气乘其心，侠[61]心气不和故也。

治小儿心气不足，舌本无力，令儿语迟，芍药散方。

赤芍药（一两）　黄芪（三分，锉）　犀角屑（半两）　槟榔（半两）　甘草（半两，炙微赤，锉）

右件药，捣粗罗为散。每服一钱，以水一小盏，煎至五分，去滓，量儿大小，不计时候，分减温服。

治小儿诸病后，六七岁不能语，鸡头圆方。

雄鸡头（一枚，烧灰） 鸣蝉（三枚，微炒） 甘草（半两，炙微赤，锉） 川大黄（一两，锉，微炒） 麦门冬（一两，去心，焙） 当归（三分，锉，微炒） 黄芪（三分，锉） 芎䓖（三分） 远志（半两，去心） 木通（半两，锉） 人参（一两，去芦头）

右件药，捣罗为末，炼蜜和圆，如绿豆大。每服，以粥饮下五圆，量儿大小加减，不计时候服之。

治小儿五六岁不语者，为心气不足，舌本无力，发转不得，亦云风冷伤于少阴之经，是以舌难发于五音，故至时不语，菖蒲圆方。

菖蒲（半两） 人参（半两，去芦头） 黄连（半两，去须） 丹参（三分） 麦门冬（一两，去心，焙） 天门冬（一两，去心，焙） 赤石脂（三分）

右件药，捣罗为末，炼蜜和圆，如绿豆大。每服，以温水研下五圆，量儿大小，不计时候，加减服之。

又方。

右用赤小豆捣罗为末，以酒和涂于舌上即语，神效。

治小儿行迟诸方

夫小儿行迟者，是肝肾气不足，致骨气虚弱，筋脉无力，故行迟也。

治小儿十岁已来，血脉不流，筋脉缓弱，脚膝无力，不能行步，宜服生干地黄圆方。

生干地黄 当归（锉，微炒） 防风（去芦头） 酸枣仁（微炒） 赤茯苓 黄芪（锉） 芎䓖 羚羊角屑 羌活 甘草（炙微赤，锉） 桂心 （以上各半两）

右件药，捣罗为末，炼蜜和圆，如绿豆大。食前，以温酒下十[62]圆，更量儿大小，加减服之。

治小儿五六岁不能行者，骨气虚，筋脉弱，宜服益肝肾二脏，羚羊角圆方。

羚羊角屑　虎胫骨（涂醋，炙令黄）　生干地黄　酸枣仁（微炒）　白茯苓（以上各半两）　桂心　防风（去芦头）　当归（锉，微炒）　黄芪　（以上各一分）

右件药，捣罗为末，炼蜜和圆，如绿豆大。每于食前，以温酒研破五圆，服之。

治小儿四五岁不行方。

右取葬家未闭户时，盗取其饭，以哺儿，不过三日即行，勿令人知。

治小儿卒腹皮青黑诸方

夫小儿因汗，腠理则开，而为风冷所乘，冷搏于血，随肌肉虚处停之，则血气沉涩，不能荣其皮肤，而风冷客于腹皮故青黑也。

治小儿卒腹痛，皮青黑，宜用此方。

右以酒和胡粉涂上，若不急治，必死。

治小儿卒腹皮青黑，不能喘息，宜急用此方。

女青（一两）

右捣细罗为散，不计时候，以温酒调下半钱，更量儿大小，以意加减。

又方。

苦参（一两，锉）

右捣细罗为散，不计时候，以醋汤调下半钱，量儿大小，以意加减。

又方。

右取烂棺木半两，以醋一中盏，煎至六分，去滓，温服半合，量儿大小，加减服之。

又方。

右取荆子捣，入少水，绞取汁，暖服半合，量儿大小，以意加减。

治小儿手拳不展诸方

夫小儿手拳者，由在胎之时，其母脏腑气虚，为风冷所乘，儿生之后，肝气不足，致筋脉挛缩，不得申展，故令手拳不展也。

治小儿手拳不展，是肝气不足，内伤风邪，宜服薏苡仁散方。

薏苡仁（三分） 当归（一分，锉，微炒） 秦艽（半两，去苗） 防风（半两，去芦头） 酸枣仁（半两，微炒） 桂心（一分） 甘草（半两，炙微赤，锉）

右件药，捣粗罗为散。每服一钱，以水一小盏，煎至五分，去滓，量儿大小，分减，不计时候服之。

治小儿手不展，是风邪滞气所客，令荣卫不通，宜服羚羊角散方。

羚羊角屑 羌活 五加皮 白鲜皮 桂心（以上各一分） 麻黄（半两，去根节） 甘草（半分，炙微赤，锉）

右件药，捣粗罗为散。每服一钱，以水一小盏，煎至五分，去滓，量儿大小，分减，不计时候温服。

又方。

麻黄（半两，去根节） 桂心 赤芍药 羌活 细辛 甘草（炙微赤，锉，以上各一分）

右件药，捣粗罗为散。每服一钱，以水一小盏，煎至五分，去滓，不计时候，量儿大小，分减温服。

治小儿脚拳不展诸方

夫小儿脚拳者，由在胎之时，其母脏腑内有积冷，为风邪所乘，儿生之后，肾气不足，气血未荣，故令脚指拳缩不展也。

治小儿脚不展，指拳缩，宜服当归散方。

当归（锉，微炒） 麻黄（去根节，各半钱） 羌活 酸枣仁（微炒） 人参（去芦头） 杜仲（去粗皮，微炙，锉） 桂心（以上各一分）

右件药，捣粗罗为散。每服一钱，以水一小盏，入生姜少许，煎至五分，去滓，量儿大小，乳食前分减服之。

治小儿脚拳不展，筋急干细，山茱萸散方。

山茱萸 羌活 薏苡仁 桂心 羚羊角屑 当归（锉，微炒） 甘草（炙微赤，锉） 黑豆（炒熟） 白茯苓 防风（去芦头，以上各一分） 生干地黄（半两） 麻黄（半两，去根节）

右件药，捣粗罗为散。每服一钱，以水一小盏，煎至五分，去滓，每于乳食前，量儿大小，分减温服。

治小儿脚指拳缩，宜服生干地黄圆方。

生干地黄（半两） 郁李仁（半两，汤浸，去皮尖，微炒） 牛膝（去苗） 防风（去芦头） 桂心 海桐皮 羌活 白茯苓 薏苡仁（以上各一分）

右件药，捣罗为末，炼蜜和圆，如绿豆大。每于乳食前，以温酒下七圆，量儿大小，加减服之。

【校注】

① 钱：日本抄本作“两”字。

② 箱：日本抄本作“葙”字，义胜。

③ 温：日本抄本作“汤”字。

④ 钱：日本抄本作“两”字。

⑤ 钱：日本抄本作“分”字。

⑥ 钱：日本抄本作“合”字。

⑦ 钱：日本抄本作“分”字。

⑧ 钱：日本抄本作“分”字。

⑨ 一：日本抄本作“二”。

⑩ 玉箸：日本抄本作“筋”字。

⑪ 亦：日本抄本作“赤”字。

⑫ 钱：日本抄本作“分”字。

⑬ 分：日本抄本作“两”字。

⑭ 钱：日本抄本作“两”字。

⑮ 研：日本抄本作“碎”字。

⑯ 钱：日本抄本作“分”字。

⑰ 晾：目不明也。

⑱ 脱：日本抄本作“晚”字，义长可从。

⑲ 物：日本抄本作“效”字。

⑳ 绿：据文义当为“缘”字。

㉑ 两：日本抄本作“分”字。

㉒ 合：日本抄本作“分”字。

㉓ 龙脑：日本抄本作“熊胆”二字。

㉔ 二：日本抄本作“三”。

㉕ 钱：日本抄本作“分”字。

㉖ 钱：日本抄本作“分”字。

㉗ 钱：日本抄本作“分”字。

㉘ 钱：日本抄本作“分”字。

㉙ 钱：日本抄本作“分”字。

㉚ 温：日本抄本作“之”字。

㉛ 一钱：此二字底本无，据人卫本补。

㉜ 合：日本抄本作“含”字。

㉝ 齿：日本抄本作“随”字。

㉞ 分：日本抄本作“两”字。

㉟ 旦：日本抄本作“日一”二字。

㊱ 钱：日本抄本作“分”字。

㊲ 机土：日本抄本作“机上”二字。据文义疑为“案上”二字。

㊳ 分：日本抄本作“合”字。

㊴ 再：日本抄本作“两”字。

㊵ 经：日本抄本作“注”字。

㊶ 用：日本抄本作“治”字。

㊷ 二：日本抄本作“一”。

㊸ 将：日本抄本作“时”字。

㊹ 攲（qī 期）：倾斜。

㊺ 空：日本抄本作“定”字。

㊻ 一二：日本抄本作“二”。

㊼ 蚁：日本抄本作“蛾”字。

㊽ 肿：日本抄本作“壅”字。

㊾ 一：日本抄本作“二”。

㊿ 蝳蜋：亦作“螳螂”。

51 麴：日本抄本作“麸”字。

52 三分：此二字底本无，据人卫本补。

53 合：日本抄本作“分”字。

54 齆（wèng 瓮）：因鼻孔堵塞而发音不清。

55 生：日本抄本作“主”字。

56 黑：日本抄本作“黄”字。

57 犀角屑 黄芪（锉） 麦门冬（半两，去心，焙） 赤芍药 枳壳（麸炒微黄，去瓤） 木通（锉） 甘草（炙微赤，锉，以上各一分） 川大黄（半两，锉，微炒）：此方有二个“川大黄”，重复，已删。

58 牙：据文义疑为“互”。

59 分：日本抄本作“两”字。

60 相：日本抄本作“稻”字。

61 侠：日本抄本作“使”字。

62 十：日本抄本作“五”。

卷第九十

治小儿痈疮诸方

夫小儿六腑不和，寒气客于皮肤，搏于血，则壅遏不通，稽留于经络之间，结肿而成痈，其状肿，上皮薄而泽是也。热气乘之，热盛于寒，热盛则肉血腐，则化为脓，若脓溃之后，其疮不差，故曰痈疮也。

治小儿痈肿成疮，脏腑壅滞，犀角散方。

犀角屑（半两） 麦门冬（三分，去心，焙） 玄参（半两） 赤芍药（半两） 荠苨（半两） 葳蕤（半两） 川升麻（半两） 甘草（一分） 红雪（半两）

右件药，捣粗罗为散。每服一钱，以水一小盏，煎至五分，去滓，入竹沥半合，更煎一两沸，量儿大小，不计时候，分减服之。

治小儿心肺热毒，攻于诸处，生痈疮，及项腋下有结核，烦热疼痛，不得睡卧，宜服吴蓝叶散方。

吴蓝叶（半两） 黄芩（一分） 大青（一分） 犀角屑（半两） 玄参（半两） 川升麻（半两） 栀子仁（半两） 川大黄（三分，锉，微炒） 黄芪（半两，锉） 连翘子（半两） 甘草（半两）

右件药，捣粗罗为散。每服一钱，以水一小盏，煎至五分，去滓，量儿大小，不计时候，分温服。

治小儿痈疮，及丹毒疮疖，漏芦散方。

漏芦（一分） 麻黄（一分，去根节） 连翘（一分） 川升麻（一分） 黄芩（一分） 白蔹（三分） 川芒硝（一分） 川大黄（一两，

锉，微炒）

右件药，捣粗罗为散。每服一钱，以水一小盏，煎至五分，去滓，量儿大小，不计时候，分减温服。

治小儿痈疮脓溃[①]，数日不止，致体虚烦热，头痛昏闷，黄芪散方。

黄芪（半两，锉） 防风（半两，去芦头） 川升麻（半两） 羚羊角屑（半两） 芎䓖（一分） 甘草（半两） 地骨皮（半两） 人参（半两，去芦头） 白茯苓（半两） 石膏（一两）

右件药，捣粗罗为散。每服一钱，以水一小盏，煎至五分，去滓，量儿大小，不计时候，分减温服。

治小儿痈疮，脓水出不尽，心中烦闷不已，麦门冬散方。

麦门冬（三分，去心，焙） 紫葛（半两，锉） 黄芪（半两，锉） 川升麻（半两） 犀角屑（半两） 甘草（半两，炙微赤，锉） 木通（半两，锉）

右件药，捣粗罗为散。每服一钱，以水一小盏，煎至五分，去滓，量儿大小，不计时候，分减温服。

治小儿痈疮，脏腑壅热太过，心神烦闷，大小便不通，大黄散方。

川大黄（半两，锉碎，微炒） 川升麻（半两） 栀子仁（一[②]分） 川朴硝（半两） 葵子（半两）

右件药，捣粗罗为散。每服一钱，以水一小盏，煎至五分，去滓，温服，以利为度，更量儿大小，加减服之。

治小儿痈疮，脏腑涩滞，大麻仁圆方。

大麻仁（二两） 木香（半两） 枳壳（半两，麸炒微黄，去瓤） 牛蒡子（一两，微炒） 甘草（半两，炙微赤，锉） 川大黄（一两，锉碎，微炒）

右件药，捣罗为末，炼蜜和圆，如绿豆大。每服，以熟水下一十圆，以利为度，更量儿大小，加减服之。

治小儿痈疮[③]，肿毒热赤疼痛，消肿散方。

川大黄（三分） 杏仁（三分，汤浸，去皮，别研） 蓝花（三分）

右件药，捣细罗为散，入杏仁，以新汲水和，稀稠得所，旋取涂疮肿上，干即易之，以效为度。

治小儿痈疮肿方。

益母草（不限多少，锉碎）

右捣取汁，每服半合，量儿大小，加减服之，更以滓敷痈疮上良。

又方。

右鸡羽毛七[④]枚，烧灰细研，以水调服之，即溃。

又方。

右伏龙肝末，以好醋调作膏，涂于故帛上，贴之。

又方。

右地松烂捣敷之，干即易之。

又方。

右以马齿苋烂捣敷之。

又方。

右赤小豆末，以鸡子白和涂之。

又方。

右地龙粪，以新汲水调涂之。

又方。

右龙葵菜，烂捣敷之。

又方。

右鸡肠草，烂捣敷之。

又方。

右芸苔叶，烂捣敷之。

又方。

右景天叶，烂捣敷之。

又方。

右猪脑涂纸上贴之，干即易之，日数易之。

又方。

右芥子烂研，水调涂纸上，贴之。

又方。

右姜石末和蒜，捣封上，日二易之。

又方。

右马鞭草，捣敷上，即头出。

治小儿疽诸方

夫小儿五脏不调，则生疽，亦是寒客皮肤，折于血气，血气痞涩不行，结聚所成，大体与痈相似，所可为异，其皮上如牛领之皮，而硬是也。痈则浮浅，疽则深也，至于变败脓溃，重于痈也，伤骨烂筋，遂致死矣⑤。

治小儿热毒生疽，肿硬疼痛，及赤白诸丹毒疮疖，并宜服漏芦散方。

漏芦（半两）　麻黄（半两，去根节）　连翘（半两）　川芒硝（半两）　川升麻（三分）　枳实（三分，麸炒微黄）　黄芩（三分）　白蔹（三分）　甘草（三分）　川大黄（二两，锉碎，微炒）　赤芍药（三分）

右件药，捣粗罗为散。每服一钱，以水一小盏，煎至五分，去滓，量儿大小，不计时候，分减服之。

治小儿热毒疽肿，及赤白诸丹毒肿，或生瘰疬疮疖，身中风胗瘙痒，木香散方。

木香（一分）　薰陆香（一分）　沉香（一分）　鸡骨香（一分）　黄芩（一分）　麻黄（一分，去根节）　连翘（半两）　海藻（半两，洗去咸味）　射干（半两）　川升麻（半两）　枳实（半两，炒微黄）　牛蒡子（半两，微炒）　川大黄（二两，锉碎，微炒）

右件药，捣粗罗为散。每服一钱，以水一小盏，煎至五分，去滓，入竹沥半合，更煎三两沸，放温，量儿大小，不计时候，分减温服。

治小儿疽肿，及疮疖，身体壮热，口干心躁，黄芪散方。

黄芪（半两，锉）　连翘（半两）　川升麻（半两）　玄参（一分）　丹参（一分）　露蜂房（一分，微炙）　枳壳（半两，麸炒微黄，去瓤）　甘草（一分，炙微赤，锉）

右件药，捣粗罗为散。每服一钱，以水一小盏，煎至五分，去滓，放温，量儿大小，分减服之。

治小儿疽毒肿硬，壮热，大渴，犀角散方。

犀角屑（三分）　葛根（半两，锉）　麦门冬（一两，去心，焙）

川升麻（半两）　木香（半两）　黄芪（半两，锉）　黄芩（半两）　甘草（半两，炙微赤，锉）

右件药，捣粗罗为散。每服一钱，以水一小盏，煎至五分，去滓，放温，量儿大小，分减服之。

治小儿疽毒肿坚硬，疼痛，攻冲四畔焮赤，宜用抽热毒，消肿气消水膏方。

羊桃根（一两，锉）　川大黄（一两，锉，生用）　黄芩（半两）　赤小豆（半合）　黄柏（半两，锉）　绿豆粉（半两）

右件药，捣粗罗为散。用芸苔菜，捣取自然汁，以蜜少许相和，调药令稀稠得所，看四畔肿赤处大小，剪生绢上匀摊，可厚一钱，贴之，干即换之。

治小儿疽肿穴后，及恶疮肿，脓水虽较[6]，肌肉不生，宜敷密陀僧散方。

密陀僧（一两）　黄连（三分，去须）　槟榔（三分）

右件药，捣细罗为散，用掺疮上，日三服之。

治小儿疽疮久不差，宜贴松脂饼子方。

松脂（一两）　黄[7]陆香（一两）

右件药，合捣，内少许盐为饼子，贴于疮上，汁出尽，即差。

治小儿疽已溃，黄连散方。

黄连（半两，去须）　黄柏（半两，锉）　地榆（半两，锉）　白芷（半两）

右件药，捣细罗为散，每用鸡子白调涂，于故细布上贴之。

又方。

白芷（半两）　黄连（半两，去须）　地榆（半两，锉）　白蔹（半两）

右件药，捣细罗为散，每用鸡子白调涂，于故细布上，贴疮，日三四度换之。

治小儿疽肿结硬，已成脓，未成脓，贴熁方。

鹿角屑（二两[8]，烧炙）　白蔹（一两）　粗理黄石（三两，烧赤，以醋淬九遍）

右件药，捣细罗为散，以醋调稀稠得所，厚涂之，干即更涂，五七度即效。

又方。

右用蛇蜕皮贴之，经宿自消。

又方。

右以商陆烂捣敷之。

又方。

右芫花捣罗为末，水和如膏涂之。

又方。

右蛴螬研涂之，鳗鲡鱼胆汁及血，各用涂之，并效。

治小儿毒肿诸方

夫小儿毒肿之候，与风肿不殊，时令人壮热，其邪毒盛者，则入腹，令人赤色，恶寒，心烦闷而呕逆，气急腹满，有如此状，宜速疗之，不尔，即杀人也。

治小儿毒肿，壮热烦闷，犀角散方。

犀角屑（半两）　川大黄（一两，锉碎，微炒）　露蜂房（一分，微黄[⑨]）　川升麻（半两）　麦门冬（半两，去心，焙）　连翘（一分）　川朴硝（一分）　牛蒡子（一分，微炒）　甘草（一分，炙微赤，锉）　枳壳（三分，麸炒微黄，去瓤）　黄芪（半两，锉）

右件药，捣粗罗为散。每服一钱，以水一小盏，煎至五分，去滓，量儿大小，不计时候，分减温服。

治小儿壅热在脏，皮肤毒肿，或生疮疖，心神烦躁，大小便不利，漏芦散方。

漏芦（半两）　白蔹（半两）　黄芩（半两）　麻黄（半两，去根节）　知母（半两）　枳实（半两，麸炒微黄）　川大黄（半两，锉碎，微炒）　川升麻（半两）　犀角屑（半两）　赤芍药（半两）　川芒硝（半两）　甘草（半两，炙微赤，锉）

右件药，捣粗罗为散。每服一钱，以水一小盏，煎至五分，去滓，放温，量儿大小，不计时候，分减服之。

治小儿热毒肿，恐恶毒气入腹，取利，以泄毒气，麝香散方。

麝香（半分，细研） 木香（半两） 沉香（半两） 独活（半两） 桑寄生（一两） 射干（半两） 犀角屑（半两） 川大黄（一两，锉碎，微炒） 甘草（半两，炙微赤，锉）

右件药，捣粗罗为散。每服一钱，以水一小盏，煎至五分，去滓，放温，量儿大小，不计时候，分温服之。

治小儿诸毒肿，升麻膏方。

川升麻（二两） 白蔹（二两） 漏芦（二两） 川大黄（一两，锉碎，微炒） 川芒硝（二两） 黄芩（二两） 蛇衔草（三两） 蒴藋（四两） 栀子仁（一两）

右件药，都细锉，用酒浸一宿后，以猪脂三斤，煎诸药，色焦黄，即膏成，以绵滤去滓，倾于不津器中，于毒肿处涂之，即消。

治小儿热毒肿，贴熁木香散方。

木香（一两） 紫葛（一两，锉） 紫檀香（一两） 川朴硝（一两） 赤小豆（一合） 川升麻（半两） 白蔹（半两） 白矾（半两，烧灰）

右件药，捣细罗为散，用水调如稀糊，量肿大小贴之，日二易之。

治小儿热毒肿，解风热，肿令内消，大黄散涂敷方。

川大黄（半两） 槟榔（半两） 川芒硝（半两） 黄连（半两，去须） 黄柏（半两） 雄黄（半两，细研） 赤小豆（半两）

右件药，捣罗为末，用蜜水调涂患处，日三上。

治小儿身上毒肿，肉色赤热，宜用贴熁方。

硝石（半两） 川大黄（半两） 绿豆（半两）

右件药，捣细罗为散。每使时，量肿大小，取萶莛根，研汁，调涂肿上，如有头，即以膏药当心贴之，四畔使散熁之，若无萶莛，用鸡子白，或以车前根叶代之。

治小儿热毒肿，忽发头项胸背，发即封之，不成脓方。

生地黄（切，一升） 豆豉（三两） 川芒硝（五两）

右件药，都捣令熟，以敷肿上，厚二分已来，日六七度，敷之效。

治小儿一切毒肿方。

川朴硝（一两）　川大黄（一两）

右件药，捣细罗为散。每用冷水，调涂于肿处，干即更涂，以毒肿消散为度。

又方。

蔓菁根（一两，干者）　芸苔根（一两，干者）

右件药，捣细罗为散，以鸡子清调涂之。

又方。

商陆（一两）　芸苔叶（一两）

右件药，捣令烂熟，贴于肿处，频易之效。

治小儿疖诸方

夫小儿肿结，长一寸至二寸，名之为疖，不似痈热痛，久则脓溃，捏脓血尽便差，亦是风热之气，客于皮肤，血气壅结所成，凡痈疖捏脓不尽，而疮口便合，其恶汁在里，虽差，终能更发，皆变成瘘也。

治小儿初生疮疖，五脏壅热，宜服大黄散方。

川大黄（半两，锉碎，微炒）　栀子仁（一分）　黄芩（半两）　川升麻（半两）　甘草（一分，生用）

右件药，捣粗罗为散。每服一钱，以水一小盏，煎至五分，去滓，放温，量儿大小，分减服之，以利为度。

治小儿热毒气壅，外攻皮肤生疖，赤肿焮痛，或时烦热，少得睡卧，犀角圆方。

犀角屑（三分）　川升麻（半两）　黄芩（半两）　玄参（半两）　黄芪（半两，锉）　人参（半两，去芦头）　皂荚（一两，去皮，涂酥，炙令黄焦，去子用）　坐拏（半两）　川大黄（一两，锉碎，微炒）

右件药，捣罗为末，炼蜜和捣三百杵，圆如麻子大。每服，以生甘草汤下七圆，量儿大小，加减服之。

治小儿虚热，消疮疖地黄圆方。

生干地黄（一两）　桂心（半两）　川大黄（一两，锉碎，微炒）

赤芍药（半两） 赤茯苓（半两） 王不留行（半两） 甘草（一分，生用）

右件药，捣罗为末，炼蜜和圆，如绿豆大。每服，以熟水下七圆，量儿大小，加减服之。

治小儿疮疖初生，热气始结，疼痛妨闷，涂之便令内消，硝石散方。

硝石（半两） 紫檀香（半两，锉） 甜葶苈（一分，生用） 莽草（一分） 川大黄（半两） 白药（一分） 白蔹（半两）

右件药，捣细罗为散。以浆水和稀稠得所，用竹篦子涂于肿上，干即易之，以热退肿消为度。

治小儿软疖，乳香膏方。

乳香（半两） 腻粉（一分[10]） 油（一两） 黄蜡（半两） 松脂（一分） 密陀僧（一分，细研）

右件药，先取油煎蜡松脂乳香，洋后，下粉密陀僧，调和成膏，看疖大小，摊膏于故帛上贴之。

治小儿软疖，赤肿疼痛不可忍方。

天灵盖（一枚，涂酥，炙黄） 麻鞋底（一只，多年故者，烧）

右件药，捣细罗为散。每使，以油调涂之。

治小儿软疖，虽出脓水，热痛不止方。

赤小豆（四十九粒） 乳香（半分） 腻粉（半两）

右件药，捣细罗为散。先去脓水，后掺散药于疮上，立效。

又方。

右以油麻子炒热，烂嚼敷之。

治小儿软疖，有脓不穴，宜用此方。

巴豆（一粒） 豆豉（五十粒） 葱白（一寸）

右件药，同研令烂，涂在疖上，别以醋面糊封之。

治小儿软疖立效方。

石灰（半两） 干姜（半两，生用）

右件药，捣细罗为散。以生油和捏作碗子，罨[11]在疖上，立差。

又方。

百[12]草霜（半两） 盐花（半两） 黄柏（一分，锉） 乳香（一分）

寒食面（半两）

右件药，捣细罗为散。 每以醋和涂于故帛上，贴之。

又方。

豆豉（半两）　盐（半两）　葱白（七茎，细切）

右件药，都捣作饼子，量疮贴之。 如疮大，即以大艾炷灸之，效。

又方。

生椒末　面　伏龙肝（以上各等分）

右件药，细研为散，以醋和封之，干即易之效。

又方。

狗头骨（炙令黄）　芸苔子（等分）

右件药，捣细罗为散，以醋调涂之。

治小儿疮疖，焮热方。

右取半夏末，以水调涂之，干即更涂。

又方。

右以葛蔓，烧灰细研，封之。

治小儿疖无头者方。

右取鼠粘叶，烂捣敷之。

又方。

右雀粪细研，水调敷之。

又方。

右以葵子一枚，以水下之，即有头。

治小儿头疮诸方

夫小儿头疮者，由脏腑有热，热气上冲于头，而复有风湿乘之，湿热相搏，折于血气，而变生疮也。

治小儿头疮，经年不差，松脂膏方。

松脂（一两半）　川大黄（一两）　苦参（一两，锉）　黄连（一两半，去须）　胡粉（一两）　黄芩（一两）　水银（一两）　白矾（半

两）　蛇床子（三分）

右件药，捣罗为末，以腊月猪膏，和研水银星尽，以瓷盒盛，每使，可疮涂之效。

治小儿头上生恶疮方。

人粪灰（半两）　狗粪灰（半两）　猪粪灰（半两）　皂荚灰（半两）　香豉（半两，炒令微焦）　白矾灰（半两）

右件药，捣细罗为散。每使，量疮以生油调涂之，日一易，以差为度。

治小儿头疮久不差，恶汁出不断方。

黄连（一两，去须）　黄柏（一两，锉）　白矾（一两，烧灰）　蛇床子（半两）　胡粉（三分）

右件药，捣细罗为散。以熬成猪脂调如膏，日二涂之效。

治小儿头疮，及恶疮方。

香豉（二合）　麻油（二合）　臭黄（半两）　葱白（四两，细切）

右件药，先煎油令熟，入香豉等，熬令烟出，熟捣贴于疮上，以物密裹之，效。

又方。

黄连（一两，去须）　吴茱萸（半两，生用）　腻粉（半两）　杏仁（半两，汤浸，去皮）　麻油（一合）

右件药，捣罗为末，入麻油杏仁同研如膏，每涂药时，先以盐浆水洗了，拭干，涂于疮上，日二用之。

治小儿头疮久不差，青砂散方。

水银（一分，以少枣肉研令星尽）　硫黄（一分）　狗头骨（半两，烧灰）　川椒（一分，去目）　腻粉（一分）　缩砂（一分，去皮）　竹叶（半两，烧灰）

右件药，捣细罗为散，研入水银令匀，以生油调涂之，立效。

治小儿头上生恶疮，及瘑疮，软疖，并宜敷胡粉散方。

胡粉（一分）　黄连（一两，去须）　糯米（二十一粒）　赤小豆（十四粒）　吴茱萸（半分）　水银（一两，点少许水入胡粉研令星尽）

右件药，捣罗为末，即以麻油和诸药，调匀涂之。

治小儿赤疮，浑头面及胸上作片，人不识者，宜用水银膏方。

水银（一两）　松脂（一两）　腻粉（一分）　土蜂窠（一两半）　黄柏（一两半，锉）　川大黄（一两半）

右件药，除水银腻粉外，捣罗为末，以炼成猪脂半斤，煎成膏，似稀面糊，放冷，取水银腻粉于掌中以唾调如青泥，后可入膏中相合，搅令匀，涂于疮上，不过三两上差。

治小儿头疮经年不差，差而复发，宜用雄黄膏方。

雄黄（一两，细研）　雌黄（一两，细研）　黄柏（一两）　黄芩（一两）　姜黄（一两）　白芷（一两）　当归（一两）　木香（一两）

右件药，除雄黄雌黄外，并细锉，用头醋浸一[13]宿，以猪脂一斤，煎候匀[14]芷色赤黄，膏成去滓，入水银一两，以唾于掌中研令星尽，入膏内，搅令匀，次入雄黄雌黄等末又搅之，用瓷盒盛。每使，先以盐浆水洗疮令净，拭干，以膏涂之。

治小儿头疮，紫草膏方。

紫草（二两，去无色枝秆，捣末）　马肠根（一两，捣末）　杏仁（一两，汤浸去皮，研）　吴茱萸（一分，捣碎）　雄黄（一分，细研）　清麻油（八两）

右件药，先以麻油，于一净铛内煎，下杏仁茱萸入于铛中，徐徐煎三两沸，即去火，以生绢滤去滓，次入紫草马肠根等末又煎五七沸，再滤去滓，看膏稠稀得所，入雄黄末，搅令匀，用瓷盒盛。每使，先以盐浆水洗疮令净，拭干，以膏涂立效。

治小儿头疮久不差，痒不生痂，藜芦膏方。

藜芦（二两）　黄连（二两，去须）　白矾（五两，烧令汁尽）　雄黄（二两，细研）　黄芩（二[15]两）　松脂（二两）

右件药，除雄黄松脂外，并捣罗为末，以猪脂一斤，入铫子内，熬令消，绵滤过，入药末，煎稀稠得所，入雄黄松脂，搅令匀，膏成，以瓷盒盛。每用，先以桐树白皮天麻草各一两，水煎[16]汤，放温，洗疮令净，拭干，以膏敷疮。

治小儿遍头生疮，水银膏方。

水银（一两）　胡粉（二[17]两，入少水与水银同研令星尽）　松脂

（二[18]两，细研）　猪脂（三两）

右件药，先煎猪脂令消，去滓，下松脂，次下水银胡粉，不住手以柳杖子搅令匀，膏成去火，倾在瓷盒内。净洗，干拭，涂疮上，日二用之。

治小儿头疮，及白秃疮，鸡子膏方。

新鸡子（七[19]枚，去壳）　腻粉（半两）　麝香（一分，细研）　妇人油头发（一团，如鸡子大）

右件药，先将鸡子入铫子内熬，次下发令消，以绵滤过，入腻粉麝香，搅令匀，以瓷盒盛。每用，先洗净，拭干，涂之。

治小儿头疮出脓水，差而复发，黄连散方。

黄连（五两，去须）　水银（二两）　乌贼鱼骨（二两，烧令赤色[20]）

右件药，除水银外，捣细罗为散，别用白蔹末一两半，入少水与水银同研星尽，与前药末相合研令匀。每使，先以桃叶汤洗疮令净，拭干，以药敷于疮上。

又方。

豆豉（一两，炒微焦）　皂荚（一梃，长三寸许，烧为灰）　鳖甲（一两，烧灰）　腻粉（一分）

右件药，捣细罗为散。每使，以生油调涂上，立效。

又方。

杏核（一百枚，烧为灰）　腻粉（一分）

右件药，细研为散。每使，以生油调涂之。

又方。

水银（半两）　黄连末（一两）　胡粉（半两）

右件药相和，入少水，研水银星尽，以生油调涂之。

治小儿头疮久不差方。

梁上尘（五合）　青矾（三分）

右件药，细研为散。每使，以生油调涂之。

治小儿头疮，昼开出脓，夜即复合者，宜用此方。

大附子（一枚，去皮脐，捣罗为末）　鲫鱼（一枚，长四寸者）

右件药，将附子末，入鲫鱼肚中，于炭火上，炙令焦，细研敷疮上，更烂捣蒜，于上封之，甚良。

又方。

乱发（一团，如梨大）　鸡子黄（五枚）

右件药相和，入铫子中，以炭火熬令发消，以绵滤过，用瓷盒盛，涂于疮上。

又方。

右以马蹄，烧灰细研，以生油调涂之。

又方。

右以露蜂房，烧灰细研，以腊月猪脂调涂之。

又方。

右以黑豆一合，炒令存性，捣罗为末，以水调涂之。

治小儿头疮，积年不差方。

右取槟榔，水磨，以纸衬，晒干，以生油调涂之。

又方。

右鸡子壳，烧灰细研，以腊月猪脂和涂之效，鸡粪炒为末敷之，亦佳。

又方。

右乌梅肉，烧灰细研，以生油调涂之。

又方。

右吴茱萸，炒令焦，细研，入腻粉，以猪脂调涂之。

又方。

右以虎脂，敷疮上差。

又方。

右以菖蒲末，生油调涂之。

治小儿头疮及恶疮，及浸淫疮，并宜此方。

右取生油麻，嚼敷之效。

治小儿头面身体生疮诸方

夫小儿脏腑热盛，热气冲发皮肤，而外有风湿折之，与血气相搏，则生疮。其状，初赤起瘖瘟，后乃生脓汁，或差或发，或生身体，或生头面，随处皆有也。

治小儿头面身体生赤疮，湿痒，黄水不止，宜敷漏芦散方。

漏芦（一分） 当归（一分，锉，微炒） 黄柏（一分，锉） 黄连（一分，去须） 五倍子（一两，烧令烟尽） 麝香（一分，细研） 腻粉（二钱，研入）

右件药，捣细罗为散，入研了药，更研令匀。每用时，先暖盐浆水洗疮令净，拭干，以生油调稀稠得所，涂于疮上，如已干处，即不再涂，余湿赤处，即更涂之，以干差为度，涂药后，未得洗之。

治小儿头面身体生热疮，黄连散方。

黄连（一两，去须） 蛇床子（二两，微炒） 黄柏（二两，锉） 胡粉（半两，炒令黄色）

右件药，捣细罗为散。若头上身上生疮，以生油调如泥，涂之，若面上生疮，以猪脂和涂之。

治小儿头面风疮，及身上或如麻豆，多痒，吴茱萸散方。

吴茱萸（半两，微炒） 赤小豆（半两） 薰黄（半两，研入） 鸽粪（半两，微炒） 白矾灰（半两） 葶苈子（一分，微炒） 皂荚（一分，烧灰） 漏芦（一分）

右件药，捣细罗为散。以生油旋调涂疮上，以差为度。

治小儿头面身体，卒生恶疮，胡粉散方。

胡粉（一两，炒令黄色） 水银（一分，入少水并胡粉研令星尽） 黄连末（一两）

右件药，都研令匀，以猪脂调涂之。

治小儿头面身体生疮，热痛，黄柏散方。

黄柏（一[21]两，锉） 水银（半两） 苦参（三两，锉） 黄连（一两，去须）

右件药，捣罗为散。以猪脂和搅乳入研水银星尽，每使，先用泔清洗疮令净，拭干，敷之，日三上效。

治小儿头面身体生疮，累医未效，宜用此方贴之。

吴茱萸（半两，微炒） 川大黄（一两） 腻粉（一分） 麝香（一

分，细研）　龙胆（一两，去芦头）

右件药，捣细罗为散。以生油调，可疮涂，日二用之。

治小儿头面及身体生疮，久不差，瘙痒，杀虫芜荑散方。

芜荑（三分，微炒）　葶苈子（一两，微炒）　白矾（一两，烧令汁尽）　吴茱萸（半两，微炒）

右件药，捣细罗为散。以生油调，可疮涂，日二用之。

治小儿头面身体生疮，皮肤赤焮，瘙痒，雄黄散方。

雄黄（三分，细研）　白矾（半两，烧令汁尽）　井盐（一分）　莽草（半两）

右件药，捣细罗为散。以生油调，可疮涂，日三用之。

治小儿头面身体生疮，久不差，胡粉膏方。

胡粉（一两[22]）　水银（一两，与胡粉相和点少许水研星尽）　白松脂（一两）　猪脂（二两）

右件药，先将松脂猪脂入铛中，煎成膏，以绵滤过，入水银胡粉，搅令匀，日二涂之差。

治小儿头面身体皆生热疮，黄连散方。

黄连（一两，去须）　黄柏（一两，锉）　胡粉（一两）　苦参（二两，锉）　水银（一两，与胡粉相和点水少许研令星尽）

右件药，捣细罗为散，入水银胡粉研匀，如疮在面上，以面脂和涂之，如在头及身上，以生油和涂之。

治小儿头面身体生疮，洗浴大黄汤方。

川大黄（二两）　苦参（二两）　蛇床子（四两）　赤芍药（三两）　黄连（三两，去须）　黄芩（三两）　黄柏（五两）　菝葜（一斤）

右件药，细锉和匀，每用三两，以水五升，煮三十沸，去滓，看冷热，洗浴疮上。

治小儿头面身体生疮，久不差，宜用洗浴苦参汤方。

苦参（三两）　地榆（五两）　黄连（五两，去须）　独活（五两）　艾叶（五两）　竹叶（二两）　王不留行（三两）

右件药，细锉和匀，每用三两，以水五升，煮取三升，去滓，看冷暖，洗疮上。

治小儿头面身体生疮，出黄脓水，宜用洗浴黄连汤方。

黄连（二两，去须）　甘草（二两）　苦参（五两）　柳枝并叶（一握）

右件药，细锉，和匀，每用三两，以水五升，煮至三升，去滓，看冷热，洗浴即愈。

治小儿头面身体生疮，黄水出，黄连散方。

黄连（一两，去须）　胡粉（三分）　甘草（三分，锉）

右件药，捣细罗为散。以腊月猪脂和如膏，涂于故帛上贴，日二换之。

又方。

豆豉（一合，炒令焦）　黄柏（一两，锉）

右件药，捣细罗为散。每用，先以热灰汁洗疮令净，拭干，敷之。

治小儿头面身体生疮，黑豆散方。

黑豆（二两）　大麻仁（二两）

右件药，捣粗罗为散，著竹筒内，横插热灰火中，以铜器承受，当有汁出，收之，令汁尽，便涂疮即愈。

又方。

榆白皮（一两，炙令焦，锉）

右捣细罗为散，以醋和涂之，以绵覆上，虫出为度。

又方。

黄黍米（一升，炒令黑焦）

右捣细罗为散，以蜜水和涂之。

又方。

赤地利（半两）

右捣罗为末，以水浸栀子浓汁，调涂之。

又方。

右腻粉，以葱汁和涂之。

又方。

菟丝子（二[23]两，捣令碎）

右以水五升，煎取三升，去滓，看冷暖洗。

治小儿头面身体生疮，赤肿焮痛，宜用此洗浴方。

地榆（八两）

右细锉，以水一斗，煮至五升，去滓，适寒温，洗浴疮，日三上效。

治小儿头面身体，有恶气数起，生疮方。

右取豆豉炒令焦，捣罗为末。每用，先煮桃叶汤，洗令净，拭干，敷之。

治小儿头面身体，生疮肉突出方。

右取乌梅肉，微炒，捣罗为末，敷疮上效。

治小儿紧唇诸方

夫脾与胃合，为足阳明，其经脉起鼻环于唇，其支脉入络于脾，脾胃有热，气则发于唇，生疮，而重被风邪寒湿之气搏于疮，即微肿湿烂，或冷或热，乍差乍发，积月累年，谓之紧唇，亦名瀋唇也。

治小儿紧唇，是五脏热毒气上冲，唇肿反粗是也，宜用黄连散方。

黄连（半两，去须）　黄柏（半两，锉）　甘草（半两，生锉）　寒水石（半两）　槟榔（一分）

右件药，捣细罗为散，炼蜜调涂于唇上，一日两三度换之。

又方。

右捣刺蓟取汁，煎令浓，先以物揩唇上血，即涂之。

又方。

右烂嚼泽兰心安唇上，良。

又方。

右以葵根烧灰为末，以酥调封之。

又方。

右烧自死蝼蛄[24]灰，细研，水调敷之。

又方。

右炙松脂贴之。

又方。

右烧乌蛇灰，细研酥调敷之。

又方。

右干蛴螬，烧灰细研，以猪脂和，临卧涂之差。

又方。

右烧鳖甲，令烟尽，细研，酥调敷之。

又方。

右烧乱发，蜂房，六畜毛，作灰细研，以猪脂和敷之。

治小儿唇疮诸方

夫脾与胃合，足阳明之经，胃之脉也，其经起于鼻环于唇，其支脉入络于脾，脾胃有热，气发于唇，则唇生疮也。

治小儿唇边生疮,经年不差方。

右以蓝叶，布绞取汁，洗之，日二上，不过三日差。

治小儿唇口吻生疮方。

右以新瓦，捣罗为末，以生油调涂之。

又方。

右烧鸡屎白，作末敷之，有涎易之。

治小儿唇肿生疮,及口中生白疮,欲烂方。

右于清旦，取桑树白皮中汁，涂之效。

治小儿唇口卒生疮,或痛痒方。

黄柏末

右用浓煎蔷薇根汁，调涂之，立效。

治小儿口疮诸方

夫小儿口疮者，由血气盛，兼将养过温，心有热熏于上焦，故口生疮也。

治小儿口疮，多睡吐乳，龙胆圆方。

龙胆（一分，去芦头） 川大黄（一分，锉碎，微炒） 人参（半两，去芦头） 栀子仁（半两） 川朴硝（半两） 茵陈（一分） 郁李仁（半两，汤浸去皮，微炒）

右件药，捣罗为末，炼蜜和圆，如绿豆大。一二岁儿，以温水研下三圆，看儿稍大，临时加之。

治小儿口疮，心热烦闷，黄连散方。

黄连（三分[25]，去须） 大青（三分） 川升麻（三分） 桑根白皮（半两，锉） 甘草（半两，炒微赤，锉）

右件药，捣粗罗为散。每服一钱，以水一小盏，煎至五分，去滓，放温，量儿大小，分减服之，若于奶母服，即加栀子黄芩各半两，每服三钱，以水一中盏，煎至六分，去滓，每于食后温服。

治小儿口疮烂痛，不问赤白，或生腮颔间，或生齿龈上，雄黄散方。

雄黄（一分，细研） 硝石（一分） 蚺蛇胆（一分） 黄连（一分，去须） 石盐（一分） 苦参（一分，锉） 朱砂（一分，细研） 鸡屎矾（半分） 麝香（一钱，细研）

右件药，捣细罗为散，都研令匀，日可三五度涂之。

治小儿久患口疮不差，宜用此方。

虾蟆（半两，涂酥，炙微黄） 白矾灰（一分） 笋灰（半两） 黄柏（一分，锉） 黄连（一分，去须） 川升麻（一分） 蜗牛子（三七枚，去壳，微炒） 晚蚕蛾（一分，微炒）

右件药，捣细罗为散，每取少许，以白蜜和如膏，涂于疮上，日三用之。

治小儿口疮多时，气臭，生虫子，升麻散方。

川升麻（一分） 黄芩（一分） 藁本（一分） 甘草（一分，生用） 生干地黄（一[26]分） 五倍子（一分） 皂荚（半两） 诃黎勒皮（半两） 夏枯草（半两，以上三味烧灰）

右件药，捣细罗为散，候儿睡时，即干掺于疮上，神效。

治小儿口疮，铅丹膏方。

铅丹（一分） 铅霜（半[27]分） 蛤粉（半钱[28]） 晚蚕蛾（半钱[29]，

微炒）　麝香（一钱[29]）

右件药，研令极细，用蜜二两，熬成膏，每上，取膏半钱，涂在口中。

又方。

麝香（一分）　朱砂（半分）　胡桐律（一[30]分）　黄柏末（一分）　晚蚕蛾（一分，微炒）

右件药，都细研为散。每夜临卧时，于疮上薄贴之，不过三夜差。

治小儿一切口疮，止疼痛方。

没石子（三分，微炙[38]令虚服）　甘草（一分）

右件药，捣细罗为散，每于疮上薄掺，盖令遍。

治小儿口疮肿痛方。

蟾酥（半钱）　石胆（半钱）　黄柏（三钱，末[39]）

右件药，细研令匀，炼蜜和圆，如皂荚子大。每夜，以水化一圆，如饧相似，以篦子抹在口中，每夜一两上，不过二夜差。

又方。

麝香（半分，细研）　蜜（半两）　黄丹（一分）　生地黄汁（一合）

右件药，先以蜜地黄汁黄丹，同入铫子内，以慢火熬令紫色，次下麝香，匀搅候冷，日三度涂于疮上。

又方。

铜绿（一钱，细研）　白芷末（半两）

右件药，相和，研匀，日三度，掺贴于疮上。

治小儿百日以上，二三岁已来，患口疮，宜敷晚蚕蛾散方。

晚蚕蛾（一分，微炒）　麝香（半分）

右件药，都细研为散。每用少许，掺于疮上，日再用之。

治小儿口疮赤烂石胆散方。

石胆（半钱）　蛇胆（一分）　龙脑（一分）

右件药，同细研为散。每用少许，涂于疮上，日三用之，以差为度。

又方。

腻粉（一钱）　黄柏末（半两）

右件药，相和令匀，薄薄掺涂之。

治小儿燕口生疮诸方

夫小儿燕口生疮者，由[33]脾胃有客热，热气熏发于口，两吻生疮，白色，如燕子之吻，故名燕口疮也。

治小儿燕口生疮，胡粉散方。

胡粉（一分，炒令黄）　黄连（半两，末）

右件药，细研令匀，敷于疮上。

治小儿燕口及重舌，并生热疮方。

柘树根（一握，洗去土，锉）

右以水煎浓汁，去滓，更煎令稠，日三四上以涂之。

又方。

鸡胵黄皮（烧为灰）

右研为末，以乳汁调半钱服之，日三服。

治小儿燕口，及口内生疮方。

羖羊髭[34]（烧灰）

右研为末，以腊月猪脂和，日三四上涂之效。

又方。

黄连（一两，去须）

右捣罗为末，用蜜调，蒸一炊久，旋与儿吃。

治小儿燕口，两吻生疮方。

乱发（烧灰，细研）

右以猪脂和，敷之。

治小儿月蚀疮诸方

夫小儿耳鼻口间生疮者，世谓之月蚀疮，其疮随月生死，因以为名也。世云小儿见月初生，以手指之，则令耳下生疮，故呼为月蚀疮也。

治小儿月蚀疮，生在两耳上，出脓水不止，宜敷水银膏方。

水银（二两） 胡粉（一两，点少水与水银同研令星尽） 黄连（二两，去须，研罗为末） 松脂（一两）

右件药，入乳钵内，研令匀，以粉疮上，疮若干，用炼成猪脂和如膏，每用，先以盐汤洗疮令净，拭干，然后涂之。

治小儿月蚀疮立效方。

败鼓皮（一两，烧灰） 虾蟆（一枚，烧灰）

右件药，细研为散，以炼成猪脂和如膏，涂之。

治小儿月蚀疮，久不差，斑蝥散方。

斑蝥（半分，以糯米同炒微黄，去翅足） 硫黄（半两，细研） 䕡茹（半两[35]）

右件药，捣细罗为散，重入乳钵内，同研如粉，贴于疮上，即差，或疮干，即以猪脂和涂之。

又方。

干蟾（一枚，五月五日者，烧灰） 硫黄（一两，细研） 白矾（二[36]两，烧令汁尽）

右件药，同细研为散，用敷疮上。

治小儿月蚀疮，吴茱萸根散方。

吴茱萸根 地榆根 蔷薇根（各半两）

右件药，都锉，捣细罗为散。每用，先以温盐水洗疮令净，拭干，敷之。

又方。

青蜓（一枚） 母猪蹄甲（一枚） 救月[37]杖（三分）

右件药，烧为灰，细研为散，以蜜水和涂。

又方。

虎头骨（一[38]两）

右捣细罗为散，以猪脂一升，煎令黄色，膏成，倾于不津器中，候冷，即涂之。

又方。

右以小麦蘖，捣罗为末，敷之。

又方。

右以黄连捣罗为末，敷之。

又方。

右地龙粪，烧令赤，研如粉，以猪脂和如膏，敷之。

又方。

右胡粉和上[39]等分，研如粉，敷之。

又方。

右虾蟆烧灰，细研，以猪脂和，敷之。

又方。

右败鼓皮，烧灰细研，以猪脂和，敷之。

治小儿瘰疬诸方

夫小儿身体生热疮，久不差者，必生瘰疬，其状作结核，在皮肉间，三两个相连瘰也，是风邪搏于血气，焮结所生也。

治小儿瘰疬，焮肿疼痛，身体壮热，大肠壅滞，小便赤涩，心神烦躁，少得眠卧，犀角散方。

犀角屑（半两）　牛蒡子（半两，炒）　连翘（半两）　麝香（一分，细研）　木通（三分，锉）　玄参（三分）　沉香（一两）　丁香（半两）　川朴硝（一两）

右件药，捣粗罗为散。每服一钱，以水一小盏，煎至五分，去滓，量儿大小，分温服。

治小儿瘰疬发盛，壮热烦躁，坐卧不安，木通散方。

木通（一两，锉）　大麻仁（一两）　玄参（一两）　川升麻（一两）　败酱（一两）　连翘（一两）　川大黄（一两，锉碎，微炒）　川芒硝（一两）　犀角屑（一两）

右件药，捣粗罗为散。每服一钱，以水一小盏，煎至五分，去滓，量儿大小，分减温服，当利下恶物，筋膜，为服[40]。

治小儿瘰疬除根本，腻粉散方。

腻粉（一分）　黄芪（一分，锉）　糯米（三七粒）　斑蝥（二七枚，去翅足，以糯米拌，炒令黄）

右件药，捣细罗为散。每服空腹，以温酒调下一字，良久，吃少许醋汤，病随小便中出，量儿大小，加减服之。

治小儿瘰疬不消，麝香散方。

麝香（一分）　鸽粪（一两，微炒）

右件药，细研为散。每服，以温酒调下半钱，日二服，量儿大小，加减服之。

治小儿瘰疬，发寒热，项颈生结核，肿硬如石，腹肠[41]背里有如坚急不通，连翘圆方。

连翘（半两）　桑根白皮（半两，锉）　犀角屑（半两）　白头翁（半两）　漏芦（半两）　黄柏（半两，锉）　牛蒡子（半两，微炒）　川大黄（一[42]两，锉碎，微炒）　秦艽（半两，去苗）　川升麻（半两）

右件药，捣罗为末，炼蜜和圆，如绿豆大。每服，以粥饮下五圆，日三服，量儿大小，加减服之。

治小儿瘰疬难消，皂荚圆方。

皂荚（八两，不蚛者，水浸一宿，去黑皮，涂酥，炙令黄焦）　薄荷（五两）　荆芥（五两）　雄黄（半两，细研）　麝香（一分，细研）

右件药，捣罗为末，都研令匀，用白羊肉四两，去筋膜，细切，以炼成蜜相和，捣三五百杵，圆如绿豆大。每服，以薄荷汤下十圆，量儿大小，加减服之。

治小儿肿结，久不消散，结成瘰疬，宜服麝香圆方。

麝香（一分，细研）　牛黄（一分，细研）　蜗牛子（一两，炒令微黄）　皂荚子（一两，炒微黄）　皂荚针（一两，炙黄）　薄荷（一两，干者）　雄鸽粪（一两，微炒）

右件药，捣罗为末，炼蜜和圆，如绿豆大。每服，以薄荷汤下七圆，日三服，量儿大小，加减服之。

治小儿瘰疬不消，去除根本，连翘圆方。

连翘（一两）　玄参（一两）　糯米（半两）　斑蝥（一分，令[43]炒，去翅足）　皂荚针（半两，炙黄）　川大黄（半两，锉碎，微炒）

右件药，捣罗为末，炼蜜和圆，如麻子大。每于空心，以生姜汤下二圆，当利下恶物为度，后吃粥一日补之。

治小儿瘰疬，内消蜗牛圆方。

蜗牛子（一百二十枚，活者，去壳）　薄荷（末二两）　丁香（末，半两）

右件药，入乳钵内同研为圆，如绿豆大。每日空心，以薄荷汤下五圆，晚再服，量儿大小，加减服之。

治小儿脑热，结瘰疬，连两耳肿痛，身体寒热，坐卧不安，宜用玄参膏方。

玄参（一两）　紫葛（一两，锉）　黄药（一两）　川大黄（一两）　木香（一两）　卷柏（一两）　川芒硝（一两）　紫檀香（一两）

右件药，捣罗为末，以鸡子白和，稀稠得用，涂于肿上，若疮肿破时，则去却芒硝涂之。

治小儿瘰疬已结成，外贴令自出方。

水银（一分，手心内用津，研如泥[44]）　粉霜（一分）　砒霜（一分）　燕子粪（一分）　斑蝥（一分，用糯米同炒令黄，去翅足用）

右件药，细研令匀，用腊月猪脂和，稀稠得所，取一小豆大，安在疬子上，以消肿膏药封之，六七日当有穴脓水，半月日，其疬子自出，后以生肌膏贴之取差。

治小儿瘰疬成疮，有脓水，生肌散方。

颗盐（一分）　黄丹（半两）　黄柏（一分，锉）　白矾（一分，以上三味以瓷瓶盛，大火烧令通赤，细研用）　白蔹（一分）　腻粉（一分）

右件药，捣细罗为散，都研令匀，每服时，先用温盐浆水洗疮，令净，拭干，看疮口大小贴，日二度用之。

治小儿瘰疬五香膏方。

沉香（半两）　煎香（半两）　木香（半两）　丁香（半两）　麝香（半分，细研）　熊胆（一分）　芦荟（一分）　黄蜡（二[45]两）　乱发

（一两）　油（半斤）

右件药，细锉，先以慢火煎油令沸，下乱发煎令消，即下诸药，煎三上三下，以绵滤去滓，下黄蜡次下黄丹麝香，搅令匀，膏成，以瓷盒盛。每使，先以米泔水洗，拭干，以膏摊于故帛上，贴之。

治小儿瘰疬，穴后，宜用生肌膏方。

黄丹（半两）　杏仁（一两，汤浸，去皮）　蛇蜕皮（一条）　黄蜡（半两）　乱发（一两）　菜子油（六两）　皂荚（三寸，水浸，去黑皮子）

右件药，先取杏仁蛇皮皂荚捣碎，后以菜油于铫子中，煎乱发令消，次下杏仁等三味同煎，三上三下，以绵滤去滓，下黄蜡次下黄丹，以柳木篦子，不住手搅令匀，候膏成，以瓷盒盛。于故帛上涂贴之。

治小儿瘰疬不穴，宜贴斑蝥膏方。

斑蝥（二枚，去翅足）　松脂（三两）　巴豆（十枚，去皮心，以浆水煮过与斑蝥研令细）　雄雀粪（一两，为末）

右件药，先取松脂，入铫子内熔化，入斑蝥巴豆，熬成膏，捏作饼子，热贴在瘰疬上，候穴，用生肌膏贴之，日再换，差为度。

治小儿瘰疬穿溃，脓水不止，密陀僧散方。

密陀僧（二两）　胡粉（二两）　熊胆（一两）　芦荟（一两）　白及（一两）　白蔹（一两）

右件药，捣细罗为散，敷疮口内效。

治小儿瘰疬肿硬，皂荚刺散方。

皂荚刺（一斤）

右于盆中烧，候火盛时，取牛蒡子半升，撒于火中，与皂荚刺都成灰为度，待冷收之，捣细罗为散。每服，以井华水调下一钱，日三服，三五日内必有恶物下如胶饧状，下尽，即永断根本。

治小儿瘰疬结硬，令内消方。

腻粉（半两）　鸡子（三枚，取白用）

右件药，调如稀面糊，以文火炒之，用火箸急搅，勿令粘着铫子，候焦黑[46]色，即住，入上好朱砂半两同研如面。每服，以粥饮调下半钱，五更与服，良久腹痛，并泻出病根，枣核之状，如未差，即隔日再服之，若已成疮者，宜用后散贴之。

又方。

毒蛇皮（三[47]条）　吴茱萸（半合）

右件药，烧为灰，细研，以生油和涂之，须用帛子遮药气，不得冲眼，切须忌之。

治小儿瘰疬，结核肿硬，欲令穴，硇砂圆方。

硇砂（一分）　砒黄（一分）

右件药，同研令细，以糯米饮和圆，如小麦粒大。先烙破，内一圆，五日内，其疬子当坏烂自出，后用生肌膏贴之。

治小儿瘰疬，蜗牛散方。

蜗牛壳（一两）　真牛乳（半升）

右件药，入铫子中，于慢火上熬令乳尽，取蜗牛壳，研如粉，入大黄末一分，更研令细，每服，以皂荚子仁汤调下半钱，大小便中利出恶物，即差。

又方。

皂荚子（四十九枚）

右用手指许大竹筒，安得皂荚子者，垒在竹筒中，紧塞竹筒口，投在混坑中，浸四十九日，取出净洗，暴干，捣细罗为散。每服，以粥饮调下半钱，日三服，量儿大小，加减用之。

又方。

白花蛇（五[48]两，以酥涂，炙令黄焦色）

右捣细罗为散。每服，以粥饮调下半钱，日三服，量儿大小，以意加减。

又方。

右白僵蚕，炒捣，细罗为散。每服，以温水调下半钱，日三服，量儿大小，以意加减。

治小儿恶核诸方

夫小儿恶核者，是风毒气，与血气相搏，结成核生颈边，又遇风寒所折，遂不消不溃，名为恶核也。

治小儿风热，项边生恶核，寒热肿痛，五香散方。

木香（一分） 麝香（一分，细研） 薰陆香（一分[49]） 沉香（半两） 鸡舌香（一分） 黄芩（半两） 麻黄（一分，去根节） 连翘（半两） 海藻（一分，洗去咸味） 射干（一分） 川升麻（半两） 枳实（半两，麸炒微黄） 川大黄（一两，锉碎，微炒）

右件药，捣粗罗为散。每服一钱，以水一小盏，煎至五分，去滓，入竹沥半合，更煎一两沸，量儿大小，分减温服。

治小儿风热，项腋下有恶核不消，大便多秘，心神烦热，丹参散方。

丹参（半两） 露蜂房（一分，微炙） 川升麻（半两） 防风（半两，去芦头） 连翘（半两） 黄芪（半两，锉） 川大黄（半两，锉碎，微炒） 甘草（半两，炙微赤，锉） 牛蒡子（半两，微炒） 枳壳（三分，麸妙微黄，去瓤）

右件药，捣粗罗为散。每服一钱，以水一小盏，煎至五分，去滓，放温，量儿大小，分减服之。

治小儿项生恶核，壮热不止，升麻散方。

川升麻（半两） 射干（半两） 连翘（半两） 犀角屑（半两） 川大黄（半两，锉碎，微炒） 川朴硝（半两）

右件药，捣粗罗为散。每服一钱，以水一小盏，煎至五分，去滓，放温，量儿大小，分减服之。

治小儿忽寒热，项颈生恶核，眉[50]背拘急，连翘圆方。

连翘（三分） 海藻（半两，洗去咸味） 榆白皮（半两，锉） 牡丹（半两） 桂心（半两） 白头翁（半两） 防风（半两，去芦头） 黄柏（半两，锉） 香豉（半两） 独活（半两） 秦艽（半两，去苗）

右件药，捣罗为末，炼蜜和圆，如麻子大。每服，以温水下五圆，日三服，量儿大小，以意加减。

治小儿胸间积热毒，风气不散，连项生恶核，烦热不已[51]，玄参圆方。

玄参（半两） 汉防己（半两） 羌活（半两） 川大黄（一两，锉碎，微炒） 木香（半两） 栀子仁（半两） 赤芍药（半两） 连翘（三[52]分） 川升麻（半两） 牛蒡子（半两，微炒）

右件药，捣罗为末，炼蜜和圆，如绿豆大。每服，以粥饮下五圆，日三服，量儿大小，加减服之。

治小儿热毒风肿，生恶核，令内消，赤小豆散方。

赤小豆（半两） 猪牙皂荚（半两） 硝石（半两） 黄药[53]（半两） 川大黄（一两，锉碎，微炒） 木鳖子（半两）

右件药，捣细罗为散。用鸡子清调涂，日三四用之。

治小儿恶疮诸方

夫小儿身体生疮者，皆是脏热，热渐冲于外，外有风湿相搏所生，而风湿之气，挟热毒者，其疮则痒肿焮痛，久不差者，故名恶疮也。

治小儿恶疮，久不差，并瘘疮及疥癣等，并宜涂雄黄膏方。

雄黄（一两，细研） 藺茹（一两） 蛇床子（一两） 矾石（一两，别捣为末） 水银（半两，于手心内以津研如泥） 黄连（一两，去须）

右件药，捣罗为末，与水银相和，以腊月猪脂，同研如膏，于瓷盒中盛。每用，先以泔清洗疮令净，拭干，后涂疮上，仍以黄柏末用绵揾扑之，令不污衣，日三两度用之。

治小儿恶疮，人不识者，宜敷雌黄散方。

雌黄（半两，细研） 赤小豆（半两） 胡粉（半两，研入） 吴茱萸（半两，生用） 黄连（半两，去须） 黄柏（半两，锉） 干姜（半两，生用） 蛇床子（半两） 腻粉（半两，研入）

右件药，捣罗为末，以生油旋调如面脂，涂于疮上，每用，先以槐枝汤洗疮令净，拭干，然后敷药。

治小儿恶疮久不差，藺茹散方。

藺茹（一两） 桑螵蛸（一两） 地龙（一两） 乳香（一两） 黄丹（一两） 黄柏（一两，细研） 麝香（细研） 糯米粉 腻粉 （各一分[54]）

右件药，捣细罗为散。每使，不食井水，和粆[55]糖调药，敷之。

治小儿恶疮，一身如麻豆带脓，乍痛乍痒，烦热，宜用此方。

甘草（三分，锉） 赤芍药（三分） 白蔹（三分） 黄芩（三分） 黄连（半两，去须） 黄柏（半两，锉）

右件药，捣细罗为散，用白蜜和如膏，涂于疮上，日再用，亦可作汤洗之佳。

治小儿恶疮，神水膏方。

密陀僧（半两，细研） 栝楼根（半分） 淀花（半分） 丁香（半分） 附子（半分，去皮脐） 麝香（半分，细研） 莨菪子（半合，水淘去浮者） 皂荚（一梃，去皮子） 防风（半分，去芦头） 朱砂（半分，细研） 土花消（一分） 沙参（半分，去芦头） 人参（半分，去芦头） 芎䓖（半分） 龙骨（半分） 槟榔（半分） 桂心（半分） 清麻油（一斤） 黄蜡（一[56]两）

右件药，捣罗为末，先取油入铛中，下诸药末，以慢火煎三两沸，后下黄蜡令消，次下麝香搅令匀，膏成，以瓷盒中盛，但小儿疮不识者，涂于故帛上贴之，不过三五上，去除根本。

治小儿恶疮，焮肿疼痛，黄连膏方。

黄连末（一两） 硫黄（一分，细研） 腻粉（一分） 松脂（一两） 腊月猪脂（一两）

右件药，先取猪脂入铫子内，以慢火煎令化，去滓，次下松脂，候镕，次下黄连等末，以柳木篦子，不住手搅令匀，候膏成，以瓷盒中盛。涂于疮上，日三用之。

治小儿诸般恶疮及软疖，未穴，作脓，攻刺疼痛不可忍，走马膏方。

坐拏（一两） 黄柏（一两，锉） 甘草（半两[57]，锉） 木鳖子仁（半两） 白狗粪（半两） 绿豆（一两） 石榴皮（一两）

右件药，捣罗为末，每使，取牛蒡根捣取自然汁，调药末，涂于疮疖上，日三换之，如已破，即不用贴此药。

治小儿恶疮，淋洗大黄汤方。

川大黄 黄连（去须） 黄芩 泽兰 白矾（研） 石南 （以上各一两） 戎盐（一分，研） 蛇床子（三合[58]）

右件药，细锉和匀，每用二两，以水三大盏，煮至二盏，去滓，适寒温，洗淋患处，日三用之。

治小儿恶疮方。

水银（一两）　黄连（一两，去须，为末）　胡粉（一两）

右件药，入乳钵内，点少蜜，研令水银星尽为度，敷于疮上，立效。

又方。

腻粉（三分）　黄连（三[59]分，去须）　蛇床子（三分）

右件药，捣细罗为散。每使时，先以温盐汤，洗疮令净，拭干，以生油调涂之，不过三五上永差。

又方。

楸树叶（一两，干者）　干漆（一分，捣研[60]，炒令烟尽[61]）

右件药，捣细罗为散，以大麻油调涂，日三用之。

又方。

藜芦（一两，去芦头，烧为灰）　虎头骨（一两，烧灰）

右件药，细研为散，以腊月猪脂调涂，日三用之。

治小儿恶疮，及沙虱，水弩，甲疽，凡是恶疮，并宜用此方。

蜣螂（十枚，端午日收者佳）

右件药，捣罗为末，以生油调敷之，立效。

治小儿卒得恶疮，不可名识，宜用此方。

淡竹叶（二两，烧为灰）

右细研，以鸡子黄调涂之。

又方。

右蛇蜕皮，烧灰细研，以腊月猪脂和涂。

又方。

右马骨，烧灰细研，以腊月猪脂和涂之。

又方。

右鸡子壳，烧灰细研，以腊月猪脂和涂。

又方。

右头垢腻，以腊月猪脂和涂之。

又方。

右豆豉炒令焦，细研敷疮，不过三上效。

治小儿瘘疮方

夫小儿瘘疮者，由寒热邪气客于经络，使气血否涩，初生作细瘰疬，形或如梅李核，或如箭竿者，或圆或长，长者至五六分，不过一寸，或一或二三相连，时发寒热，溃脓血不止者，谓之瘘也。是五脏六腑之气不和，致血气不足，而受寒热邪气所为也。然瘘者，有鼠瘘，蝼蛄瘘，蚯蚓瘘，蛴螬瘘，今各以一方治疗之也。

治小儿一切瘘，出脓水，项强头痛，四肢寒热，宜服赤小豆散方。

赤小豆（一合，炒熟）　白蔹（一分）　露蜂房（一两，烧[62]灰）　蛇蜕皮（二尺，烧灰）

右件药，捣细罗为散。每服，以粥饮调下半钱，量儿大小，加减服之。

治小儿久瘘，移易三数处，皆生疮孔者，宜敷夜明砂散方。

夜明砂（一两）　白僵蚕（半两）　雄蚕蛾（半两）　乳香（半两）　腊面茶（半两）

右件药，捣细罗为散。敷于疮上，以差效。

治小儿诸般瘘疮，久不差，宜敷乌蛇散方。

乌蛇肉（三分，炒令黄）　蒺藜子（三分）　曲头棘针（半两）　马齿苋（三分，墙上者）　乱发（半两，烧灰）　雄黄（一分，细研）　绯帛（半两，烧灰）

右件药，捣细罗为散。以酒调，内疮孔中，以差为度。

治小儿诸疮，久不差，作瘘孔，丹砂膏方。

丹砂（半两，细研）　雄黄（一两，细研）　苦参（一两）　白矾灰（半两，细研）　川大黄（一两）　黄连（一两，去须）　莽草（半两）　茼茹（一两）

右件药，并细锉，用炼了猪脂二升，于铛中煎药，候紫色以绵滤去滓，入丹砂等三味，以柳木篦搅令匀，以瓷盒盛。涂于疮上，每日换之。

治小儿诸瘘，穿穴成疮，痛不可忍方。

马齿苋（八两）　槲树白皮（三两）　麝香（三钱[63]，细研）　杏仁（三两，汤浸，去皮，炒令微黑，研如膏）

右件药，除麝香杏仁外，细锉，以水五升，煎至一升，滤去滓，澄清，入麝香杏仁，相和令匀，更煎令稀稠得所，以瓷盒盛。每使涂于故帛上贴，日二换之。

又方。

右以牛粪堆上赤菌，一名朝生暮落花，干者，捣罗为末，敷疮上效。

又方。

右以干楸叶，捣罗为末，以生油调敷之。

又方。

右以冢中石灰，细研敷之。

又方。

右以炼成松脂末，填疮孔令满，日三用之效。

又方。

右以霜下瓠花，曝干，捣末敷之。

治小儿疳疮诸方

夫小儿疳疮，生于面鼻上，不痒不痛，恒有汁出，汁所流处，随即成疮，亦生身上，小儿多患之，亦是风湿搏于血气，所以不痒不痛，故疳疮也。

治小儿面鼻身生疳疮，及近口生湿疮，并赤白疮等，及疳气入腹，渐渐羸瘦方。

白狗粪（半两，烧灰）　虾蟆（半两，烧灰）　地龙（半两，烧灰）　蜗牛壳（半两，烧灰）　兰香（半两，和根烧灰）　人粪（半两，烧灰）　熊胆（一分）　芦荟（一分[64]）　麝香（一分）

右件药，细研为散，若口中生疮，先以盐浆水净漱口，以绵裹药少许，合[65]之，若鼻内生疮，吹少许在鼻中，如鼻外生疮，去痂敷之，疳气入腹，以新汲水，空心调服半钱。

治小儿疳疮，生于身上诸处，宜用此方。

虾蟇（一分，烧灰） 大麻子（一升，内竹筒中烧取膏用） 麝香（一分） 人粪灰（一分） 盐绿（半钱[66]）

右件药，都细研为散，以麻子膏同研令匀，敷于疮上，若下部，即内药少许，日二度，必须慎口，微有效，即减药。

治小儿口中及诸处生疳疮，鸽粪散方。

鸽粪（一分） 人粪灰（一分） 白矾（一分） 青黛（一分） 麝香（一分）

右件药，细研为散，日三上敷之。

治小儿疳疮，或生口面，或生身上，宜服青黛散方。

青黛（一分） 人粪（半两，烧灰） 蜗牛（半两，烧灰） 麝香（一分）

右件药，细研为散。量儿大小敷之，若鼻内有疮，以散少许，吹在鼻内，日三用之。

治小儿头面生疳疮，口中臭气，麝香散方。

麝香（一分） 蚺蛇胆（一分） 黄矾（一分，瓜州者） 芦荟（一分）

右件药，细研为散。先以温水洗疮，后取药一字，敷于疮上，口内恶气，贴药一字，日三用之。

治小儿身上及口面生疳疮，并诸般疳疾，并宜用熊胆膏方。

熊胆（一分） 蚺蛇胆（一分） 芦荟（一分） 牛黄（一分） 麝香（半两） 龙脑（一分）

右件药，细研为末，以井华水三合，和匀，瓷器中盛，于重汤内煮，数添水，可半日，投三五粒糯米煮烂即[67]成，仍数以篦子搅药四畔，勿令药干，每取二豆许，渐渐吹鼻中，及涂口疮，频使药二日，即停一日，看儿发变青即止。

治小儿身上及口面生疳疮方。

右取狗粪中米，烧灰细研，敷之。

又方。

右马衔虫一枚，晒[68]干，捣末敷之。

又方。

右胡粉炒过，以猪脂和涂之，以差为度。

又方。

右羊胆三枚，取汁，以酱[69]汁相和，涂之。

治小儿热疮诸方

夫小儿热疮者，是诸阳气在表，阳气盛则表热，小儿解脱，腠理开，则为风邪所客，风热相搏留于皮肤，则生疮，初作瘭[70]浆，黄汁出，风多则痒，热多则痛，血气乘之则多脓血，故名热疮也。

治小儿热疮，生于身体，黄芩散方。

黄芩（三分） 川升麻（一两） 石膏（一两） 甘草（半两，炙微赤，锉） 玄参（半两） 柴胡（一两，去苗） 川大黄（一两，锉碎，微炒）

右件药，捣粗罗为散。每服一钱，以水一小盏，煎至五分，去滓，放温，量儿大小，分减服之。

治小儿身上生热疮，心躁，皮肤焮痛，枳壳散方。

枳壳（半两，麸炒微黄，去瓤） 甘草（半两，炙微赤，锉） 黄连（半两，去须）

右件药，捣细罗为散。每服，以蜜水调下半钱，量儿大小，加减服之。

治小儿热毒疮，栀子膏方。

栀子仁（一两） 川升麻（一两） 犀角屑（三分） 蛇衔（一两） 蓝叶（切，五合） 生地黄（二两） 黄芩（一两）

右件药，细锉，以猪脂一斤半，同入铛内，于微火上，煎十余沸，滤去滓，膏成，于瓷盒中盛。涂于故帛上贴之。

治小儿热疮，黄脓出，黄芩膏方。

黄芩（一两半）　黄柏（三分）　栀子仁（三分）　黄连（三分，去须）　竹叶（二两）　生地黄（二[21]两半）　胡粉（三分）　水银（一两，入少许水与胡粉同研令星尽矣）　川大黄（一两）

右件药，除水银胡粉外，并锉如豆大，以新绵裹，用猪脂一斤半，入铛内，于慢火上，煎十余沸，候药色紫，去绵，以布绞取汁，候凝，下水银胡粉，以柳木篦搅令匀，膏成，以瓷盒盛。日夜三四度涂之。

又方。

黄柏（一两，锉）　白矾（一两，烧令汁尽）

右件药，捣细罗为散。敷于疮上，日三用之。

又方。

黄连（半两，去须，为末）　腻粉（一分）

右件药，研令匀，以甜菜汁和涂于疮上，日三用之。

又方。

右以豆豉炒干，捣末敷之。

又方。

右以伏龙肝捣末，用鸡子白和涂之。

【校注】

① 溃：日本抄本作“渍”字。

② 一：日本抄本作“三”。

③ 痈疮：日本抄本作“疮肿”二字。

④ 七：日本抄本作“六”。

⑤ 矣：日本抄本作“也”字。

⑥ 较：减轻，差。

⑦ 黄：日本抄本作“薰”字。

⑧ 两：日本抄本作“分”字。

⑨ 微黄：日本抄本作“微炒”二字。

⑩ 分：日本抄本作“合”字。

⑪ 罨（yǎn 掩）：覆盖，敷。

⑫ 百：日本抄本作“甘”字。

⑬ 一：日本抄本作“二”。

⑭ 匀：据文义疑为“白”字，义长可从。

⑮ 二：日本抄本作“一”。

⑯ 水煎：日本抄本作“煎水”二字。

⑰ 二：日本抄本作“一”。

⑱ 二：日本抄本作“四”。

⑲ 七：日本抄本作“二”。

⑳ 赤色：其下日本抄本有“锉”。

㉑ 一：日本抄本作"二"。

㉒ 两：日本抄本作"分"字。

㉓ 二：日本抄本作"一"。

㉔ 蝼蛄：日本抄本作"蜣蝼"二字。

㉕ 分：日本抄本作"两"字。

㉖ 一：日本抄本作"二"。

㉗ 半：日本抄本作"三"。

㉘ 钱：日本抄本作"两"字。

㉙ 钱：日本抄本作"分"字。

㉚ 一：日本抄本作"二"。

㉛ 炙：日本抄本作"炒"字。

㉜ 末：日本抄本作"半"字。

㉝ 由：日本抄本作"因"字。

㉞ 髭（zī 赀）：嘴上边的胡子：~须。

㉟ 两：日本抄本作"分"字。

㊱ 二：日本抄本作"一"。

㊲ 月：日本抄本作"目"字。

㊳ 一：日本抄本作"二"。

㊴ 上：日本抄本作"土"字。

㊵ 服：日本抄本作"效"字。

㊶ 肠：日本抄本作"胀"字。

㊷ 一：日本抄本作"二"。

㊸ 令：据文义疑为"微"。

㊹ 泥：日本抄本作"膏"字。

㊺ 二：日本抄本作"一"。

㊻ 焦黑：日本抄本作"焦黄"字。

㊼ 三：日本抄本作"二"。

㊽ 五：日本抄本作"半"字。

㊾ 一分：据日本抄本补，此处脱文。

㊿ 眉：日本抄本作"肩"字，义长可从。

51 已：日本抄本作"止"字。

52 三：日本抄本作"一"。

53 药：日本抄本作"蘗"字。

54 分：日本抄本作"两"字。

55 粆（shā 沙）：蔗饴。通作沙。今谓之沙糖。

56 一：日本抄本作"二"。

57 两：其下日本抄本有"炙"字。

58 合：日本抄本作"分"字。

59 三：日本抄本作"一"。

60 研：日本抄本作"碎"字。

61 尽：日本抄本作"出"字。

62 烧：日本抄本作"去"字。

63 三钱：日本抄本作"二两"二字。

64 分：日本抄本作"两"字。

65 合：日本抄本作"含"字。

66 钱：日本抄本作"分"字。

67 即：其下日本抄本有"膏"字。

68 晒：日本抄本作"曝"字。

69 酱：日本抄本作"浆"字。

70 瘭（biāo 标）：瘭疽，病名。《千金方》肉中忽生点，大者如豆，细者如黍粟，甚者如梅李，有根，痛伤应心，久则四面肿泡，曰瘭疽。

71 二：日本抄本作"一"。